名贵道地中药材研究与应用系列丛书

U0273506

新会陈皮的
研究与应用

梅全喜　杨得坡◎主编

中国中医药出版社
·北　京·

图书在版编目（CIP）数据

新会陈皮的研究与应用/梅全喜，杨得坡主编 . —北京：中国中医药
出版社，2020.6（2021.1重印）

（名贵道地中药材研究与应用系列丛书）

ISBN 978 – 7 – 5132 – 6094 – 7

Ⅰ. ①新…　Ⅱ. ①梅… ②杨…　Ⅲ. ①陈皮 – 研究 – 新会区
Ⅳ. ①R282. 71

中国版本图书馆 CIP 数据核字（2020）第 011468 号

中国中医药出版社出版

北京经济技术开发区科创十三街 31 号院二区 8 号楼
邮政编码　100176
传真　010 – 64405721
保定市西城胶印有限公司印刷
各地新华书店经销

开本 710 × 1000　1/16　印张 18.75　字数 351 千字
2020 年 6 月第 1 版　2021 年 1 月第 2 次印刷
书号　ISBN 978 – 7 – 5132 – 6094 – 7

定价　73. 00 元
网址　www. cptcm. com

社 长 热 线　010 – 64405720
购 书 热 线　010 – 89535836
维 权 打 假　010 – 64405753

微信服务号　zgzyycbs
微商城网址　https://kdt. im/LIdUGr
官 方 微 博　http://e. weibo. com/cptcm
天猫旗舰店网址　https://zgzyycbs. tmall. com

如有印装质量问题请与本社出版部联系（010 – 64405510）

本书为"深圳市宝安纯中医治疗医院医药系列丛书"之一，由深圳市宝安纯中医治疗医院支持出版。

为"名贵道地中药材研究
与应用系列丛书"而题

名贵道地中药材是我国中
医药的宝贵资源，应当认
真开展研究，积极推广
应用！ 己亥年秋月
金世元

前　言

中医药学是我国劳动人民几千年来同疾病做斗争的经验总结，是中华文明的瑰宝，也是打开中华文明宝库的钥匙。中药是中医药学的重要组成部分，是我国历代人民在漫长的岁月里与疾病做斗争的重要武器。我国地域辽阔，拥有丰富的中药资源，据全国第四次中药资源普查结果表明，我国现有中药资源品种达到13000多种，其中在中医临床上常用的有600多种，而能称之为名贵道地中药的有200种左右。

一般常见常用的中药价格都不是很贵，但也有些非常珍贵的中药材品种，这些药材疗效显著，但资源极少，难以种植（养殖），物以稀为贵，因此它们的价格是十分昂贵的，有些珍品的价格甚至超过黄金的价格，这一类药材称为名贵中药。1990年上海中医药大学出版社（现上海浦江教育出版社）出版的《中国名贵药材》收载常用名贵中药材50种。我国目前常用的名贵中药材有人参、西洋参、冬虫夏草、灵芝、雪莲、三七、番红花、沉香、石斛、天麻、重楼、蛤蚧、鹿茸、阿胶、海马、燕窝、哈士蟆、血竭、麝香、羚羊角、牛黄、珍珠等，其中许多的名贵药材都是道地药材。道地药材，又称地道药材，是一个约定俗成的中药标准化的概念，是指一定的中药品种在特定生态条件（如环境、气候）、独特的栽培和炮制技术等因素的综合作用下，所形成的产地适宜、品种优良、产量较高、炮制考究、疗效突出、带有地域性特点的药材。1989年黑龙江科技出版社出版的由胡世林教授主编的《中国道地药材》一书收载常用道地药材159种。我国常见常用的道地药材有"四大怀药"（怀地黄、怀菊花、怀牛膝、怀山药）、"浙八味"（杭麦冬、杭菊花、浙玄参、延胡索、白术、温郁金、杭白芍、浙贝母）、"粤八味"（化橘红、广陈皮、阳春砂、广藿香、巴戟天、沉香、广佛手、何首乌）及甘肃岷县的岷当归、山西长治的潞党参、江西清江的江枳壳、宁夏中宁的枸杞、山东东阿的阿胶、湖北蕲春的蕲艾等，这些都是闻名遐迩的道地药材。这些名贵道地中药一直是中医药防病治病的中坚力量，它们在治疗某些疑难杂症及危急重症方面疗效显著，深受古今医家、患者的欢迎，在中医临床上享有较高声誉。

为积极推动这些名贵道地药材的研究、应用与产业发展，进一步挖掘整理其古今研究与应用的历史与经验，继承、发扬和推动名贵道地药材在防治疾病、养生保健等方面的应用，笔者团队与相关单位及团队合作，决定在自己研究成果的基础上全面收集名贵道地中药材古今应用及现代研究资料，编写这套反映其本草记载、研究与应用历史及现代研究与应用情况的学术丛书《名贵道地中药材研究与应用系列丛书》。本套丛书初定 50 种，选择的都是国内外著名的名贵道地药材品种，每种药材独立成书，全面系统地介绍该名贵道地药材的相关研究与应用成果，包括它们的药用历史、本草学概述、生药学研究、化学成分、药理作用、炮制与制剂、临床应用及产业发展现状等内容，其中不少内容是笔者团队的研究成果。这是国内第一套专门介绍全国名贵道地药材的丛书，相信本套丛书的出版对于指导医药人员和普通老百姓深入研究及合理应用名贵道地药材，推动中医药在全民健康事业上发挥重要作用，以及推动相关产业发展都具有重要的意义。同时也期待全国各地有更多的单位、团队与笔者合作开展当地名贵道地药材的研究与资料整理工作，将其纳入这套丛书中出版，为推动各地名贵道地中药的研究与应用、推动中药产业的发展做出积极贡献。

　　本套丛书在编写出版过程中得到了诸多单位和个人的帮助和支持，深圳市宝安纯中医治疗医院独家支持本套丛书的出版，国医大师金世元教授应邀担任本套丛书的编委会名誉主任委员，并为丛书出版题词。在此一并致谢！

　　本套丛书出版工作量大、出版周期较长，书中若有考虑不周及遗漏之处，敬请广大读者批评指正，以便再版时修订提高。

梅全喜

2020 年元旦

编写说明

陈皮是一味中医临床常用药，具有理气健脾、燥湿和胃的功效。其药用历史悠久，以"橘柚"之名作为药物记载最早见于《神农本草经》，陈皮之名则始见于唐代《食疗本草》，该书首次记载了陈皮的食用方法及食疗价值。其后历代本草医籍对陈皮的性味、功效及应用都有记载，今天，陈皮已成为国内外知名的药食两用之佳品。

陈皮为芸香科植物橘 *Citrus reticulata* Blanco 及其栽培变种的干燥成熟果皮。药材分为"陈皮"和"广陈皮"。广陈皮主要来源于橘的变种茶枝柑（*Citrus reticulata* 'Chachi'）的干燥成熟果皮。茶枝柑主产于广东新会，是广陈皮的主要来源。作为陈皮道地药材的广陈皮，其应用最早出现在宋元时期，盛名于明清时期，《本草纲目》记载："橘皮……今天下多以广中来者为胜。"而广陈皮中又以产自广东新会者质量最优，称新会陈皮，又称新会皮、会皮。新会陈皮作为药物早在明代就有应用，明代朱橚等编著的《普济方》中就有新会陈皮的记载。到了清代，中医临床十分重视新会陈皮的应用，特别是在清宫医案中，更是处处强调应用新会陈皮。有关新会陈皮的本草古籍记载始见于清代张璐的《本经逢原》，书中载："橘皮苦、辛，温，无毒。产粤东新会，陈久者良。"其后《植物名实图考》载："广东新会系橙为岭南佳品，皮薄紧，味甜如蜜，走数千里不变形状，与他亦稍异。食橙而不及此，盖不知橙味。"《本草害利》和《药物出产辨》中也都有"橘皮，广东新会皮为胜"的记载。清代徐大椿所撰《药性切用》首次将新会陈皮独立于陈皮和广陈皮记载，书中载："新会皮，即新会县橘皮。性味辛温，微苦微燥，入脾胃而理气化痰，和中快膈……会皮：古名陈皮。一种广皮，单取外面薄皮；即名广橘红，功理嗽散寒。连白功同陈皮，而性稍烈，阴虚肺胃燥热者均忌。"由此可见，明清时期新会陈皮已被确立了陈皮道地药材的领先地位。

新会陈皮在广东地区地方志中的记载也较多，以《新会县志》为主。明·万历年间的《新会县志》中最早提到陈皮，并将陈皮列入新会土特产之列，康熙以后，县志中对新会陈皮有了明确清晰的评价，如乾隆年间的《新会县志》及《广州府志》中皆有"橘皮入药以广陈皮为贵，出新会者最良"的记载；又道光年间的《新会县志》载："柑树如橙……而果皮又以新会皮为尤佳，入药去白，用能袪痰，与橘红同功。"可见在明清时期陈皮已成为新会的重要特产，其后新会陈皮一直作为新会的特产在中医临床和药膳食疗方面受到重视。今天新会陈皮作为广陈皮上品，已成为中国传统道地药材、广东三宝之首、十大广药及岭南八大保护中药品种之一，更是国家地理标志产品。新会陈皮已广泛出口并作为生产中成药、中药饮片、陈皮茶、食品添加剂和香料等的原料，形成了巨大的产业链，在新会陈皮的种植、研发、生产加工、协作营销和陈皮文化旅游等方面取得较大进展，其产业发展生机勃勃，正朝着百亿新会陈皮产业的目标大跨步前进。

为了更进一步推动新会陈皮的应用与发展，近年来新会区政府牵头积极推动建立新会陈皮独立标准，得到了广东省食品药品监督管理局、广东省药师协会、广东省药学会及广东地区的高校、科研机构、药检部门和医疗机构的重视和大力支持。先后在新会、广州等地多次召开分工协调会议，启动相关工作，经过各方面的努力，终于取得重大进展，广东省药品标准"新会陈皮"已经公示，《中国药典》（2020 年版）关于广陈皮的修订增补内容也已公示。在这个大协作的团队中，深圳市宝安纯中医治疗医院梅全喜教授和广州中医药大学附属中山中医院曾聪彦教授的团队主要负责新会陈皮的药用历史考证与挖掘和现代研究资料的收集，中山大学药学院杨得坡教授和广州医科大学郑国栋教授的团队主要负责新会陈皮的道地性与质量标准及基础研究，广东省药品检验所李华主任的团队主要负责新会陈皮标准的起草，江门市新会区中医院昌水平主任的团队主要负责新会陈皮的临床应用与制剂产品开发等。在此基础上，将所有团队的研究成果及收集到的历史与现代研究资料汇集成这本《新会陈皮的研究与应用》。本书全面挖掘和整理了古代医药学家和本草医籍在陈皮及新会陈皮研究和应用上所取得的宝贵经验，回顾和总结了现代医药工作者对陈皮和新会陈皮进行研究和应用所取得的成果，也融入了作者团队对新会陈皮研究所取得的成果，是国内第一本全面系统阐述总结新会陈皮的专著，相信本书的出版对于未来新会陈皮的研究、应用与开发将会起到积极的推动作用。

本书的编写出版得到了中山大学药学院"国家科技部重点研发计划'2017中医药现代化研究'重点专项：南药（阳春砂、广陈皮与巴戟天）规模化生态种植及其精准扶贫示范研究（项目编号：2017YFC1701100，主持人：杨得坡）"、广州医科大学"国家自然科学基金青年项目：基于'活性'指纹图谱的不同品种来源陈皮应用价值的分析与评价（项目编号：31401613，主持人：郑国栋）"、江门市新会区中医院"江门市新会区新会陈皮产业研究院资助项目：新会陈皮药用临床研究与综合开发（项目负责人：昌水平）"以及江门市新会区新会陈皮行业协会的资助与支持，编写中还参考引用了许多同道的研究资料（参考文献附后），在此一并致谢！

由于时间仓促，加之水平有限，书中若存在遗漏或不足之处，敬请广大读者提出宝贵意见，以便再版时修订提高。

编者

2019 年 12 月 15 日

目 录

第一章　新会陈皮的药用历史与生药学研究

陈皮药用历史悠久，药用植物价值高，目前国内外对其生长习性、生物活性、药效成分及药理作用等研究均取得了很大的进展，在临床上也得到了广泛的应用。本章对陈皮道地药材新会陈皮的药用历史以及本草学和生药学的相关情况进行综述。

第一节　药用历史概况

陈皮自古以来就是药食两用的佳品，陈皮作药用，具有理气健脾、燥湿和胃的功效，最早出现在东汉《神农本草经》中，距今有 1900 多年，药用历史悠久。历代本草医籍对陈皮的性味、功效及应用都有记载，广陈皮的使用最早出现在宋元时期，盛名于明清时期，新会皮作为广陈皮的上品，其基原植物茶枝柑的种植历史距今已有 700 年，新会陈皮受到各本草学家及医家重视始于清代，尤在清宫医案中特别受到重视。陈皮作食用，是人们餐桌上的必备之品，可用于轻症疾病及慢性疾病的食疗，与多种食材、药材搭配使用，制成汤、粥、茶、甜品等多种陈皮佳肴。早在唐代《食疗本草》中就有对陈皮作食物使用的养生功效记载。新会陈皮的应用，从药用拓展，作为一种香料可佐食物而用之，因其具有茶的要素：甘、香、醇、甜，与普洱茶结合，形成柑普茶。陈皮发展到现在，已然成为老百姓所熟知的临床常用中药和药膳食疗之佳品。

一、陈皮的药用历史

陈皮为芸香科植物橘 *Citrus reticulata* Blanco 及其栽培变种的干燥成熟果皮。药材分为"陈皮"和"广陈皮"。广陈皮来源于橘的变种茶枝柑（*Citrus reticulata* 'Chachi'）和四会柑（*C. suhoiensis* Tanaka）的干燥成熟果皮。其中以茶枝柑作为广陈皮的主要来源，又茶枝柑主产新会，称新会陈皮。陈皮作药用，以"橘柚"之名最早出现在东汉《神农本草经》中，以"陈皮"之名出现在唐代《食疗本草》中。古代本草中陈皮多附于橘柚或橘项下，宋代以前本草中的陈皮多附于橘项下，宋代以后陈皮、橘皮并见，直至今天，陈皮已成为常用药食两用中药材。

唐宋以前就有较多橘的记载，如《尚书·禹贡》《周礼·考工记》记载橘生江淮地区，载"淮海惟扬州……厥包橘柚锡贡"；又载"橘逾淮而北为枳"。《神农本草经》《名医别录》中均以"橘柚"之名记载。对橘柚的区分在当时多以大小区分，孔安国《尚书序》云："厥包橘柚……小曰橘，大曰柚。"郭璞曰："柚似橙而大于橘。"因此可以知道在这一时期，橘皮用药存在橘柚不分的现象。到唐代，虽对橘柚有新的认识但仍以"橘柚"之名载入古籍。《新修本草》在其性味上对其进行区分："柚皮厚，味甘，不如橘皮味辛而苦，其肉亦如橘，有甘有酸，酸者名胡甘。今俗人或谓橙为柚，非也。"对橘、柚在性味上进行区分，橘皮味辛而苦，有甘有酸，较柚皮薄，与今天的芸香科植物橘的性味性状相符。《本草拾遗》虽仍以"橘柚"为总类统称，但对橘柚有了区分，并将橘分柑、橘两类，橘有"朱橘、乳橘、塌橘、山橘、黄淡子"；柑有"朱柑、乳柑、黄柑、石柑、沙柑"。至宋代，《本草图经》对橘的植物性状有详细的描述："橘柚……木高一二丈，叶与枳无辨，刺出于茎间。夏初生白花，六月、七月而成实，至冬黄熟，乃可啖。"并且规定橘为青橘和黄橘，而非柚："又闽中、岭外、江南皆有柚，比橘黄白色而大；襄、唐间柚，色青黄而实小。皆味酢，皮厚，不堪入药。今医方乃用黄橘、青橘两物，不言柚。"宋代虽明确橘柚之分，但也出现橘、柑混用的现象，《本草衍义》载："乳柑子，今人多作橘皮售于人，不可不择也。柑皮不甚苦，橘皮极苦，至熟亦苦。若以皮紧慢分别橘与柑，又缘方宜各不同，亦互有紧慢者。"明清时期，对橘、柑、橙、柚有了准确的认识。李时珍曰："夫橘、柚、柑三者相类而不同。橘实小，其瓣味微酢，其皮薄而红，味辛而苦。柑大于橘，其瓣味甘，其皮稍浓而黄，味辛而甘。柚大小皆如橙，其瓣味酢，其皮最浓而黄，味甘而不甚辛。"《本经疏证》又载："橘树高丈许，其性直竦，枝叶不相妨，又畏霜。洞庭四面皆水，水气上腾能辟霜，故生是者为最佳。枝多刺，其叶两头尖，绿青色，面大寸余，长二寸许，四月着小白花甚香，结实至冬黄熟，包中有瓣相向，横砌，瓣中有核，圆白而微尖，种类不一，以不接而种成者为上。"《本草崇原》对橘性状做如下描述："橘，枝多坚刺，叶色青翠，经冬不凋，结实青圆，秋冬始熟，或黄或赤，其臭辛香，肉味酸甜，皮兼辛苦。橘实形圆色黄，臭香肉甘，脾之果也。"现代《新编中药志》载橘性状："常绿小乔木或灌木，高 3～4m，枝柔弱，有刺或无刺。叶互生，单身复叶，叶片披针形或椭圆形……花单生或数朵生于枝端和叶腋，白色或带淡红色，有柄；花萼杯状，5 裂，裂片三角形……花期 3～4 月，果实成熟期 10～12 月。"由此说明，古籍所载橘的性味性状与今之所述芸香科植物橘相符，即古之所述橘为芸香科柑橘属植物橘（*Citrus reticulata* Blanco）。

陈皮药用以橘柚之名始载《神农本草经》，列为木部上品，而到魏晋南北朝时期陶弘景将其合入果部，注"《本经》合入果部，宜加实字，入木不非也"。隋唐以前古人只说橘柚作药用，并没有明确指出橘柚作药用的部位。隋唐以后才有关于橘皮、橘叶、橘络等分别作药用的记载。橘皮以陈皮之名作药用最早见于唐《食疗本草》："又，取陈皮一斤，和杏仁五两，去皮尖熬，加少蜜为丸，每日食前饮下三十丸，下腹脏间虚冷气，脚气冲心，心下结硬，悉主之。"陈皮取其陈旧者良之意，故称陈皮，早在南北朝时期，陶弘景云："凡狼毒、枳实、橘皮、半夏、麻黄、吴茱萸，皆须陈久者良。"这是首次提出陈旧者良的说法，此后，关于陈皮陈用之说在唐宋以后各本草书籍中频繁出现。如《雷公炮炙论》载："其橘皮，年深者最妙。"《图经本草》载："黄橘以陈久者入药良。"《汤液本草》载："橘皮以色红日久者为佳，故曰红皮、陈皮。"《本草纲目》载："它药贵新，唯此贵陈。"《药鉴》中不仅记载陈皮须陈放，还记载了陈皮陈放的时间，载："枳壳陈皮并半夏，茱萸狼毒及麻黄，六般之药宜陈久，人用方知功效良。陈皮须用隔年陈，麻黄三载始堪行……大黄必用锦纹者，不过三年力不全……"明代《本草要略》云："陈皮隔年陈者方可用。"《怡堂散记》载："（陈皮）新者气烈，须备广产，二三年者为上。"明清时期，各医家在论述陈久者良时，也对其观点进行分析，陈嘉谟认为陈皮久藏，能使气味更加辛烈，对治疗痰阻气壅效果更佳，他在《本草蒙筌》中指出："新采者名橘红，气味稍缓，胃虚气弱者宜；久藏者名陈皮，气味辛烈，痰实气壅服妙。"又《药品化义》云："用广产者佳，取其陈久，燥气全消，温中而不燥，行气而不峻，故名陈皮。"贾所学阐述的陈久者良观点与陈嘉谟有所不同，陈嘉谟认为陈久增燥烈之气，贾所学则认为陈久消燥烈之气。到清代，大多同意贾所学观点，如吴仪洛、林玉友等在各自的本草著作中都有载："陈则烈气消，无燥散之患。半夏亦然，故同名二陈汤。"地方志也有关于陈皮陈久者良的记载，如《广州府志》载："柑……其未熟而落者青皮，年久而芳烈入脑者陈皮，逾岭得霜雪气益发香。"道光《新会县志》载："柑如橙……陈者尤良，四五月落实不堪食，然曝干可为香料。"现代药理研究发现，陈皮抗氧化、祛痰、解痉等药理作用与储藏年限的增加呈正相关。因此也就进一步证实"陈久者良"之说。

随历史发展，历代医家根据自身经验对陈皮功效有所拓展。我国最早本草学专著《神农本草经》成书于东汉末年，以橘柚之名首次记载其性味功效及产地，载："橘柚味辛，温。主胸中瘕热逆气，利水谷。久服，去臭，下气通神。一名橘皮，生川谷。"魏晋时期，《名医别录》强调陈皮止咳、止呕、止泄的功效，载："橘柚无毒，主下气，止呕咳，除膀胱留热，下停水，五淋，利小便，治脾不消谷，气行胸中，吐逆，霍乱，止泄，去寸白。"

唐代《新修本草》沿用《神农本草经》和《名医别录》的记载且仍将橘柚列入木部，但在其注解中又标明所列橘柚性味功效实为橘皮的功效，同时对橘柚进行区分，载："橘柚，味辛，温，无毒。主胸中瘕热逆气，利水谷，下气，止呕咳，除膀胱留热，下停水，五淋，利小便，主脾不能消谷，气冲胸中吐逆，霍乱，止泄，去寸白……此是说其皮功耳，以东橘为好，西江亦有而不如。其皮小冷，疗气乃言欲胜东橘，北人亦用之，以陈者为良。其肉味甘、酸，食之多痰，恐非益人也。今此虽用皮，既是果类，所以犹宜相从。柚子皮乃可食，而不复入药用，此亦应下气。"《药性论》在陈皮性味上新增苦味，功效记载："橘皮味苦，辛。能治胸中膈间气，主气痢，消痰涎，治上气咳嗽，开胃，破癥瘕痃癖。"

五代时期，吴越所著《日华子本草》对陈皮的性味记载与前人所载有所不同，《神农本草经》和《新修本草》中记载陈皮味辛，而此书记载陈皮味甘酸，载："橘，味甘、酸。止消渴，开胃，除胸中膈气。"

宋代除沿袭前人所用，同时也有治下焦积冷、肠间虚冷、脚气冲心、心下结硬、肾疰腰痛、膀胱气痛的用法。《证类本草》是宋代本草发展史上最高峰的著作，对众多药物形态记述和药图的收录也最齐全。其对陈皮的记载仍以橘柚之名介绍其功效主治，同时总结了不同本草典籍中对橘柚的描述，载："橘柚，味辛，温，无毒。主胸中瘕热逆气，利水谷，下气，止呕咳……陶隐居云：此是说其皮功尔。以东橘为好，西江亦有而不如。其皮小冷，疗气，乃言胜橘。北人亦用之，并以陈者为良。其肉，味甘、酸，食之多痰，恐非益也。今此虽用皮，既是果类，所以犹宜相从。柚子皮乃可服，而不复入药。用此应亦下气。唐本注云：柚皮厚，味甘，不如橘皮味辛而苦。其肉亦如橘，有甘有酸，酸者名胡甘。今俗人或谓橙为柚，非也。按《吕氏春秋》云：果之美者，有云梦之柚。郭璞云：柚似橙，而大于橘……"《本草衍义》记载橘柚分属两物，且橘只用皮和核，用于治疗咳嗽，肾疰腰痛、膀胱气痛，载："橘惟用皮与核。皮，天下甚所须也。仍汤浸去穰。余如《经》与《注》。核、皮二者须自收为佳……然亦取其陈皮入药，此六陈中一陈也。肾疰腰痛、膀胱气痛，微炒核，去壳为末，酒调服，愈。"

元代《珍珠囊补遗药性赋》首次提出陈皮主温脾，同时记载了陈皮和青皮功效区别，载："橘皮则理气宽中，消痰止咳，更可止呕定吐。陈皮，味辛温无毒，主温脾，青者破积聚。"

《汤液本草》首次将橘皮以陈皮为正名记载，并新增利肺气、解酒毒的功效，陈皮去白和留白及陈皮与青皮的功效区别，进一步解释取名陈皮的原因，载："陈皮气温，味微苦。辛而苦，味厚，阴也，无毒……海藏治酒毒，葛根陈皮茯苓甘草生姜汤。手太阴气逆，上而不下，宜以此顺之。陈皮白檀为之使。其芳香之气，清奇之味，可以夺橙也……青皮小而未成熟，成熟而大者橘也，色红故名红皮，日久者佳，故名陈皮……陈皮治高，青皮治低。"

明代，16 世纪初由薛己所著《本草约言》记载陈皮理肺脾胃气、橘叶行气、橘络止痛，新增陈皮行肝气的作用，载："橘味辛、苦，温，无毒。主胸中瘕热逆气，利水谷，除膈间痰，导滞气，止呕咳吐逆，霍乱泄泻。久服去臭，下气通神，去寸白，理肺气脾胃，降痰消食。青橘叶导胸胁逆气，行肝气。乳肿痛及胁痛药中用之以行经。核治腰痛，膀胱气痛，肾冷，炒，去壳，研，酒调服。"陈嘉谟著《本草蒙筌》记载陈皮虽有去白和留白之分，但是不可单独使用，单独使用不仅达不到治疗效果，还会损伤元气，载："留白则补胃和中，去白则消痰利滞。治虽分二，用不宜单……单服久服俱损真元，故必以甘补之药为君，少加辅佐，使补中兼泻，泻则兼补，庶几不致于偏胜也。"《本草纂要》提出陈皮为脾胃圣药，主为理气，具有顺气、温气、开气、散气及舒气的作用，载："陈橘皮，性辛、苦，气温，味厚，阴也，无毒。入太阴经，理气之药也。可以开郁行痰，消癖宽中，健运肠胃，畅利脏腑，为脾经之圣药。盖霍乱呕吐，气之逆也，陈皮可以顺之；泄泻下痢，气之寒也，陈皮可以温之；关格积聚，气之闭也，陈皮可以开之；风寒暑湿，气之抟也，陈皮可以散之；七情六欲，气之结也，陈皮可以舒之……"《本草纲目》新增陈皮治疗妇人乳痈作用，并将前人对陈皮功效的认识总结为："疗呕哕反胃嘈杂，时吐清水，痰痞疟疟，大肠闷塞，妇人乳痈。入食疗，解鱼腥毒。"并强调陈皮治百病在其理气燥湿之功，载："橘皮，苦能泄、能燥，辛能散，温能和。其治百病，总是取其理气燥湿之功。同补药则补，同泻药则泻，同升药则升，同降药则降。脾乃元气之母，肺乃摄气之篇，故橘皮为二经气分之药，但随所配而补泻升降也。"可谓将陈皮理气作用发挥到极致。这种以医理推导药理的思维模式摒弃了先秦两汉时期朴素的功效与主治记载方式。《中国药典》和中医药院校教材《中药学》对陈皮功效主治的概括也多受此影响。

至清代，各医家对陈皮的功效应用记载多是参照前人经验，对其进行拓展，如顾元交编撰的《本草汇笺》更详细地记载了陈皮与他药的配伍应用，载："陈皮理气，取其无峻烈之嫌。脾为元气之母，肺为摄气之龠，故陈皮为二经气分之药，但随所配而补泻升降也。同杏仁治大肠气闭，同桃仁治大肠血闭，同苏子、贝母、枇杷叶、麦冬、桑皮、沙参、瓜蒌根、五味子、百部治上气咳嗽，同枳壳、乌药、木香、草豆蔻、槟榔治气实人暴气壅胀，同苍术、厚朴、甘草治胸中胀满，合青皮去滞，参竹茹治呃。其快利疏泄之能，殆无往而不奏效也。"《本经逢原》首次提出陈皮产粤东新会，并指出陈皮为治消食运痰之要药，载："橘皮苦、辛，温，无毒。产粤东新会，陈久者良。阴虚干咳，蜜水制用；妇人乳房壅癖，醋拌炒用……主治胸中痰热逆气，为消痰运食之要药……"《本草经解要》则从四气五味及阴阳五行学说对陈皮功效进行了阐述，载："陈皮气温，禀天春升之木气，入足厥阴肝经；味苦辛无毒，得地南西火金之味，入手少阴心经、手太阴肺经。气味升多于降，阳也。胸中者肺之分也，肺主气，气常则顺，气变则滞，滞则一切有形血食痰涎，皆假滞气而成痕，痕成则肺气不降而热生焉。陈皮辛能散，苦能泄，可以破痕清热也，苦辛降气，又主逆气。饮食入胃，散精于肝，温辛疏散，肝能散精，水谷自下也。肺主降，苦辛下泄，则肺金行下降之令，而下焦臭浊之气，无由上升，所以去臭而下气也。心为君主，神明出焉，味苦清心，味辛能通，所以通神也。"《长沙药解》记载陈皮因具有辛散之性而成为行郁理气之佳药，原文载："橘皮辛散之性，疏利通畅，长于降浊止呕、行滞消痰，而和平条达，不至破气而损正，行郁理气之佳药也。"《本草害利》载："橘皮，气味辛温，能耗真气。凡中气虚，气不归元，忌与耗气药同用。胃虚有火呕吐，不宜与温热香燥药同用。阴虚咳嗽生痰，不宜与半夏南星等同用。化州陈皮，消伐太峻，不宜滥用……"指出陈皮的配伍禁忌，陈皮味辛性温，能损真气，因此不能与耗气药同用，胃虚有火呕吐的患者，使用陈皮时不能与温热香燥药同用，阴虚咳嗽有痰患者在使用陈皮时不能和半夏同用。

民国时期，张山雷所著《本草正义》记载陈皮留白和去白时分属的性味，载："橘皮（一名陈皮，原作陈皮），苦、辛、甘，温。散气消痰，留白，甘而缓；去白，辛而速。泻脾胃痰滞、肺中滞气，消食开胃，呃逆、胀满、恶心、呕吐，表里咸宜，亦消乳痈。"

现代对陈皮性味功效主治的记载，多受《本草纲目》的影响，概括为："理气健脾，燥湿化痰。用于胸脘胀满，食少吐泻，咳嗽痰多。"如《中国药典》（2015年版）记载陈皮："苦、辛，温。归肺、脾经。理气健脾，燥湿化痰。用于脘腹胀满，食少吐泻，咳嗽多痰。"《中药学》教材记载："辛、苦，温。归脾、肺经。理气调中，燥湿化痰，用于脾胃气滞证，湿痰、寒痰咳嗽，呕吐呃逆。"由国家中医药管理局《中华本草》编委会主编的《中华本草》记载："陈皮，味辛、苦，性温。归脾、胃、肺经，理气降逆，调中开胃，燥湿化痰。主治脾胃气滞湿阻，胸膈满闷，脘腹胀痛，不思饮食，呕吐哕逆，二便不利，肺气阻滞，咳嗽痰多，亦治乳痈初起。"《广东中药志》载："陈皮苦、辛，温，归肺、脾经。行气健脾，燥湿化痰。用于脾胃气滞之脘腹胀满，食少吐泻，痰湿壅滞，肺失宣降所致的咳嗽痰多，胸闷气逆。"

综上可知，陈皮药用历史悠久，千古流传，其以橘皮之名列于橘柚下，最早记载于东汉《神农本草经》，列入木部，到魏晋时期《名医别录》将橘柚列入果部，《本草经集注》首次提出六陈之说，橘皮须陈久者良，此后陈皮陈用的方式一直延续至今，到唐代《食疗本草》首次以陈皮之名收载，宋代以后，记载以橘皮、陈皮并见。明清时期是古代中医药发展的鼎盛时期，这一时期的陈皮药用与前人记载有所变化，同时增加配伍用药的内容："合白术补脾胃，合甘草补肺气，合葛根茯苓甘草生姜治气逆上而不下，核合酒服治腰痛膀胱肾冷。（《本草品汇精要》）"《本草纲目》《本草原始》《药品化义》《本草备要》载"解鱼食毒"；《本草纲目》《本草原始》《本草详节》载"治大肠秘塞，妇人乳痈"；《本草纂要》《本草汇言》称陈皮为脾胃之圣药；《本草纲目》《本草汇笺》《本草从新》称陈皮为"二经气分之药"；《本经逢原》称其为"消痰运食之要药"；《长沙药解》对陈皮有"行郁理气之佳药"的称赞，等等。现代对陈皮功效和主治的描述，多受明清时期各医家对陈皮的总结，概括为："理气健脾，燥湿化痰。用于脘腹胀满，食少吐泻，咳嗽多痰。"现代临床上将陈皮用于治疗消化系统疾病和呼吸系统疾病也多依据于此。

二、广陈皮的药用历史

陈皮之名虽早在唐代就有记载，但是在后来的本草古籍著作中仍是陈皮、橘皮并见，并有红皮、黄橘皮、广陈皮、新会皮等别称。古籍最早明确记载广东和新会为陈皮优质产地的见于《本草品汇精要》载"道地广东"和《本草逢源》载"产粤东新会"。但是在这之前广陈皮、新会皮应该就有作药用。

据本草古籍记载，陈皮在历史的变迁中发生了道地产地迁移。《神农本草经》载"生南山川谷"，即今天的秦岭一带。南北朝时期陶弘景云："以东橘为好，西江亦有而不如。"东橘所在产地为今长三角江浙一带，西江则指今江西地区。唐朝时期关于陈皮道地产区记载沿用前人所写。宋代苏颂对其产地描述曰："橘柚，生南山川谷及江南，今江浙、荆襄、湖岭皆有之。"自此至元代，陈皮道地产区为记载并无过多扩展与变化。到明清时期，随着医药发展陈皮道地产区为记载发生变化，自《本草品汇精要》开始强调道地产区为广东，各医家在陈皮用药上多以广产者为良。现将广陈皮道地产区记载收列如下：

明，1505 年，《本草品汇精要》首次记载陈皮道地产区为广东，载："橘，主胸中瘕热逆气，利水谷，久服去臭，下气通神……道地广东……"

明，1565 年，陈嘉谟编撰的《本草蒙筌》载："青橘皮，味辛、苦，气寒。味厚，沉也，阴也，阴中之阳。无毒。浙郡俱生，广州独胜。"

明，1596 年，《本草纲目》记载："橘皮，纹细色红而薄，内多筋脉，其味苦辛……今天下多以广中来者为胜，江西者次之。然亦多以柑皮杂之。柑皮犹可用，柚皮则悬绝矣。"

明，1612 年，《本草原始》记载："橘，生江南及南山川谷，今江、浙、荆、襄、湖、岭皆有之。"又引"时珍曰：今天下多以广中来者为胜，江西者次之。"

明，1618 年，《删补颐生微论》记载："橘皮味辛性微温。无毒。入肺、脾二经。产广中者良，陈久者良。"

明，1622 年，《雷公炮制药性解》记载："陈皮，味辛、苦，性温，无毒，入肺、肝、脾、胃四经。主下气消食，化痰破结，止呕咳，定霍乱，疗吐泻……产广中，陈久者良。"

明，1624 年，《本草汇言》载："橘皮性温，柑柚皮性冷，今天下多以广中橘皮为胜，盖因香辛而烈故也。江西者次之，台衢者又次之。"

明，1644 年，《药品化义》载："用广产者佳，取其陈久，燥气全消，温中而不燥，行气而不峻，故名陈皮。"

明，1647 年，《本草乘雅半偈》载："橘柚生江南及山南山谷，今以广中者称胜。素华丹实，皮既馨香，又有善味，尤生于洞庭之包山。过江北则无，故曰江南种橘，江北为枳。"

清，1681 年，《本草详节》载："陈皮，味苦、辛，气温。生江南，惟广州者胜。"

清，1694 年，《药性纂要》载："黄橘皮释名陈皮，色红陈久为佳，产广中者力胜，去白曰橘红。留白则守胃和中，去白则消痰利气。"

清，乾隆年间，《番禺县志》载："橘白，华赤……以广陈皮为最，味亦甘美。"

清，1757 年，《本草从新》载："橘皮……广产为胜，皮厚不脆，有猪棕纹。陈久者良，故又名陈皮。"

清，1786 年，《本草辑要》载："橘皮广中陈久者良，故名陈皮。陈则烈气消，无燥散之患。半夏亦然，故同名二陈汤。"

清，咸丰年间，《噶玛兰厅志》载："陈皮、橘皮也，以广中陈久者良。"

清，1833 年，《本草述钩元》载："自广州来陈久者佳，真广陈皮，猪鬃纹，香气异常……"

清，光绪年间，《潮阳县志》载："陈皮即橙橘皮。晒干为之粤中药材称为第一。"

综上，广陈皮明确道地记载始见于《本草品汇精要》，但是在这之前医家对陈皮的用药已有广产陈皮应用了。对此赖昌林等对广陈皮与"真陈皮""真橘皮"之间的关系进行考证，对比《疮疡经验全书》嘈杂吐清水所用广陈皮和《本草纲目》中引《怪症奇方》嘈杂吐水所用真橘皮，又对比《普济方》姜橘散所用真橘皮和《穷乡便方》姜陈汤所用广陈皮，发现《疮疡经验全书》和《本草纲目》治嘈杂吐水为同一方，《普济方》所用姜橘散和《穷乡便方》所用姜陈汤也为同一方。《先醒斋广笔记》《症因脉治》《本草述钩元》分别记载"真广陈皮""真广橘皮""陈橘皮",由此认为"真陈皮""真橘皮"为广陈皮的别称。而"真橘皮""真陈皮"的记载早在宋代就有药用记录,如宋《传信适用方》治酒食过度,胃膈膨满,口吐清水,载"……真陈橘皮半斤(去白),切作细条";宋《仁斋直指》治反胃吐食方载"真橘皮,以壁土炒香为末,每服二钱,生姜三片,枣肉一枚,水二钟,煎一钟,温服"。由此可将广陈皮药用历史推至宋代。

三、新会陈皮的药用历史

新会陈皮作为国家地理标志产品,有700多年的种植栽培历史,是广东"三宝"(陈皮、老姜、禾秆草)之首,也是十大广药之一。新会陈皮作为广陈皮的上品,两者虽可相互指代,但是新会陈皮有着自身特异性的道地历史。

新会陈皮亦称新会皮、会皮,其古籍记载出现的时间较陈皮和广陈皮晚,但是早在宋元时期就有新会柑的种植,宋末元初诗人在凭吊崖山之战时写道:"雪销未尽残梅树。又风送,黄昏雨。长记小红楼畔路。杵歌串串,鼓声叠叠,预赏元宵舞。天涯客鬓愁成缕。海上传柑梦中去。今夜上元何处度。乱山茅屋,寒炉败壁,渔火青荧处。"诗中提到的"海上传柑"是宋人元宵时节的习俗,崖山之战发生前二十天左右正值元宵节的时日,而此时的新会还没有被元军侵占,因此推测所用柑来源于新会。新会自宋元时期就属于广南,《鸡肋编》记载:"广南可耕之地少,民多种柑橘以图利。"宋元时期,新会种植柑橘虽未有明确的文字描述,但是新会所在的广南已盛产柑橘,由此可知,新会在宋元时期肯定已有柑橘种植了。

新会陈皮的本草古籍记载始于清代张璐的《本经逢原》,书中载:"橘皮苦、辛,温,无毒。产粤东新会,陈久者良。"在其后的《植物名实图考》也有新会陈皮的记载,书中载"广东新会系橙为岭南佳品……"在《本草害利》和《药物出产辨》中都有"橘皮,广东新会皮为胜"的记载。清代徐大椿所撰《药性切用》首次将新会皮独立于陈皮和广陈皮记载,书载:"……会皮:古名陈皮。一种广皮,单取外面薄皮;即名广橘红,功理嗽散寒。连白功同陈皮,而性稍烈,阴虚肺胃燥热者均忌。"

新会陈皮本草古籍记载始于清代,而医方古籍记载新会陈皮较本草古籍更早。明代朱橚等编著的《普济方》就有新会皮的记载,书中载:"韵梅汤半黄梅、青椒、姜、盐、甘草、新会皮、干山药,上于净盆中一处拌匀,安烈日中晒半月……"新会陈皮盛名于清宫医案,史书记载清宫用药既求道地,更重质量。中药应用上限定产区,处方用药标注药物产区,如陈皮必须为广陈皮,下注:"产广东,以新会县署内最佳。"清同治帝因风寒腹泻服用陈李记珍藏旧陈皮所制成的中成药而病除,便下旨钦定陈皮为广东省朝贡品,至此新会陈皮蜚声遐迩。由叶天士所撰写的《临证指南医案》是最早记载新会陈皮使用的古籍医案，书中对不同的病症，新会陈皮组方使用也不同，如："杨（八朝）阔塌瘪陷。浆色白滞不荣，谓之气衰毒陷，所冀堆沙加食，一线机耳。治方：人参、黄芪、川芎、归身、木香、炙草、广皮、桂心。又（十一朝）浆满堆沙，四肢圆绽，但气弱恐其不肯收痂，必实脾利水为法。治方：人参、冬术、炙草、茯苓、新会皮、白芍。"新会陈皮不仅在本草医方古籍中有记载，同时也出现在随笔杂记中。清代医家陆以湉根据自己读书所得及平昔见闻随笔漫录所著《冷庐杂识》，书中以饧为例，记录在清代有很多庸医对古籍钻研不够透彻，导致在用药上出现偏差，陆以湉曰："余谓今之庸医，不特未识古方也，即寻常药品，亦不能辨其名。有书新会皮作会皮，盖不知新会是地名也。有书抚芎作抚川芎，盖不知川与抚为二地也。"

地方志中亦有记载新会陈皮，广东地区地方志记载颇多，以《新会县志》为主。明万历年间的《新会县志》中最早提到陈皮，并将陈皮列入新会土特产之列。直到康熙时期以后，县志中对新会陈皮才有明确清晰的评价，如乾隆年间的《新会县志》载："馀甘俗名油柑，苹婆药之属，陈皮邑出者佳。"在同一时期的《广州府志》中同样有："橘皮入药以广陈皮为贵，出新会者最良。"又道光年间的《新会县志》载："柑树如橙……而果皮又以新会皮为尤佳，入药去白，用能祛痰，与橘红同功。"与其同一时期的《广东通志》则记载："橙橘若柚而香，雅脾，甘香沁齿，入口融化，性辛，可醒酒。又有水橙似柑而差大，皮甜可食。广南橙子出新会者佳。"而光绪年间的《新会乡土志》则对新会皮的土特之处做了鲜明的阐述，曰："柑皮之独可入药，为他地所不及，则尤其特别者也……（陈皮）岭北人甚重之，盖经北方霜雪地，香倍于常。"出自同一时期的《广州府志》载："橙皮辛，性温，主消肠胃中恶气，兼醒宿醒，实甘香沁齿，又有水橙似柑而差大，皮甜可食。广南橙子出新会者佳，顶有纹如圆圈，土人以此辨真伪。"提出橘皮以产新会为优的同时指出，新会皮顶有纹如圆圈，以此提醒后人区分辨别。

古人对道地药材的推崇体现在他们的用方之中，因此就有了"用药必依土地，所治十得九"之说。《理伤续断方》亦载："凡所用药材，有外道者，有当土者。"又《太平圣惠方》载："凡合汤药，误在精专，甄别新陈，辨别州土，修制合度，分两误差，用得其宜，病无不愈。"古人用药讲究道地性，而陈皮的使用亦是如此，早在《考工记》就有"橘逾淮而北为枳，地气使然也"之说。岭南古籍《异物志》也载："橘……江南有之，不生他所。"南北地理环境与气候差异，使得橘生江南。现代地理考察发现，江南一带新会地处珠江三角洲，濒临南海，其土壤兼具多种土壤成分类型，全年四季分明，气候温和，雨季充沛，具有独特的"湿盆地"小气候特点，干湿交替陈化及冷热交替陈化是其他地方所没有的。因此古人将新会作为陈皮的道地产地是有因可循的，也就有了"橘禀东南阳气而生，故以闽粤者最胜"之说。本草古籍中最早强调新会陈皮是源于《本经逢原》载"产粤东新会"，后世以新会陈皮为道地药材沿用至今。现将新会陈皮道地记载收列如下：

明，1609 年，《新会县志》对新会土特产进行介绍："陈皮、枳壳、巴豆、益母草、香附……"

清，康熙年间，《新会县志》介绍新会物产果："橙、柑、桔、柚、桃、梅、李、奈、梨……"

清，1695 年，《本经逢原》载："橘皮苦、辛，温，无毒。产粤东新会，陈久者良……橘禀东南阳气而生，故以闽粤者最胜。其逾淮而北，则变为枳，此地气使然，与人之乡音习俗无异……"

清，乾隆年间，《新会县志》载："馀甘俗名油柑，苹婆药之属，陈皮邑出者佳。"

清，1741 年，《药性切用》载："新会皮即新会县橘皮。性味辛温，微苦微燥，入脾胃而理气化痰，和中快膈。久服亦能耗气。橘白：即新会白，功专和胃进食。橘红：即新会红，又名杜橘红，力能利气化痰。陈久者良，化州者胜，勿伪榴皮。会皮：古名陈皮。一种广皮，单取外面薄皮；即名广橘红，功专入肺，理嗽散寒。连白功同陈皮，而性稍烈，阴虚肺胃燥热者均忌。"

清，乾隆年间，《广州府志》载："橘皮入药以广陈皮为贵，出新会者最良。"

清，道光年间，《新会县志》载："柑树如橙……而果皮又以新会皮为尤佳，入药去白，用能祛痰，与橘红同功。"

清，道光年间，《广东通志》载："橙橘若柚而香，雅脾，甘香沁齿，入口融化，性辛，可醒酒，又有水橙似柑而差大，皮甜可食，广南橙子出新会者佳。"

清，1846 年，《植物名实图考》载："广东新会系橙为岭南佳品……"

清，1862 年，《本草害利》载："广东新会皮为胜，陈久者良，故名陈皮。福建产者名建皮，力薄。浙江衢州出者名衢皮，更次矣。"

清，1879 年，《广州府志》载："橙皮辛，性温，主消肠胃中恶气，兼醒宿醒，实甘香沁齿，又有水橙似柑而差大，皮甜可食。广南橙子出新会者佳，顶有纹如圆圈，土人以此辨真伪。"

清，光绪年间，《新会乡土志》载："柑皮之独可入药，为他地所不及，则尤其特别者也……（陈皮）岭北人甚重之，盖经北方霜雪地，香倍于常。"

1930 年，《药物出产辨》载："陈皮，产广东新会为最，四会、潮州、四川所产者，俱不适用。"

1932 年，《本草正义》载："以广东化州产者为佳……其通用者，则新会所产，故通称曰新会皮。"

1934 年，《开平县志》载："甜橙多产于新会，本地出者多是柳橙，不如新会产之佳。"

1946 年，《潮连乡志》载："橙以新会为著名，近城源清、礼义两地所产，最为上品，树以老为贵……前时新会土贡，每年八月摘色清味颇淡者，至京香甜。"

综上，新会陈皮道地的最早记载始于明万历年的《新会县志》，书中对新会物产进行系统的介绍，其中柑属果类土特产。至此之后所查到的地方县志及本草古籍中均能查到"陈皮以新会产者为佳"的记载，但是在一些地方志中只有橙记载"以新会产者为佳"，而在柑属下并没有"新会产者为佳"的记载。《广州通志》中载："今广东柑橘橙柚之皮皆充广陈皮。"因此猜测古人使用新会所产陈皮时有橙柑混用的现象。

到了近现代，对陈皮的研究和应用更全面深入，在陈皮的品种、成分、药理、临床应用等方面均取得了许多新的进展和成果。

在陈皮的产地方面：以橘为来源的陈皮，分布于广东及广西、福建、江苏、浙江、江西、湖南、四川、云南、贵州等地；以茶枝柑为来源的新会皮，主要分布于广东新会，江门、四会有种植；以行柑为来源的广陈皮主要分布于广东省四会市。如《广东中药》记载："陈皮，产地：主产新会县属天马、天六、双水、茶坑、东甲、梅江、古井、礼乐、兰江等乡；广州近郊、四会、化州、廉江等地均有少量栽培，均为家种。"《中华本草》记载："广陈皮，产于广东新会、四会等地。"《中药大辞典》记载："橘皮，江苏、安徽、浙江、江西、福建、台湾、湖北、湖南、广东、广西、四川、贵州、云南、陕西南部均有栽培。"《新编中药学》载："橘，产地：产于江苏、湖南、江西、广西等地。"《新编中药志》载："在江苏、安徽、浙江、江西、福建、台湾、湖北、湖南、广东、广西、陕西（南部）、四川、贵州、云南等省（自治区）均有栽培。"《中草药学》载："陈皮，主产四川、福建、广东、浙江、江西等地。"但现代基本上一致认为产自广东的质量较好，称为广陈皮，为十大广药之一。近年来，为了加强岭南中药材保护，规范利用岭南中药材资源，促进中医药产业持续健康发展，广东省人大常委会起草制定了《广东省岭南中药材保护条例》，并已由广东省第十二届人民代表大会常务委员会第二十九次会议于 2016 年 12 月 1 日通过，自 2017 年 3 月 1 日起施行，条例中公布了第一批保护的岭南中药材为包括广陈皮在内的 8 种岭南道地药材，明确了广陈皮的道地产地就是新会，并要求在道地产地设立岭南中药材良种繁育基地。这对于新会陈皮的种植、加工与综合开发利用及产业发展都具有重要的促进作用。

在陈皮的品种方面：《中国药典》（2015 年版）记载陈皮为芸香科植物橘 *Citrus reticulata* Blanco 及其栽培变种的干燥成熟果皮。栽培变种有茶枝柑 *Citrus reticulata* 'Chachi'、大红袍 *Citrus reticulata* 'Dahongpao'、温州蜜柑 *Citrus reticulata* 'Unshiu'、福橘 *Citrus reticulata* 'Tangerina'。因产地和栽培品种的不同，药材分为"陈皮"和"广陈皮"。广陈皮的主要来源为茶枝柑 *Citrus reticulata* Blanco cv. Chachiensis 和行柑 *C. reticulata* Blanco cv. Hanggan。产于江门新会的茶枝柑为新会陈皮主要来源，是陈皮药材中品质最好的。

在陈皮的品质与标准研究方面：研究发现，广陈皮化学成分种类与普通陈皮大致一样，但是含量上有着较大差异。在挥发油上，广陈皮的挥发油总量比其他陈皮的高，其中广陈皮柠檬烯、萜品烯和邻甲酸甲酯及多甲氧基黄酮类化合物（川陈皮素、橘红素）的含量较高。新会陈皮中生物碱辛弗林和 N – 甲基酪胺含量低于川陈皮和浙产陈皮等，这也是新会陈皮苦涩味较少的原因之一，所以，从古到今都认为陈皮药材以广陈皮质量最好，而广陈皮中又以新会陈皮品质最优。橙皮苷为陈皮黄酮类主要成分，也是目前作为指标性的单一成分，要求其含量不得低于 3.5%，橙皮苷的主要药理作用为抗菌、抗炎、预防心血管病症，以及对胃肠功能和平滑肌的作用。而广陈皮中还含有丰富的多甲氧基黄酮类成分，主要包括川陈皮素和橘红素，经药理实验证实了其抗癌、降低胆固醇、抗氧化和抗炎的作用。仅用橙皮苷一个指标并不能真正达到有效控制药品质量，且作为道地药材的广陈皮中橙皮苷含量较其他产地陈皮少，因此单一成分并不能很好地区分陈皮来源与质量。广陈皮多甲氧基黄酮较多，结合川陈皮素、橘红素等活性，多甲氧基黄酮具有作为陈皮质量指标的潜力。为了确保广陈皮的药材质量，广东省药检所以高效液相色谱法建立了广陈皮的多指标成分含量测定方法，同时测定了广陈皮中橙皮苷、川陈皮素和橘红素的含量，同时鉴于 2 – 甲氨基苯甲酸甲酯为广陈皮（茶枝柑）的特有成分，还建立了广陈皮中 2 – 甲氨基苯甲酸甲酯的薄层色谱鉴别方法，能有效区分广陈皮与其他品种的陈皮。并在此基础上提出了 2020 年版《中国药典》陈皮质量标准的修订方案，提交给国家药典委员会审核采用。为了弥补目前质量标准的空档期，广东省药检所还起草制定了广东省药品标准"新会陈皮"，并得到了广东省食品药品监督管理局的批准，目前正在公示。

在陈皮的化学成分研究方面：发现陈皮含有挥发油，含量为 1.198% ~ 3.187%，随储存时间延长而含量降低，油中主要成分有 α – 侧柏烯、α – 蒎烯、β – 蒎烯、β – 月桂烯、辛醛、柠檬烯、松油醇 – 4、香茅醇、香芹酚、辛醇等。还含橙皮苷、新橙皮苷、甲基橙皮苷、柑橘素等。尚含麝香草酸和 β – 谷甾醇、对羟福林、川陈皮素、二氢川陈皮素、柚皮苷、柚皮芸香苷、3,5,6,7,8,3′,4′-七甲氧基黄酮、蜜橘黄素和红橘素等。新会陈皮含微量元素 K、Na、Ca、Mg、Cu、Zn、Fe、Mn 等，其中含有的 Se 元素比陕西和四川陈皮的含量高。杨得坡教授领导的课题组先后从陈皮类药材中鉴定出 186 种化合物，包括广陈皮的 123 种化合物；研究发现广陈皮富含多甲氧基黄酮类化合物（川陈皮素、橘红素），而其他陈皮（如赣陈皮、川陈皮、建陈皮）则含有更多的二氢黄酮苷类化合物（橙皮苷），这些特征成分可以作为区分陈皮与广陈皮及新会陈皮的指标成分。

在陈皮的药理作用研究方面：大量实验表明，陈皮具有促进肠运动、助消化、抗胃溃疡、保肝、利胆、祛痰平喘、抗炎、抗过敏、保护心血管、降脂和防治动脉粥样硬化、抗菌抗病毒、免疫调节、抗氧化、抗肿瘤、抗纤维化、抗过敏、抗抑郁等作用，从而使陈皮的应用范围在传统基础上有较大的扩展，并为陈皮的扩展应用提供了理论依据。

在陈皮的临床应用研究方面：陈皮临床应用于治疗消化系统、呼吸系统、血液循环系统、神经系统、泌尿系统等疾病，以治疗前两种系统病变为主。现代临床中取其理气健脾、燥湿化痰功效，主要应用于消化系统疾病如功能性消化不良、胃痛等，以及呼吸系统疾病如咳嗽、慢性支气管炎等；亦用于慢性肾小球肾炎、糖尿病肾病等泌尿系统疾病，心悸、胸痹等血液循环系统疾病，以及老年性痴呆、眩晕等神经系统疾病。而在古代，广陈皮的应用同样是以消化系统疾病和呼吸系统疾病为主。同时新会陈皮也被广泛应用于药膳食疗方面，有陈皮茶、陈皮酒、陈皮饮料、陈皮面包蛋糕、陈皮月饼、陈皮饼、陈皮酱、陈皮酵素，以及陈皮汤膳、菜品等方面，受到广大消费者的热烈欢迎。随着应用的更加广泛和研究的更加深入，陈皮未来将会有更广阔的发展前景。

陈皮与新会陈皮的不同之处不仅仅在于品质与功效方面，其来源也是不同，新会陈皮药用历史悠久，距今有 700 多年的种植历史，药用记载始于明代，其应用盛于明清时期。现作为广东三宝之首及十大广药之一，已成为国家地理标志产品。陈皮因其陈久者良而素有"千年人参，百年陈皮"之称，"他药贵新，惟此贵陈"是陈皮的独特之处。新会陈皮也是越陈质量越好、价格越贵、临床应用疗效越好。近年来，在政府、协会、企业和社会各界的积极推动下，陈皮行业在健康产业、研发加工、协作营销和陈皮文化旅游等方面取得较大进展，产业呈扩张趋势，形成柑橘种苗繁育、果品生产、陈皮深加工与开发利用等于一体的产业链。作为陈皮上品的新会陈皮，在当地政府的大力扶持下，其产业发展生机勃勃，正朝着百亿新会陈皮产业的目标大跨步前进。

四、历代本草医籍对陈皮、广陈皮、新会陈皮的记载

自秦汉时期，中国历代本草医籍大量记载了陈皮。宋代开始有广陈皮的应用，明清以后，广陈皮、新会陈皮的应用逐渐被重视，各医家在使用陈皮这一味药时，往往更多选择广陈皮或新会陈皮替代陈皮应用。

（一）汉代

《神农本草经》载："橘柚味辛，温。主胸中瘕热逆气，利水谷。久服，去臭，下气通神。一名橘皮，生川谷。"

（二）魏晋南北朝

魏晋朝陶弘景著《名医别录》："橘柚，无毒，主下气，止呕咳，除膀胱留热，下停水，五淋，利小便，治脾不能消谷，气冲胸中，吐逆，霍乱，止泄，去寸白。久服轻身长年。生南山，生江南。十月采。"

南北朝刘宋雷敩编著《雷公炮炙论》："橘柚，凡使，勿用柚皮、皱子皮，其二件用不得。凡修事，须去白膜一重，细锉，用鲤鱼皮裹一宿，至明出用。其橘皮，年深者最妙。"

晋朝嵇含编著《南方草木状》："橘白华、赤实，皮馨香，有美味。自汉武帝，交趾有橘官长一人，秩二百石，主贡御橘。吴黄武中，交趾太守士燮献橘十七实同一蒂，以为瑞异，郡臣毕贺。柑乃橘之属，滋味甘美特异者也。有黄者，有赤者。赤者谓之壶柑，交趾人以席囊贮蚁鬻于市者。其窠如薄絮，囊皆连枝叶，蚁在其中，并窠而卖。蚁，赤黄色，大于常蚁。南方柑树若无此蚁，则其实皆为群蠹所伤，无复一完者矣。今华林园有柑二株，遇结实，上命群臣宴饮于旁，摘而分赐焉。"

（三）唐代

唐代苏敬等编著《新修本草》："橘柚，味辛，温，无毒。主胸中瘕热逆气，利水谷，下气，止呕咳，除膀胱留热，下停水，五淋，利小便，主脾不能消谷，气冲胸中吐逆，霍乱，止泄，去寸白。久服去臭，下气通神，轻身长年。一名橘皮。生南山川谷，生江南。十月采。此是说其皮功耳，以东橘为好，西江亦有而不如。其皮小冷，疗气乃言欲胜东橘，北人亦用之，以陈者为良。其肉味甘、酸，食之多痰，恐非益人也。今此虽用皮，既是果类，所以犹宜相从。柚子皮乃可食，而不复入药用，此亦应下气。〔谨案〕柚皮厚，味甘，不如橘皮味辛而苦，其肉亦如橘，有甘有酸，酸者名胡甘。今俗人或谓橙为柚，非也。案《吕氏

春秋》云：'果之美者。有云梦之柚。'郭璞曰：'柚似橙而大于橘。'孔安国云：
'小曰橘，大曰柚，皆谓甘也。'"

唐代孟诜编著《食疗本草》："橘，止泄痢。食之，下食，开胸膈痰实结气。
下气不如皮。穰不可多食，止气。性虽温，甚能止渴……又，干皮一斤，捣为
末，蜜为丸。每食前酒下三十丸，治下焦冷气。又，取陈皮一斤，和杏仁五两，
去皮尖熬，加少蜜为丸，每日食前饮下三十丸，下腹脏间虚冷气，脚气冲心，心
下结硬，悉主之。"

唐代陈藏器编著《本草拾遗》："橘、柚本功外，中实冷。酸有聚痰，甜者
润肺。皮堪入药，子非宜人。其类有朱柑、乳柑、黄柑、石柑、沙柑。橘类有朱
橘、乳橘、塌橘、山橘、黄淡子。此辈皮皆去气调中，实总堪食。就中以乳柑为
上。《本经》合入果部，宜加实字，入木部非也。岭南有柚，大如冬瓜。"

唐代甄权编著《药性论》："橘皮，臣，味苦，辛。能治胸膈间气，开胃主
气痢，消痰涎，治上气咳嗽。"

（四）五代

五代吴越编著《日华子本草》："苦，微毒。治游风，热毒，风疹，恶疮，
疥癞，小儿壮热，并煎汤浸洗。橘皮，暖，消痰止嗽，破癥瘕痃癖。"

（五）宋代

宋代苏颂编著《本草图经》："橘、柚，生南山川谷及江南，今江浙、荆襄、
湖岭皆有之。木高一、二丈，叶与枳无辨，刺出于茎间。夏初生白花，六月、七
月而成实，至冬黄熟，乃可啖。旧说小者为橘，大者为柚。又云：柚似橙而实
酢，大于橘。孔安国注《尚书》：厥包橘柚。郭璞注《尔雅》柚条皆如此说。又
闽中、岭外、江南皆有柚，比橘黄白色而大；襄、唐间柚，色青黄而实小。皆味
酢，皮厚，不堪入药。今医方乃用黄橘、青橘两物，不言柚。岂青橘是柚之类
乎？然黄橘味辛，青橘味苦。《本经》二物通云味辛。又云一名橘皮，又云十月
采，都是今黄橘也。而今之青橘似黄橘而小，与旧说大小、苦辛不类，则别是一
种耳。收之并去肉，暴干。黄橘以陈久者入药良，古今方书用之最多。亦有单服
者，取陈皮捣末，蜜和丸，食前酒吞三十丸，梧子大，主下焦积冷。亦可并杏子
仁合丸，治肠间虚冷，脚气冲心，心下结硬者，悉主之。而青橘主气滞，下食，
破积结及膈气方用之，与黄橘全别。凡橘核，皆治腰及膀胱肾气，炒去皮，酒服
之良。肉不宜多食，令人痰滞。又乳柑、橙子性皆冷，并其类也，多食亦不宜
人。今人但取其核作涂面药，余亦稀用，故不悉载。又有一种枸橼，如小瓜状，
皮若橙而光泽可爱，肉甚厚，切如萝卜，虽味短而香氛，大胜柑橘之类，置衣笥

中，则数日香不歇。古作五和糁所用。陶隐居云：性温宜人。今闽、广、江西皆有，彼人但谓之香橼子，或将至都下，亦贵之。"

宋代唐慎微编著《证类本草》："橘柚，味辛，温，无毒。主胸中瘕热逆气，利水谷，下气，止呕咳，除膀胱留热，停水，五淋，利小便，主脾不能消谷，气冲胸中，吐逆，霍乱，止泄，去寸白。久服去臭，下气通神，轻身长年。一名橘皮。生南山川谷，生江南。十月采。"

宋代寇宗奭著《本草衍义》："橘柚，自是两种，故曰一名橘皮，是元无柚字也。岂有两等之物，而治疗无一字别者，即知柚字为误。后人不深求其意，为柚子所惑，妄生分别，亦以过矣。且青橘与黄橘，治疗尚别，矧柚为别种也。郭璞云：柚似橙而大于橘，此即是识橘柚者也。今若不如此言之，恐后世亦以柚皮为橘皮，是贻无穷之患矣。去古既远，后之贤者亦可以意逆之耳。橘惟用皮与核。皮，天下甚所须也。仍汤浸去穰。余如《经》与《注》。核、皮二者须自收为佳。有人患气嗽将期，或教以橘皮、生姜焙干、神曲等分为末，丸桐子大，食后、夜卧，米饮服三五十丸。兼旧患膀胱，缘服此皆愈。然亦取其陈皮入药，此六陈中一陈也。肾疰腰痛、膀胱气痛，微炒核，去壳为末，酒调服，愈。"

（六）元代

元代李杲编著《珍珠囊补遗药性赋》："橘皮则理气宽中，消痰止咳，更可止呕定吐。大枣则养脾扶胃，助药成功，又能补气调脉。陈皮，味辛温无毒，主温脾，青者破积聚。"

元代王好古编著《汤液本草》："陈皮，气温，味微苦。辛而苦，味厚，阴也，无毒。《象》云：能益气，加青皮，减半，去滞气，推陈致新。若补脾胃不去白，若调理胸中肺气，须去白。《心》云：导胸中滞气，除客气。有白术则补脾胃，无白术则泻脾胃，然勿多用也。《珍》云：益气利肺，有甘草则补肺，无甘草则泻肺。《本草》云：主胸中瘕热逆气，利水谷。下气，止呕咳。除膀胱留热停水，五淋，利小便。主脾不能消谷，气冲胸中，吐逆霍乱。止泻，去寸白虫。能除痰，解酒毒。海藏治酒毒，葛根陈皮茯苓甘草生姜汤。手太阴气逆，上而不下，宜以此顺之。陈皮、白檀为之使。其芳香之气，清奇之味，可以夺橙也。"

元代徐彦纯编著《本草发挥》："橘皮，洁古云：红橘皮能益气。加青皮减半，去滞气，推陈致新。若补脾胃，不去白。若理胸中滞气，去白。《主治秘诀》云：性寒味辛，气薄味厚，浮而升，阳也。其用有三：去胸中寒邪，破滞气，少用。同白术则益脾胃，多用。独用则损脾胃。又云：益肺利气。有甘草则补脾胃，无则泻脾。《活人》治哕而有寒热。竹茹、陈皮、干姜等汤，主咳逆。

其论并见《此事难知》。海藏云：青皮如橘皮一种，青皮小而未成熟者，成熟而大者橘也。因色红，故名红皮。以藏日久者佳，故名陈皮。如枳实、枳壳一种，实则小而青色，未花；壳则大而黄紫色，已花、故壳高而治胸膈，实低而治心下，与陈皮治高、青皮治低之意同。或曰：陈皮、青皮有二种，枳实、枳壳亦有二种。

元代汪汝懋编著《山居四要》记载应用广陈皮治疗痰饮："治痰饮为患，呕吐，因食生冷脾胃不和，伤寒后虚烦上攻，二陈汤。广陈皮（去白五钱）、半夏（五钱）、白茯苓（去皮四钱）、甘草，右依此方治之，用生姜五片不拘时，温服，呕逆加丁香、砂仁。"

（七）明代

明代刘文泰等编著《本草品汇精要》："橘，主胸中瘕热逆气，利水谷，久服去臭，下气通神，下气止呕咳，除膀胱留热，停水，五淋，利小便，主脾不能消谷，气行胸中，吐逆霍乱，止泻，去寸白，轻身长年。［名］橘皮、塌橘、朱橘、山橘。［苗］木高丈余，叶与枝无辨，刺出茎间，夏开白花，六七月成实至冬黄熟啖之甚美，谨按青橘、黄橘。青者味苦而小，六七月未成熟时采之，以刀划开曝干者，谓之莲花，青皮至十月霜降后已成熟者，味辛而黄大，谓之橘皮。医家所用陈皮即经久者是也，盖二药功用虽殊，实出一种，旧本橘柚同条，然橘与柚自是二种，功用既殊，性味亦异，其柚故析条于下。［地］（图经曰）生南山川谷及江南，今浙荆襄湖岭皆有之。（道地）广东，［时］（生）春生新叶，（采）十月取实。［收］曝干。［用］肉核皮陈久者良。［质］类柚。［色］黄。［味］苦辛。［性］温散。［气］气厚于味阳中之阴。［臭］香。［主］留白者和谓调中，去白者消痰下气。［行］手太阴经，足太阴经。［助］白檀为之使。［制］去穰细锉用。［治］（疗）（药性论云）皮，除胸膈间气，开胃，气痢，消痰涎，止上气咳嗽。（日华子云）橘，止消渴，开胃去胸中膈气，皮，消痰止嗽，破癥瘕痃癖，橘囊上筋膜止渴及吐酒。（陈藏器云）橘，止泄痢，下食开胃，膈痰结气。［合治］合白术补脾胃，合甘草补肺气，合葛根茯苓甘草生姜治气逆上而不下，核合酒服治腰痛膀胱肾冷。［解］（皮）食鱼中毒。［赝］柚皮皱子皮为伪。"

明代陈嘉谟编撰《本草蒙筌》："青橘皮，味辛、苦，气寒。味厚，沉也，阴也，阴中之阳。无毒。浙郡俱生，广州独胜。本与橘红同种，此未成熟落之。皮紧厚，色则纯青，头破裂状如莲瓣。去穰嘴薄，润醋炒干。《汤液》云：陈皮治高，青皮治低，亦以功力大小不同故尔。入少阳三焦胆腑，又厥阴肝脏引经。削坚癖小腹中，温疟热盛者莫缺；患疟热盛，缠久不愈，必结癖块，俗云疟母。

宜清脾汤多服，内有青皮疏利肝邪，则癖自不结也。破滞气左胁下，郁怒痛甚者须投。劫疝疏肝，消食宽胃。病已切勿过服，恐损真气；先防老弱虚赢，尤当全戒。近冬赤熟，薄皮细纹。新采者名橘红，气味稍缓，胃虚气弱者宜；久藏者名陈皮，气味辛烈，痰实气壅服妙。东垣又曰：留白则补胃和中，去白则消痰利滞。治虽分二，用不宜单。君白术则益脾，单则损脾；佐甘草则补肺，否则泻肺。同竹茹，治呃逆因热；同干姜，治呃逆因寒。止脚气冲心，除膀胱留热。利小水，通五淋，解酒毒，去寸白。核研仁调醇酒饮，驱腰痛疝痛神丹。叶引经以肝气行，散乳痈胁痈圣药。橘囊上筋膜微炒，醉呕吐发渴急煎。肉多食生痰，穰多食上气。虽并止渴，未足益人。又种乳柑，圆大过橘。皮粗且浓，色赤兼黄。经霜甚甜，未经霜者味酸，故名柑子。其皮不任药用，肉惟解酒良。多食脏寒，令人泄痢也。柑皮不甚苦，橘皮极苦，至孰亦苦。"

明代皇甫嵩编撰《本草发明》："橘皮，上品。气温，味辛、苦，味厚，阴也。无毒。入药用陈久者良，故名陈皮……《本草》主除胸中痰热，逆气冲胸，消谷，止呕吐，咳逆霍乱，解酒毒，是其辛而能散也。利水谷，除膀胱留热停水，五淋，利小便，下气，去寸白，是其苦而能泄也。不去白则补胃和中，兼白术、甘草则补脾，佐甘草则补肺，与白术、半夏同用则渗湿健胃，是皆温而能补也。若去白则消痰泄滞。又云：去白性热，能除寒发表。与苍术、厚朴同用，去中脘以上至胸膈之邪而平胃气，加葱白、麻黄之类，能散肉分皮表有余之邪。若无白术、甘草而多用、独用，则泄肺损脾。加青皮减半，去滞气，推陈致新。大略能散、能滞之用居多。同竹茹治呃逆因热，同干姜治呃逆因寒。"

明代方谷编著《本草纂要》："陈橘皮，性辛、苦，气温，味厚，阴也，无毒。入太阴经，理气之药也。可以开郁行痰，消癖宽中，健运肠胃，畅利脏腑，为脾经之圣药。盖霍乱呕吐，气之逆也，陈皮可以顺之；泄泻下痢，气之寒也，陈皮可以温之；关格积聚，气之闭也，陈皮可以开之；风寒暑湿，气之搏也，陈皮可以散之；七情六欲，气之结也，陈皮可以舒之。又曰：去白开痰；留白和脾。殊不知性辛固能开气行痰，气温亦可和胃健脾。夫人以脾胃为主，而治病以调气为先。调气健脾，陈皮之功也；辛不能守位，陈皮之质也。吾见亡液之症不可用，因其辛以散之也；自汗之症不可用，因其辛不能敛也；元虚之人不可用，因其辛不能守也；吐血之症不可用，因其错经妄行也。大抵血症不可用气药，恐迫血妄行；气病不可用血药，恐滞气不行也，治者详之。"

明代李时珍编著《本草纲目》："橘皮，纹细色红而薄，内多筋脉，其味苦辛；柑皮，纹粗色黄而浓，内多白膜，其味辛甘；柚皮，最浓而虚，纹更粗，色黄，内多膜无筋，其味甘多辛少。但以此别之，即不差矣。橘皮性温，柑、柚皮性冷，不可不知。今天下多以广中来者为胜，江西者次之。然亦多以柑皮杂之。

柑皮犹可用，柚皮则悬绝矣。凡橘皮，入和中理胃药则留白，入下气消痰药则去白，其说出于《圣济经》。去白者，以白汤入盐洗润透，刮去筋膜，晒干用。亦有煮焙者，各随本方。橘皮，苦能泄、能燥，辛能散，温能和。其治百病，总是取其理气燥湿之功。同补药则补，同泻药则泻，同升药则升，同降药则降。脾乃元气之母，肺乃摄气之籥，故橘皮为二经气分之药，但随所配而补泻升降也……外舅莫强中令丰城时得疾，凡食已辄胸满不下，百方不效。偶家人合橘红汤，因取尝之，似相宜，连日饮之。一日忽觉胸中有物坠下，大惊目瞪，自汗如雨。须臾腹痛，下数块如铁弹子，臭不可闻。自此胸次廓然，其疾顿愈，盖脾之冷积也。其方：用橘皮（去穰）一斤，甘草、盐花各四两。水五碗，慢火煮干，焙研为末，白汤点服。名二贤散，治一切痰气特验。"

明代杜文燮编著《药鉴》："陈皮，气温，味辛、微苦，气薄味厚，无毒，可升可降，阳中之阴也。必须年久者为美。去白性热，能除寒发表。存白性温，能补胃和中。与白术、半夏同用，则渗湿而健胃。与甘草、白术同用，则补脾而益胃。有白术则补脾胃，无白术则泻脾胃。有甘草则补肺，无甘草则泻肺。故补中汤用之以益气，平胃散用之以消谷，二陈汤用之以除痰，干葛汤用之以醒酒。予尝用陈皮一斤，滚水泡去白令极净，乌梅、大草、青盐各四两，浓煎取汁浸透，晒半干，再入白糖六两拌匀，用紫苏叶、薄荷叶上盖，蒸一炷香，每用少许，不拘时常服，治久嗽痰火，长服健胃和中，解酒毒。"

明代李中梓编著《雷公炮制药性解》："陈皮，味辛、苦，性温，无毒，入肺、肝、脾、胃四经。主下气消食，化痰破结，止呕咳，定霍乱，疗吐泻，利小便，通五淋，逐膀胱留热，杀寸白诸虫。核治腰痛疝痛。叶治乳痈胁痛。肉能止渴，多食令人气逆生痰。去白者，兼能除寒发表；留白者，兼能补胃和中。微炒用。产广中，陈久者良。按：陈皮辛苦之性，能泄肺部。金能制水，故入肝家；土不受侮，故入脾胃。采时性已极热，如人至老成，则酷性渐减。收藏又复陈久，则多历梅夏而裂气全消。温中而无燥热之患，行气而无峻削之虞，中州之胜剂也。乃《大全》以为多用独用有损脾胃，师心之过耳。"

明代倪朱谟编著《本草汇言》："橘皮，味甘、辛、酸、苦，气温，无毒。味薄，气厚，降多升少，阳中阴也，入手足太阴、足阳明经。"

明代贾所学编著《药品化义》："陈皮，入肺脾，兼走诸经。陈皮留白，取其色白入肺，气香入脾，因体大则缓，缓则迟下，故主二部而和中。味辛则散，散则分解，故泄逆气而快膈。用治膈痰呕逆、谷食酒毒，功在苏梗、枳壳之上。以其性温，能补肺脾，须藉监制之药用之。助参、苓暖胃，佐白术健脾，和甘草益肺，同半夏渗湿，合青皮去滞，参竹茹治呃。且辛香泄气，如目痛、胁胀、盛怒动气，俱忌用之。因主至高之分，故曰陈皮治高气，青皮治低气，此言大略，然亦通用。(用广产者佳,取其陈久,燥气全消,温中而不燥,行气而不峻,故名陈皮。)"

明代卢之颐编著《本草乘雅半偈》:"橘柚气味辛温,平,无毒。主胸中瘕热逆气,利水谷。久服去臭,下气,通神。橘柚生江南及山南山谷,今以广中者称胜。素华丹实,皮既馨香,又有善味,尤生于洞庭之包山。过江北则无,故曰江南种橘,江北为枳。"

明代由朱橚等编著《普济方》记载广陈皮用于治疗淋证和催产,载:

(1)治淋涩:黄连(吴茱萸炒)、赤芍药、广陈皮(黄酒炒)、地骨皮各等份,上为粗末,水煎四钱,温服。

(2)催生汤:治妊娠欲产,痛阵尚疏。难产,经三两日不生,或胎死腹中或产母气乏委顿,产道干涩,才觉痛密,破水后便可服。苍术(二两,米泔水浸洗,切,焙黄色),枳壳(麸炒,去瓤)、白桔梗、广陈皮(去白)、芍药、白芷、大川芎(各一两),归身(一两),交趾桂(去粗皮,不见火)、半夏(汤洗)、粉草、麻黄、干姜(刮去土皮)、厚朴(姜汁制)、南木香、杏仁(去皮尖各五钱)。

明代万全编撰《万氏女科》记载广皮治疗子烦方:子烦,孕妇心惊胆怯,终日烦闷不安。又方枣仁、远肉、当归、白术、川芎、广皮、竹叶、知母。

明代张时彻编著《摄生众妙方》记载广陈皮在诸血门和霍乱门中的应用:

(1)诸血门,滋阴荣血汤:当归(酒洗去芦,一钱五分)、川芎(去梗,一钱)、白芍药(八分)、甘草(炙,五分)、熟地黄(酒洗,一钱)、白术(去梗,一钱)、广陈皮(洗净,一钱)、白茯苓(去皮,八分)、侧柏叶(去梗,一钱,春取东方,夏取南方,秋取西方,冬取北方)、香附子(石臼内春去毛,一钱五分)、北五味子(去梗,八分)、知母(去毛不见铁,八分)、麦冬(酒洗去心,十个)、黄芩(条实者去梗,八分),上为咬咀作一帖,用水二钟,生姜三片,枣子一枚煎至七分,去渣,食前服。

(2)脾胃门,健脾补胃丸:山楂(三两,去核微炒)、白芍药(一两七钱,冬月酒润炒,余月酒晒干)、白术(四两)、广陈皮(一两七钱,去白)、贝母(一两,去心),上为极细末,以神曲水调熬作糊为丸,如绿豆大晒干食,滚水下或清米饮下三四十丸。

(3)补脾助元散:白术(新者三两,米泔浸一宿,晒干,铜锅内隔纸炒)、白茯苓(坚者去皮)、莲肉(去心,一两五钱)、广陈皮(去白,一两)、大麦芽(炒壳取),上内杵为极细末,和匀入白糖霜二钱,磁器盛贮常安火边,空心或食滚白汤服下二三匙。

明代王可大编著《国宪家猷》记载广陈皮在健脾方中的应用:脾胃门又方,

广陈皮（洗净）、白芍（炒）、白茯苓（去皮）、神曲（炒）、半夏（汤泡七次，姜汁伴炒）、当归身（酒洗晒干）、黄连（姜汁伴炒）、川芎（各一两），白术（黄土伴炒洗净，去皮，锉切五两），上为细末，荷叶煎汤，浸米粉仍以荷叶汤打糊为丸，如桐子大，每服八十丸。食后，淡干姜送服。

明代缪存济编著《识病捷法》记载广陈皮治疗白浊的应用：小便不清服便浊方，精气不固白浊，二陈汤。半夏，广陈皮，水二钟，姜三片，煎服。

《疮疡经验全书》，旧题宋代窦默（汉卿）撰，其孙窦梦麟续增，约成书于明隆庆三年（1569年）。记载广皮治疗白淋方：广皮一斤、枳壳五两（麸皮炒黄）、木香三两、黄连三两（姜汁炒）。上四味为末，空心白酒调下三四匙，日进三服。白淋止，再服煎剂二十贴方可成胎。

明代王肯堂编著《证治准绳》记载广陈皮在女科等疾病上的应用：

（1）冲和丸，养心扶脾疏肝开胃。人参、石斛、白豆蔻仁、广陈皮（各一两），山楂肉（二两）。

（2）妇科，调经丸。香附（半斤，童便酒醋各浸一分，生一分，俱酒炒），川杜仲（姜汁炒，半斤），大川芎、白芍药、当归（去尾）、怀生地、广陈皮、小茴香（酒炒）、肉苁蓉（酒浸）、旧青皮（麸炒）、台乌药（炒）、枯黄芩（酒炒）、乌贼骨（醋制，以上各四两）。

（3）疳积散，治魃乳、病乳、夹乳、夹食，大病之后，饮食失调，平居饮食过饱伤脾，致成疳积，面黄腹大，小便色如米泔，大便泻黄酸臭，头皮干枯，毛鬓焦穗，甚至目涩、羞明，睛生云翳，形体骨立，夜热昼凉，丁奚哺露等证。厚朴（厚而紫色有油者佳，去皮切片，生姜自然汁炒熟为末，净一两），广陈皮（去白为末，八钱），粉甘草（去皮，净，为末）、真芦荟（净末，各七钱），芜荑（去白，净末，五钱），青黛（取颜料铺中浮碎如佛头者，研，净末三钱），百草霜（乃山庄人家锅底墨也，净末，二钱）、旋覆花（净末，一钱半），研匀和成剂用，每一岁用药一分，用灯心汤早上空腹时调服，服后病即愈。

明代张介宾编著《景岳全书》记载广陈皮治疗气逆食滞胀痛等疾病：

（1）治气逆食滞胀痛，呕吐兼痛，半夏、丁香、广陈皮。

（2）大健脾丸，又名百谷丸。徐东皋曰：此方健脾胃，滋谷气，除湿热，宽胸膈，去痞满，久服强中益气，百病不生。人参、白茯苓（饭上蒸）、广陈皮（各二两），枳实（饭上蒸）、青皮（米醋洗）、半夏曲（炒）、山楂肉（饭上蒸，各一两），白术（土炒，三两），谷芽（炒，一两二钱），白豆蔻（炒）、广木香（各五钱），川黄连（一两六钱，同吴茱萸五钱，浸炒赤色，去茱萸），上为末，用长流水煮荷叶，老米粥捣丸，绿豆大。每服百丸，食前白汤下。

明代缪希雍编著《神农本草经疏》记载应用广陈皮治疗疾病选方：

（1）足太阳经属膀胱，其证令人腰痛头痛头重，寒从背起，先寒后热，熇熇喝喝然，热止汗出难已，或遍身骨痛，小便短赤。羌活（一钱至三四钱）、广陈皮（去白二钱五分）、黄芩（二钱）、前胡（二钱）、甘草（炙，五分）、猪苓（一钱）、知母（二钱五分）。

（2）百一选方，霍乱吐泻，但有一点胃气存者，服之即生。广陈皮（去白）五钱，真藿香五钱，水二盏，煎一盏，时温服。

明代缪希雍编著《先醒斋医学广笔记》记载广陈皮应用于疟疾、痰饮、妇科、儿科等疾病上的治疗：

（1）治寒多热少无汗甚渴，干姜（一钱，生用），柴胡（一钱五分），当归、广皮、吴茱萸、白术（土炒）各三钱。

（2）治阳分间日疟，寒热俱甚，烦躁，舌胎。硬石膏（三钱）、知母（五钱）、麦冬（一钱五分）、竹叶（一百片）、瓜蒌根（五钱）、贝母（五钱）、广陈皮（三钱）。发日加人参（五钱，有肺热者勿用）、姜皮（一钱）隔夜煎成，露一宿，五更服。

（3）治三日疟寒多，当归（酒洗，二钱五分）、桂枝（一钱五分）、干姜（二钱）、广陈皮（五钱）、何首乌（洗净切片，五钱）、人参（三钱至一两）。

（4）治疟邪未尽而痢作，鳖甲（三钱）、广陈皮（去白，三钱）、柴胡（三钱）、茯苓（一钱）、白芍（三钱）、干葛（一钱）。

（5）治久痢，红中兼有青色白痰间发热，真川黄连（槐花炒，一钱五分）、白芍药（酒炒，二钱）、广陈皮（三钱）、人参（一钱）、莲肉（炒，十二枚）、肉豆蔻（八分）、炙甘草（五分）、山楂肉（二钱）、绿升麻（醋炒，五分）、砂仁（炒，一钱）、滑石末（二钱五分）调服。

（6）治痰饮，半夏（姜汁、明矾浸透，四两）、广陈皮（去白，四两）、白茯苓（四两）、猪苓（二两）、泽泻（米泔水浸炒，二两）、旋覆花（蒸，三两）、厚朴（姜汁炒，一两五钱）、白术（土炒，二两）、枳实（炒，二两）、人参（一两）。

（7）治弱症吐血，夜热不眠腰痛，煎方，苏子（炒研，二钱）、枇杷叶（三大片）、生地黄（三钱）、广陈皮（二钱）、白芍（三钱）、茅根（一两）、麦冬（五钱）、桑白皮（二钱）、降香（一钱二分，血止去之）、贝母（二钱）、牛膝（四钱）、鳖甲（四钱）、甘草（一钱）、天冬（二钱）。

（8）治妊娠阳明脉衰，胎无所养，致胎堕，保胎资生丸。人参（人乳浸，饭上蒸，烘干，三两）、白术（三两）、茯苓（细末，水澄，蒸，晒干，入人乳再蒸，晒干，一两半）、广陈皮（去白蒸，二两）、山楂肉（蒸，二两）、甘草（去皮蜜炙，五钱）、怀山药（切片，炒，一两五钱）、川黄连（如法炒七次，三钱)、薏苡仁（炒三次，一两半）、白扁豆（炒，一两半）、白豆蔻仁（不可见火，三钱五分）、藿香叶（不见火，五钱）、莲肉（去心炒，一两五钱）、泽泻（切片炒，三钱半）、桔梗（米泔浸，取芦，三钱半）、芡实粉（炒黄，一两五钱）、麦芽（炒，研末，取净面，一两）。

（9）治胎疟，人参（三钱，虚甚疟久者加至一两）、白芍（三钱，酒炒）、广陈皮（二钱）、鳖甲（醋制，二钱）、麦冬（三钱）、厚朴（二钱）、青皮（七分，醋炒）、山楂肉（二钱），水二钟煎八分，温服。

（10）治儿乳食不节，过饱伤脾，面黄腹大，小便浊如米泔，大便黄泄酸臭，皮毛枯索，甚而双目羞明生翳，形骸骨立，夜热昼凉。厚朴（去皮，切片，姜汁炒熟，净末，一两）、广陈皮（去白，净末，八钱）、粉甘草（去皮，炙，七钱，净）、真芦荟（明如漆苦如胆，净末，七钱）、芜荑（真孔林大而多白衣者佳，去白衣壳，净末，五钱）、青黛（取颜料铺中浮碎如佛头者，研净末，三钱）、百草霜（乃山庄人家锅底墨也，净末，二钱）、旋覆花（净末，一钱半），研匀和成剂用，每一岁用药一分，用灯心汤早上空腹时调服，服后病即愈。

（11）治蛔结丸方，胡黄连（八钱）、白芍（一两五钱）、槟榔（八钱）、粉草（五钱）、广陈皮（二两）、肉豆蔻（不油不驻者，五钱）、使君子肉（五钱），为细末，白糖调服。

明代傅仁宇编著的《审视瑶函》是一本重要的眼科古籍文献，记载广陈皮在眼科疾病及其他疾病上的应用：

（1）细辛汤，治少阴经头风头痛，四肢厥但欲寐者。细辛、广陈皮、川芎、制半夏、独活、白茯苓、白芷、炙甘草（各等份），上锉剂。生姜三片，白水二钟，煎至八分，食后服。

（2）治粟疮症，除风清脾饮，广陈皮、连翘、防风、知母、玄明粉、黄芩、玄参、黄连、荆芥穗、大黄、桔梗、生地黄（各等份），上锉剂。白水二钟，煎至八分，去滓，食远服。

（3）治视赤如白症，复明汤，黄芪（蜜炙）、当归身、柴胡、连翘、甘草（炙）、生地黄（各一钱半），黄檗（三分半），川芎、苍术（米泔洗炒）、广陈皮（各五分），上锉剂。白水二钟，煎至八分，去滓热服。

（4）治痰饮为患，或呕吐恶食，或头眩心悸，或中脘不快，或发热发寒，或因食生冷，脾胃不和，和荣卫二陈汤。半夏（汤泡洗七次，姜汁炒）、广陈皮（汤泡去白，各一钱半），甘草（炙，七分），白茯苓（二钱），上锉剂。水二钟，生姜二片，乌梅一个，同煎至六分。去滓，不拘时温服。

（5）治风痰涌盛者，导痰汤，半夏（制，二钱）、广陈皮（去白）、枳实（去穰）、赤茯苓、甘草（炙）、胆南星（各一钱），上锉剂。白水二钟，生姜三片，煎至八分，去滓温服。

（6）加味调中益气汤，治气血俱虚头痛，其效如神。嫩黄芪、升麻、细辛、广皮、广木香、川芎、人参、甘草、蔓荆子、当归、苍术、柴胡。

明代《穷乡便方》有用姜陈汤治疗瘟疫的记载：夏间阳气在外，胃虚邪气易侵，多作吐泄，初用姜陈汤。处方为广陈皮（一钱）、生姜皮（一钱），水一盏煎，不拘时服。

明代徐谦编著《仁端录》记载广陈皮在痘科疾病上的应用：

（1）蛛痘病，中无大粒但有一宗，一宗小者是也，已上二种乃气血不调，经络凝滞，故聚发一处，各自一种布于肌肉也，若见山根年寿人中咽喉、气窝、心窝、上中下胃脘、口背、脊骨、手心、脚底、六脉、寸口，诸繁要处难治，若出于闲处者，初起时即用银针挑刀割破，四圣散油胭脂调贴内服通畅饮。处方为通草、木香、广皮、菖蒲、川芎、羌活、防风、连翘。

（2）产后出痘诸症。安胎散，腹皮、人参、广皮、白芍、紫苏、砂仁。

（3）痘后腹痛，益黄散，荆芥、干姜、广皮、甘草、茯苓、厚朴、人参、黄芪、丁香、官桂、腹皮、木通、泽泻加枣肉。

（4）痘后泄泻及下痢脓血水谷泄屁门，宣风散，槟榔、广皮（各二钱），甘草、黑丑头末（各一钱）。

（5）痘后泄泻及下痢脓血水谷泄屁门，益黄散，广皮、诃子、炙甘草、丁香。

（八）清代

清代张志聪编著《本草崇原》："橘皮气味苦辛温，无毒。主治胸中瘕热逆气，利水谷。久服去臭，下气，通神。橘生江南及山南山谷，今江浙荆襄湖岑皆有。枝多坚刺，叶色青翠，经冬才凋，结实青圆，秋冬始熟，或黄或赤，其臭辛香，肉味酸甜，皮兼辛苦。橘皮能达胃络之气，出于肌腠，故胸中之瘕热逆气可治也。利水谷者，水谷入胃，藉脾气之散精，橘皮能达脾络之气，上通于胃，故水谷可利也。久服去臭者，去中焦腐秽之臭气，而肃清脾胃也。下气通神者，下肺主之气，通心主之神，橘皮气味辛苦，辛入肺，而苦入心也。愚按：上古诸方，只曰橘皮个用不切，并无去白之说。李东垣不参经义，不礼物性，承《雷公炮炙论》谓：留白则理脾健胃，去白则消痰止嗽。后人习以为法，每用橘红治虚劳咳嗽。夫咳嗽非只肺病，有肝气上逆而咳嗽者，有胃气壅滞而咳嗽者，有肾气奔迫而咳嗽者，有心火上炎而咳嗽者，有皮毛闭拒而咳嗽者，有脾肺不和而咳嗽者。《经》云：五脏六腑皆令人咳，非独肺也。橘皮里有筋膜，外黄内白，其味先甘后辛，其性从络脉而外达于肌肉、毛孔，以之治咳，有从内达外之义。若去其白，其味但辛，只行皮毛，风寒咳嗽似乎相宜，虚劳不足，益辛散矣。后人袭方书糟粕，不穷物性本原，无怪以讹传讹，而莫之止。须知雷敩乃宋人，非黄帝时雷公也。业医者当以上古方制为准绳，如《金匮要略》用橘皮汤治干呕哕，义可知矣。日华子谓：橘瓤上筋膜，治口渴吐酒，煎汤饮甚效。以其能行胸中之饮而行于皮肤也。夫橘皮从内达外，凡汗多里虚，阳气外浮者，宜禁用之。"

清代郭佩兰编著《本草汇》："陈皮，味苦、辛，温。气薄味厚，阳中之阴，可升可降。入足阳明、太阴经。去白者名橘红，性热，能除寒发表，入手太阴经。止呕定冲，颇有中和之妙，清痰泄气，却无峻烈之嫌。留白者和胃偏宜，去白者疏通专掌。按：陈皮，体气轻浮，能导胸中寒邪滞气，功在诸药之上。味辛宣肺，香利于脾，肺为摄气之龠，脾为元气之母，故为二经要药。同补药即补，同泻药即泻，同升药则升，同降药则降，君白术则益脾胃，佐甘草则补肺，独用则泻肺损脾，加青皮去滞气，推陈致新，与苍术、厚朴同用，能去中脘以上至胸膈之邪而平胃气，再加葱白、麻黄之类，则能发肉分至皮表有余之邪。理气燥湿，虽曰中和，然单服久服，亦能损真也。中气虚，与气不归元者，忌与耗气药同用，阴虚咳嗽生痰，不宜与半夏、南星等药同剂。纹细色红而薄，内多筋脉者，橘皮也，其味苦辛。纹粗色黄而厚，内多白膜者，柑皮也，其味辛甘。皮厚而虚，纹粗色黄，内多膜无筋者，柚皮也，其味甘多辛少。以此别之，即不差矣。橘皮性温，柑、柚皮性冷，不可不知。盐洗润透，刮去筋膜，晒干用，最能降气。如药中多用人参，以此同入，不作胀，中燥人少服。其肉生痰聚饮，甘者润肺，酸者生痰，一物而表里之亦如此。"

清代顾元交编著《本草汇笺》："陈皮理气，取其无峻烈之嫌。脾为元气之母，肺为摄气之龠，故橘皮为二经气分之药，但随所配而补泻升降也。同杏仁治大肠气闭，同桃仁治大肠血闭，同苏子、贝母、枇杷叶、麦冬、桑皮、沙参、瓜蒌根、五味子、百部治上气咳嗽，同枳壳、乌药、木香、草豆蔻、槟榔治气实人暴气壅胀，同苍术、厚朴、甘草治胸中胀满，合青皮去滞，参竹茹治呃。其快利疏泄之能，殆无往而不奏效也……橘皮下气消痰，橘肉生痰聚饮。又橘皮留白则和中理胃，去白则下气消痰。橘肉甘者润肺，酸者聚痰。橘皮以色红日久者为佳。其纹细色红而薄，内多筋膜，其味苦辛者为橘，纹粗色黄而厚，内多白膜，味辛甘者为柑。皮最厚而虚纹更粗，色黄多膜，无筋，味甘多辛少者为柚。柚皮断不可用。柑、柚皮寒，橘皮温，性相悬也。"

清代闵钺编著《本草详节》："陈皮，味苦、辛，气温。生江南，惟广州者胜。此橘皮也，今人多以柑、柚皮充之。夫橘实小，皮纹细，色红而薄，内多筋脉，瓣味酢，皮味苦辛，柑皮纹粗，色黄而厚，内多白膜，瓣味甘，皮味甘多辛少；柚大小如橙，皮最厚而黄，瓣味酢，皮味甘而不甚辛，以此别之可耳。且橘皮性温，柑、柚皮性冷，柑皮犹可。柚皮则悬绝矣。橘未黄，其气猛烈，采为青皮；近冬赤熟，气味稍缓，采名橘红。俱陈久者佳。入脾、肺气分。凡使：芳香之品，不见火，则力全也。主下气，消食，化痰，破结，止呕咳、反胃、嘈杂、时吐清水、疟疾、霍乱，止泄并气痢，除膀胱留热停水、五淋，利小便、大肠秘塞，去寸白虫。"

清代王逊编著《药性纂要》："橘，《本经》上品，云：五色为庆，三色为裔。外黄内赤，非烟非雾。橘实黄赤，剖之香雾纷郁，似裔云之象。皮下气消痰，实生痰聚饮，表里之异如此。以蜜煎橘，充果甚佳，亦可酱菹。实，味甘酸，气温。甘者润肺，酸者聚痰。黄橘皮释名陈皮，色红陈久为佳，产广中者力胜，去白曰橘红。留白则守胃和中，去白则消痰利气。味苦辛，气温。苦能泄能燥，辛能散，温能和。其治百病，在理气燥湿之功。同补药行其补，同泻药助其泻，同升药佐其升，同降药通其降。脾乃元气之母，肺乃摄气之籥。橘皮乃二经气分药，随所配而补泻升降。"

清代汪昂编著《本草备要》："陈皮，辛能散，苦能燥、能泻，温能补、能和。同补药则补，泻药则泻，升药则升，降药则降。为脾、肺气分之药。脾为气母，肺为气籥。凡补药涩药，必佐陈皮以利气。调中快膈，导滞消痰，大法治痰，以健脾顺气为主。洁古曰：陈皮、枳壳利其气，而痰自下。利水破癥，宣通五脏，统治百病，皆取其理气燥湿之功。人身以气为主，气顺湿除，则百病散。《金匮》云：能解鱼毒、食毒。多服久服，损人元气。入补养药则留白，入下气消痰药则去白……广中陈久者良，故名陈皮。陈则烈气消，无燥散之患。半夏亦然，故同用名二陈汤。治痰咳，童便浸晒；治痰积，姜汁炒；治下焦，盐水炒。去核、皮，炒用。"

清代张璐编著《本经逢原》："橘皮苦、辛，温，无毒。产粤东新会，陈久者良。阴虚干咳，蜜水制用。妇人乳房壅癖，醋拌炒用。《本经》主胸中痰热逆气，利水谷，久服去口臭，下气通神。【发明】橘禀东南阳气而生，故以闽粤者最胜。其逾淮而北则变为枳，此地气使然，与人之乡音习俗无异。橘之文采焕发于外，故其功用都在于皮，专行脾肺二经气分。《本经》主治胸中痰热逆气，为消痰运食之要药。留白则补脾胃，去白则理肺气。同人参、白术则补脾胃。同人参、甘草则补肺。独用则泻肺损脾。其治百病，总是取其理气燥湿之功。同补药则补，同泻药则泻，同升药则升，同降药则降。脾乃元气之母，肺乃摄气之籥，故为二经气分药，但随所配而补泻升降也。同生姜则止呕，同半夏则豁痰，同杏仁治大肠气秘，同桃仁治大肠血秘，皆取其通滞也。橘红专主肺寒咳嗽多痰，虚损方多用之。然久嗽气泄，又非所宜。按：橘皮下气消痰，其瓤生痰聚饮，一物而性之殊异如此。"

清代徐大椿编著《药性切用》首次以新会皮之名独立于陈皮记载："新会皮即新会县橘皮。性味辛温，微苦微燥，入脾胃而理气化痰，和中快膈。久服亦能耗。橘白：即新会白，功专和胃进食。橘红：即新会红，又名杜橘红，力能利气化痰。陈久化州者胜，勿伪榴皮。会皮：古名陈皮。一种广皮，单取外面薄皮；即名广橘红，功理嗽散寒。连白功同陈皮，而性稍烈，阴虚肺胃燥热者均忌。"

清代叶桂编著《本草经解要》："陈皮，气温，味苦辛，无毒。主胸中瘕热逆气，利水谷，久服去臭，下气通神。陈皮气温，禀天春升之木气，入足厥阴肝经；味苦辛无毒，得地南西火金之味，入手少阴心经、手太阴肺经。气味升多于降，阳也。胸中者肺之分也，肺主气，气常则顺，气变则滞，滞则一切有形血食痰涎，皆假滞气而成瘕，瘕成则肺气不降而热生焉。陈皮辛能散，苦能泄，可以破瘕清热也，苦辛降气，又主逆气。饮食入胃，散精于肝，温辛疏散，肝能散精，水谷自下也。肺主降，苦辛下泄，则肺金行下降之令，而下焦臭浊之气，无由上升，所以去臭而下气也。心为君主，神明出焉，味苦清心，味辛能通，所以通神也。"

清代黄元御编著《长沙药解》："橘皮味辛、苦，入手太阴肺经。降浊阴而止呕哕，行滞气而泄郁满，善开胸膈，最扫痰涎。《金匮》橘皮汤：橘皮四两，生姜八两。用以治干呕哕，而手足厥者。以胃土上逆，浊气熏冲，故生呕哕。中气堙郁，不能四达，故手足厥冷。橘皮破壅塞而扫瘀浊，生姜降冲逆而行凝滞也。橘皮竹茹汤，橘皮二升，竹茹二升，生姜半斤，甘草五两，人参一两，大枣三十枚。治哕逆者。以土衰胃逆、浊阴不降，甘、枣、人参补中气以培土，橘、姜、竹茹降浊阴而行滞也。橘枳生姜汤，橘皮一升，生姜半斤，枳实三两。治胸中痹塞，短气。以胃土逆升，浊气痞塞，肺无降路，是以短气。橘、姜破壅塞而降浊阴，枳实泄痞满而扫瘀腐也。《外台》茯苓散，方在茯苓，即于橘枳生姜汤加参、术、茯苓，以治痰饮，补泄并行，可谓妙矣。橘皮辛散之性，疏利通畅，长于降浊止呕，行滞消痰，而和平条达，不至破气而损正，行郁理气之佳药也。其诸主治，疗吹奶，调乳痈，除瘴疟，消癥瘕，行胶痰，磨宿谷，利小便，通大肠，利小便，理嘈杂，治淋痢，下鱼骨鲠，杀寸白虫，总缘善行滞气也。"

清代吴仪洛编著《本草从新》："橘皮，辛能散，温能和，苦能燥，能泻。为脾肺气分之药（脾为气母，肺为气籥。凡用补药、涩药，有宜佐陈皮以利气者）。调中快膈，导滞消痰（大法治痰，以健脾顺气为主。洁古曰：陈皮、枳壳利其气而痰自下）。定呕止嗽，利水破癥，宣通五脏，统治百病，皆取其理气燥湿之功。入和中药，则留白；入疏通药则去白。去白名橘红，兼能除寒发表（皮能发散皮肤）。气虽中和，亦损真元，无滞勿用。广产为胜，皮厚不脆，有猪棕纹（福建产者，名建皮，力薄。浙江衢州出者，名衢皮，更恶劣矣）。陈久者良，故又名陈皮（陈则烈气消，无燥散之患。半夏亦然，故同用，名二陈汤）。治痰咳，童便浸晒；治痰积，姜汁炒；入下焦，盐水炒（化州陈皮，消痰甚灵，然消伐太俊，不宜轻用。况此物真者绝少，无非柚皮而已）。"

清代黄宫绣编著《本草求真》："橘皮，山果，宣肺气，燥脾湿。橘皮专入脾、肺，兼入大肠。味辛而温，治虽专主脾肺。时珍曰：脾乃元气之母，肺乃摄气之龠，故橘皮为二经气分药。调中快膈，导痰消滞，利水破癥，宣五脏，理气燥湿。汪昂曰：大法治痰以健脾顺气为主。洁古曰：陈皮、枳壳利其气而痰自下。然同补剂则补，同泻剂则泻，同升剂则升，同降剂则降，各随所而配得其宜。凡补药涩药，必佐陈皮以利气。且同生姜，则能止呕。十剂篇云：宣可去壅，生姜、橘皮之属是也。同半夏则豁痰；同杏仁则治大肠气闭；同桃仁则治大肠血闭。至其利气，虽有类于青皮，但此气味辛温，则入脾肺而宣壅，不如青皮专入肝疏泄，而无入脾燥湿，入肺理气之故也。诸湿皆属于脾，诸气皆属于肺。然多服亦能损气。胃气亦赖痰养，不可用此尽攻。用补留白，下气消痰除白（出《圣济》），即书所名橘红，今人有以色红形小如枳实者代充，其破气实甚。然亦寓有发表之意。以皮治皮意。"

清代林玉友编著《本草辑要》："陈皮，辛能散，苦能燥能泻，温能补能和。同补药则补，泻药则泻，升药则升，降药则降。为脾肺气分之药。脾为气母，肺为气龠。凡补药涩药，必佐陈皮以利气。调中快膈，导滞消痰，大法治痰，以健脾顺气为主。洁古曰：陈皮、枳壳，利其气而痰自下。丹溪曰：治痰利药过多，则脾虚，痰易生而反多。又曰：胃气亦赖痰以养，不可攻尽，攻尽则虚而愈剧。《泊宅编》曰：莫强中，食已辄胸满不下，百治不效。偶家人合橘皮汤，尝之似有味，连日饮之。一日忽觉胸中有物坠下，目瞪汗濡，大惊，须臾腹痛，下数块如铁弹，臭不可闻，自此胸次廓然。盖脾之冷积也。方用橘红一斤，甘草、盐花各四两，水五碗，慢火煮干，焙研为末，白汤点服，名二贤散。丹溪变为润下丸，治痰特有验。世医徒知半夏、南星之属，何足语此哉！利水破瘕，宣通五脏。《十剂》曰：宣可去壅，生姜、橘皮之属是也。统治百病，皆取其理气燥湿之功。人身以气为主，气顺湿除，则百病散。《金匮》云能解鱼毒、食毒。多服久服，损人元气。入补养药则留白，入下气消痰药则去白。《圣济》云：不去白，反生痰。去白名橘红，兼能除寒发表。皮能发散皮肤。橘皮广中陈久者良，故名陈皮。陈则烈气消，无燥散之患。半夏亦然，故同名二陈汤。治痰咳，童便浸酒；治痰积，姜汁炒；治下焦，盐水炒。得白术，则补脾；得甘草，则补肺；得杏仁，治大肠气闭，亦治脚气冲心；得桃仁，治大肠血闭；得生姜，治呕哕厥冷；得神曲、生姜，治经年气嗽；得麝香，治妇人乳痈。"

清代张德裕编著《本草正义》："橘皮，一名陈皮，原作陈皮，苦辛，甘温。

散气消痰，留白，甘而缓；去白，辛而速。泻脾胃痰滞、肺中滞气，消食开胃，呃逆、胀满、恶心、呕吐，表里咸宜，亦消乳痈。"

清代凌奂编著《本草害利》："橘皮［害］气味辛温，能耗真气。凡中气虚，气不归元，忌与耗气药同用。胃虚有火呕吐，不宜与温热香燥药同用。阴虚咳嗽生痰，不宜与半夏、南星等同用。化州陈皮，消伐太峻，不宜滥用。［利］苦辛温，入肺、脾、胃三经。止嗽定呕清痰，理气和中妙品。留白补胃偏宜，去白疏通专掌。化州陈皮，苦能泄气，又能燥湿，辛能散气，温能和气，同补气药则补，同泻药则泻，同升药则升，同降药则降。橘络辛温，宣气通络，治络用为引经，酒炒用。橘红以皮行皮，兼能治表寒。橘皮性温，柑柚皮性冷。［修治］广东新会皮为胜，陈久者良，故名陈皮。福建产者名建皮，力薄。浙江衢州出者名衢皮，更次矣。去白名橘红，痰嗽童便浸晒，痰积姜汁拌，入下焦盐水炒济，和蜜炙。去红曰橘白，疏通滞气，盐水炒用。化州陈皮，消痰甚灵，真者绝少，无非柚皮而已。橘皮下气行痰，橘肉生痰聚气，一物也，而相反如此。橘皮纹细，色红而薄，内多筋络，其味苦辛。柑皮纹粗色黄而厚，内多白膜，其味辛甘。柚皮最厚而虚，纹更粗色黄，内多膜无筋，其味甘多辛少。但以此别之，则不差矣。柑皮犹可用，柚皮则悬绝矣。"

清代钱雅乐等集注《汤液本草经雅正》："橘，上品。气味：辛，温，无毒。主：胸中瘕热逆气，利水谷，久服祛臭，下气通神。橘从矞，谐声也。又云五色为庆，三色为矞。矞云外赤内黄，非烟非雾，郁郁纷纷之象。橘实外赤内黄，剖之香雾纷郁，有似矞云，又取此义耳（时珍）。秉东南阳气而生（石顽），其皮气味苦辛，性主温散，筋膜似络脉，皮形若肌肉，宗眼如毛孔（隐庵），通体皆香（灵胎），乃利气通滞之药（时珍）。胸中者，肺之分也，肺主气，气常则顺，气变则滞，滞则一切有形血食痰涎，皆假滞气而成瘕，瘕成则肺气不降而热生焉（天士）。辛能散，温能和，苦能泄能燥（时珍）。苦辛降气，又主逆气（天士）。据其苦泄辛散温行，以为行滞气之剂，几与散气之药同矣。而有不然者，经于兹味，独谓能利水谷。夫后天之气，即水谷气（若金），能达胃络之气，出于肌腠（隐庵），导胸中滞气明之，理中调脾原，为运化之要品（石顽）。水谷利则水谷之气畅，以并于真气（若金），故又能降气通气，不专主于散气也。芳香辛烈，自能辟秽邪而通正气（灵胎），则中焦腐秽之臭气（隐庵），下焦浊阴之臭气（修园）及食鱼蟹毒（洪）之臭气自去（修园）。又皮布细孔，宛如人肤，故力能转入为升，转升为合，即转合为开。种种形证，悉从入从合，故胸中瘕热，水谷失宣，神明不通，气逆及臭气。下气者，出已而降，玉衡机转之妙用也（子由）。气下则痰降，而喘咳呕呃自止。推其得效之神者，皆其下气之功也（修园）。红，祛其白也，其味但辛，止行皮毛，风寒咳嗽，似乎相宜（小陶）。"

清代赵其光编著《本草求原》为岭南医籍，载："陈柑皮，各本草俱以色红而小皮薄者为橘。是以柑为橘矣。今正之。气温，入肝，味苦，入心，辛，入肺，微甘，无毒。主胸中瘕热逆气，胸为肺之部位，苦泄，温行，辛通，故专行肺气。利水谷，肝主疏泄，肝气行则水谷之气畅。且《经》云：上焦开发，宣五谷味，熏肤充身泽毛，若雾露之溉，行上焦滞，则然。久服去臭，入心似通君火，则阴浊之臭气自去。下气通神，此句总结，言其所以得效之神，皆下气之功也。开胃和中，导滞消痰，治痰以健脾顺气为主。定呕哕嘈杂，时吐清水及便秘，气痢，膀胱留热停水，肺气降，则治节行，而水道通调。通淋，疗酒。辛能散，苦能泻能燥，温能补能和，分配补泄寒热升降，可治百病，皆取其理气燥湿之功。人身以气为主，气生化于肺，气行湿除则无病，又解鱼毒、食毒。陈修园曰：陈皮筋膜似脉络，皮形似肌肤，宗眼似毛孔。人之伤风咳嗽，不外肺经。肺主皮毛，风伤人，先入皮毛，次入经络。惟此苦泻辛散，俾从胃之大络而外转入内，乃从内之外，微微从汗而解也。若去白筋膜，只留空皮，断难解肌止嗽。盖汗由内而外，不能离肌肉、经络而直走于外也。俗说谓留白则甘缓，补养；去白则辛胜，去痰泄气，似是而非。又法制陈皮，以水煮烂，嚼之无辛苦味，晒干，外用甘草、麦冬、青盐、乌梅、元明粉、硼砂熬浓汁，浸晒至汁尽；又用人参、贝母末拌匀收用，以为化痰，止嗽，止渴，顺气，不知全失陈皮之功用。陈皮治嗽在辛散，顺气在苦降，去痰宽胀在温燥。若以酸制辛，以甘壅制苦，以咸寒制温燥，试问陈皮之本性安在乎？虽甘酸入口，似乎生津；咸寒入口，坚痰亦暂化，然总非陈皮之正治也。法制半夏，亦用此等药浸造，毫发黄衣贮用，其谬妄一也。或曰盐水浸入下焦，童便浸治肺燥，亦谬。总之，新则主散，旧则行而不泄，故二陈汤以陈者为佳。"

清代费启泰编著《救偏琐言》为痘疹专著，记载广皮治疗痘疹后饮食不节导致的胃部疾病：治痘后饮食过伤，气壅饱闷，叫喊不已者，和脾宣化饮。广皮、莱菔子（半生半炒）、前胡、卷舒（炒）、大腹皮（去黑皮，黑豆汤泡洗）、麦芽、山楂（一两至二两煎汤代水）。

清代郭志邃编著《痧胀玉衡书》为温病类中医文献，记载广陈皮治疗痧证的应用：

（1）和脾宣化饮：治痧气食结，胸中饱闷，腹内绞痛，此汤主之。广皮、卜子、细辛、前胡、大腹皮（去黑皮，黑豆汤泡洗）、麦芽（各一钱），山楂（二两，煎汤代水）。先浓煎山楂汤，煎六味稍冷饮之。

（2）沉香阿魏丸：治痧气壅，血阻，昏迷不醒，偏身沉重，不能转侧。五灵脂、广皮（各一两），青皮、天仙子、姜黄、蓬术、山棱（各七钱），枳实（六钱），白豆仁、乌药（各五钱），木香、沉香（各二钱），阿魏（一钱）。如前，温冷汤下。

清代张璐编著《张氏医通》记载应用广皮治疗大便不通：大便不通，又老人血枯便闭，用生地黄、当归身、鲜首乌（各四两），广皮（一两）。熬膏炖热服半小杯，不通，三五次效。

清代尤怡编著《医学读书记》应用广皮选方：

（1）真阳气弱，不荣于筋则阴缩，不固于里则精出，不卫于表则汗泄，三者每相因而见。其病在三阴之枢，非后世方法可治。古方八味丸，专服，久服，当验也。眩晕，呕恶，胸满，小便短而数，口中干。水亏于下，风动于上，饮积于中，病非一端。方由羚羊角、钩藤、半夏、小生地、天麻、竹茹、广皮、茯苓组成。

（2）胎前病子肿，产后四日即大泄，已一笑而厥，不省人事，及厥回神清，而右胁前后痛满至今三月余矣。形瘦，脉虚，食少，腹满，足渐肿，小便不利。此脾病传心，心不受邪，即传之肝，肝受病而更传之脾也，此五脏相贼，与六腑食气水血胀者不同，所以补攻递进，而绝无一效也。姑拟泄肝和脾法治之。方由白术、木瓜、广皮、椒目、茯苓、白芍组成。

清代阎纯玺编著《胎产心法》记载广陈皮在产科上的应用：

（1）安胎方。如脉弱虚细，或缓大无力，饮食减少，口不知味，溏薄泄泻者，加人参（一钱或一钱五分）、炒白术（一钱或一钱五分或二钱）、白茯苓（一钱）、广皮（七八分）、炒条芩（一钱）、去知母。

（2）止呕安胎饮。治孕妇呕吐，百药不效，服此即愈。人参、青皮（麸炒，各五分），广皮、半夏（制）、白茯苓（各八分），吴茱萸（汤泡去黄水，微炒）、炙草（各三分）。

清代程国彭编著《医学心悟》应用广陈皮选方：

（1）调中散：通噎膈，开关和胃。北沙参（三两）、荷叶（去筋净，一两）、广陈皮（浸去白，一两）、茯苓（一两）、川贝母（去心，黏米伴炒，一两）、丹参（二两）、陈仓米（炒熟，三两）、五谷虫（酒炒焦黄，一两），共为细末。每用米饮调下二钱，日二服。

（2）治痢疾，方由葛根（君），陈茶、苦参（臣），麦芽、山楂（佐），赤芍、广陈皮（使）组成。

清代王子接编著《绛雪园古方选注》应用广陈皮选方：

（1）平胃散：茅山苍术（去粗皮，米泔浸，五两）、紫厚朴（去皮，姜汁炒，三两二钱）、广陈皮（三两二钱，去白）、甘草（二两，炙）。

（2）人参养营汤：人参（一钱）、白术（一钱，土炒）、茯苓（七分）、广皮（一钱）、甘草（一钱，炙）、熟地（七分）、当归（一钱）、白芍（一钱五分）、黄芪（一钱）、肉桂（一钱）、远志肉（五分）、五味子（七分）。上水二钟，加生姜三片，大枣二枚，煎八分，食远温服。

（3）温胆汤：茯苓（七钱）、半夏（一两）、广皮（一两五钱）、甘草（四钱，炙）、竹茹（一两）、枳实（一两）。每服四五钱，加生姜七片，大枣一枚，水一钟五分，煎七分，食远温服。

（4）清脾饮：柴胡（一钱）、黄芩（一钱）、广皮（八分）、半夏（一钱）、甘草（三分）、白术（炒，七分）、厚朴（一钱）、青皮（七分）、茯苓（八分）。上水一钟，生姜三片，枣一枚，煎八分，热减时服。

（5）催产方，达生散：人参（一钱）、白术（一钱，炒）、甘草（二钱，炙）、广皮（一钱）、当归（一钱）、白芍（一钱，酒炒）、大腹皮（三钱，洗）、紫苏（一钱）、青葱（五叶）、黄杨嫩头（七个）。上水二钟，煎八分，随时服。

清代叶天士编著《临证指南医案》比较全面地介绍了广陈皮在消化系统病变上的应用：

（1）脾胃虚弱

①某（二四）病后胃气不苏，不饥少纳，姑与清养。方由鲜省头草、白大麦仁、新会皮、陈半夏曲、川斛、乌梅组成。

②朱（五四）阳微，食后吞酸。方由茯苓、炒半夏、广皮、生於术、厚朴、淡干姜、荜澄茄、淡吴萸、公丁香组成。

③戈，小便短涩浑浊，大便频溏，不欲纳谷，此伤食恶食也，当分消土。方由生益智、广皮、茯苓、泽泻、炒白芍、炒山楂组成。

④汪，舌灰黄，脘痹不饥，形寒怯冷，脾阳式微，不能运布气机，非温通焉能宣达。方由半夏、茯苓、广皮、干姜、厚朴、荜茇组成。

（2）泄泻

①某（三三）酒湿内聚痰饮，余湿下注五泄。常用一味茅术丸。方由炒半夏、茯苓、薏苡仁、刺蒺藜、新会皮组成。

②某，阴疟久伤成损，俯不能卧，脊强，脉垂，足趺浮肿，乃督脉不用，渐至伛偻废疾，近日暑湿内侵泄泻，先宜分利和中。方由厚朴、藿香、广皮、茯苓、泽泻、木瓜、炒扁豆、炒楂肉、炒砂仁组成。

③朱（四一）久泻必从脾肾主治，但痛利必有粘积，小溲短缩不爽，温补不应，议通腑气。方由厚朴、广皮、茯苓、猪苓、泽泻、川连、煨木香、炒山楂、炒神曲组成。

（3）肝犯胃

①李，少阳木火，犯太阴之土，持斋淡薄，中虚热灼，以补脾和肝，为久长调理，四君子加芩芍桑叶丹皮。金，能食运迟，舌纹裂，左颐肉肿，不喜饮水，

太阴脾阳郁，法当补土泄木。方由於术、茯苓、新会皮、炙草、煨益智、柴胡、丹皮、白芍组成。

②董，病久正气已衰，喜热恶寒为虚，诊得左脉尚弦，病在，肝但高年非伐肝为事，宜通补胃阳。方由人参、茯苓、煨姜、新会皮、炒粳米、炒荷叶蒂组成。

（4）积聚

①白（十四）疟邪久留，结聚血分成形，仲景有缓攻通络方法可宗，但疟母必在胁下，以少阳厥阴表里为病，今脉弦大，面色黄滞，腹大青筋皆露，颈脉震动，纯是脾胃受伤，积聚内起，气分受病，痞满势成，与疟母邪结血分，又属两途，径年久病，正气已怯，观东垣五积，必疏补两施，盖缓攻为宜。方由生於术、鸡肫皮、川连、厚朴、新会皮、姜渣组成。

②陈（十八）湿胜脾胃，食物不化，向有聚积，肠腑不通，热气固郁，当进和中，忌口勿劳，不致变病。方由黄芩、枳实、广皮、莱菔子、白芍、白术、苍术、鸡肫皮组成。

（5）痞满：俞，脘痹身热当开气分。方由杏仁、瓜蒌皮、枇杷叶、广皮、枳壳汁、桔梗组成。

（6）肿胀

①某，食下䐜胀，舌黄，当治脾阳。方由生白术、广皮、茯苓、厚朴、木瓜、淡附子组成。

②程（女）脉数，恶心脘胀。方由炒半夏、广皮、藿香、茯苓、郁金组成。

③杨（十六）味过辛酸，脾胃气伤结聚，食入则胀满，曾服礞石大黄丸，滞浊既下不愈，病不在乎肠中，前贤治胀治满，必曰分消，攻有形不效，自属气聚为痕，疏胃宜清，调脾当暖，此宗前贤立法。方由生茅术、广皮、丁香皮、黄柏、草豆蔻、川黄连、厚朴、茯苓、泽泻组成。

（7）噎膈反胃：某，胃痛，得瘀血去而减，两三年宿病复起，食进痞闷，怕其清阳结而成膈，大意益气佐通，仍兼血络为治。方由人参、半夏、茯苓、新会皮、木香、生益智仁、当归、桃仁组成。

（8）呕吐：某，舌黄不渴饮，久咳欲呕吐，前用金匮麦门冬汤养胃小效。自述背寒口吐清痰，暑湿客邪未尽，虚体，当扶正醒脾祛暑。方由人参、茯苓、广皮、半夏、姜汁组成。

（9）不食

①杨，胃伤恶食，络虚风动浮肿，先与荷米煎。方由人参、新会皮、檀香泥、炒粳米、炒荷叶蒂组成。

②张，脉虚缓，不食不饥，形寒浮肿。方由人参、生益智、广皮、半夏曲、

茯苓、生白芍、煨姜组成。

（10）便闭：汪，秋暑秽浊，由吸而入，寒热如疟，上咳痰，下洞泄，三焦皆热，气不化则小便不通，拟芳香辟秽，分利渗热，必要小溲通为主。方由藿香梗、厚朴、檀香汁、广皮、木瓜、猪苓、茯苓、泽泻、六一散组成。

（11）便血：程（三一）食入不化，饮酒厚味即泻，而肠血未已，盖阳微健运失职，酒食气蒸，湿聚阳郁，脾伤清阳日陷矣，议用东垣升阳法。方由人参、茅术、广皮、炙草、生益智、防风、炒升麻组成。

（12）脱肛：孙，肛翻纯血，不但脾弱气陷，下焦之阴亦不摄固，面色唇爪，已无华色。此益气乃一定成法，摄阴亦不可少，然幼稚补药，须佐宣通，以易虚易实之体也。方由人参、焦术、广皮、白芍、炙草、归身、五味、升麻、柴胡组成。

（13）胃痛

①张（十九），壮年面色萎黄，脉濡小无力，胃脘常痛，情志不适即发，或饮暖酒暂解，食物不易消化，脾胃之土受克，却因肝木来乘，怡情放怀，可愈此病。方由人参、广皮、半夏、茯苓、苡仁、桑叶、丹皮、山栀组成。

②某，中州阳失健运，脘中痛，食不化。方由益智仁、谷芽、广皮、炙草、茯苓、檀香汁、半夏曲、炒荷叶组成。

（14）胁痛：某，痰饮搏击，胁痛。方由半夏、茯苓、广皮、甘草、白芥子、刺蒺藜、钩藤组成。

（15）腹痛：某，腑阳不通，腹痛，用禹余粮丸暖下通消，二便通，胀缓，腹厌，此无形之气未振，宜疏补醒中。方由生白术、厚朴、广皮、半夏、茯苓、生益智、姜汁组成。

（16）吐泻

①苏，周岁幼小，强食腥面，身不大热，神气呆钝，上吐下泻，最防变出慢惊，此乃食伤脾胃，为有余，因吐泻多，扰动正气致伤耳。方由广皮、厚朴、茯苓、广藿香、生益智、木瓜组成。

②某（九岁）久呕少食。方由人参、半夏、茯苓、广皮、姜汁组成。

清代谢玉琼编著《麻科活人全书》记载广陈皮应用：胃苓汤，治饮食停积，浮肿泄泻，脉症俱实者。苍术（米泔水浸去皮，以芝麻炒黄色，四两）、川厚朴（去皮，姜汁炒）、广陈皮（去白）、炙甘草（各三两），生白术、白茯苓、猪苓（各二钱），泽泻（三钱），肉桂（一钱）。水煎服。

清代赵学敏编著《本草纲目拾遗》记载应用广皮选方。

（1）肿毒初起。《百草镜》云：此方传自异人，应验如响。重者不过三服，轻者一二服，初起即散，已成者自溃，且易收口。方由甲片、全当归、花粉、白芷、广皮、土贝母、银花、皂刺、赤芍、防风、甘草、乳香、没药、苏木、川牛膝、川断组成。

（2）三日疟。古今良方：九制於术、广皮。

（3）乌须黑发，固齿明目。方由当归、川芎、甘草、广皮、白术、白芍、丹皮、菊花、杜仲、炒黄芪、牛膝、生地、熟地、首乌、枸杞组成。

（4）梦遗、白浊、血淋、白带。方由芡实、白果、淫羊藿、广皮、韭子组成。

清代薛雪编著《扫叶庄医案》记载应用广陈皮选方。

（1）泄泻：缪仲淳双补丸，向有遗精，肾阴不摄，正月间间溏积下，入秋足胫浮肿，目下渐上，遇冷为甚，脾肾双补丸。久嗽是宿疾，近日腹痛泻利，是脾胃受暑湿客气，当先理邪，痛泻止再议。方由炒扁豆、藿香、桔梗、茯苓、炙甘草、木瓜、广皮、厚朴组成。

（2）脾胃虚弱

①饥饱失节为内伤，山岚瘴疠是外因，六腑阳气不通，滞浊蕴蓄不清，经年不愈，非汤药所宜。方由生茅术、草果仁、厚朴、广皮、薄桂组成。

②食入恶心痞胀，先曾腹痛泻下，外因口鼻受邪，宜正气平胃辛香，久则脾胃阳伤，温中宜佐宣通，可使病愈。方由附子、广皮、茯苓、草果、厚朴、煨木香组成。

（3）痞满：老年脉沉目黄，不饥不食，腹痛自利，后坠溺涩，此长夏湿邪伤于太阴脾胃养不运行，湿热凝注，法当温脾导湿，佐辛香宣浊补中益气，甘温升守壅气宜乎膜胀，宜开太阳温太阴方。方由木防己、川桂枝、大腹皮、生厚朴、草果仁、新会皮、小茵陈、茯苓皮组成。

（4）便闭：夏秋痢疾是时令温热，邪未清爽，即食腥味，致脾胃受伤，舌腻白苔，食减无味，气坠足肿，久久延成中满也，但数月久病，且晚未能奏功。方由生於术、广皮、生益智仁、茯苓、厚朴、生砂仁组成。

（5）便血：先粪后血为远血，临便先痛，恐有湿热凝阻，分利逐湿主之。方由生於术、炒槐花、木瓜、茯苓、地榆、广皮组成。

（6）胃痛：劳怒脘痛，是肝木乘土，屡经发作，脘聚瘀痰，上涌下泄，瘀去始缓，但痛发从补则壅，议冬月用通补方，胃属腑，腑通为补。方由制半夏、广皮、桂木、茯苓、生於术、石菖蒲、牛肉胶组成。

（7）腹痛：脘胁腹中诸痛，病久绪繁，终不离乎厥阴一藏，今商佐金气以暗制之，滋营气以抚绥之，实太阴以渐御之，亦子贡存鲁霸越灭吴之意。又方人参、茯神、广皮、天麻、蒸於术、炙草、钩藤。

（8）黄疸：夏病黄疸，是湿热中焦脾胃之病，病小愈能食，究未得水谷之精华，目微黄，肌腠胀耳鸣，犹是气分未为流畅，盖热伤气，湿阻气也，能慎口腹，经月天降可愈。方由生益智仁、白术、茯苓、广皮、紫厚朴、泽泻、生砂仁、苦参组成。

清代邵凤池编著的《尤氏喉科秘本》记载广陈皮在喉科病变上的应用：

（1）八正顺气散治喉肿及喉闭。方由厚朴、砂仁、半夏、广皮、茯苓、青皮、桔梗、枳壳、木香、元参、牛蒡、山栀仁组成。

（2）清火降气汤治双单蛾。方由前胡、苏子、厚朴、甘草、广皮、半夏、花粉、元参、桔梗、羌活组成。

清代唐千顷编著的《增广大生要旨》记载广陈皮在妇科疾病上的应用：

（1）陈皮葵根汤，生黄芪、广皮、当归、皂角、蜀葵花根。

（2）腹内痛作痛，橘皮竹茹汤，广皮、竹茹、甘草、姜枣水煎。

（3）集圣丸，治冷热新久一切疳证，以此为主，其有五脏兼证，照后开加减，不必多求方法。此方不热不寒，补不致滞，消不致耗，至稳至妥。方由芦荟、五灵脂、夜明砂、广皮、青皮、蓬莪术、使君子肉、木香、川芎、当归、砂仁组成。

清代柳宝诒编著《柳选四家医案》记载应用广陈皮选方：

（1）肝阴不足，则火动生风，脾失健运，则液聚成痰，调理肝脾当渐愈也。方由半夏、茯苓、广皮、钩勾、生地、竹沥组成。

（2）肝阳化风逆行脾胃之分，胃液成痰留走肝胆之络，右腿麻痹，胸膈痞闷，所由来也而风火性皆上行而成，非一朝一夕之故也，治法清肝之火健脾之气，亦非旦夕可图已。方由羚羊角、广皮、天麻、甘草、枳实、半夏、茯苓、白术、麦冬组成。

（3）咳而衄阴不足，火内动也，恶心不食宜先治胃。方由竹茹、秔米、广皮、石斛、贝母、杏仁组成。

（4）痛呕之余，脉当和缓，而反博大，头运欲呕，胸满不食，神倦欲卧，虑其土颓木张，渐致痉厥，法当安胃清肝，亦古人先事预防之意。方由半夏、茯苓、广皮、白风米、钩藤、竹茹、枇杷叶、鲜佛手组成。

（5）大腹右有形为聚脉，大食入即作胀，治在六腑。方由白术、茯苓、广皮、生香附汁、三棱、厚朴、草果、山楂组成。

（6）胁下素有痞气，时时冲逆，今见中满，气攻作痛，吞酸呕吐，能俯而不能仰，此厥阴郁滞之气，侵入太阴之分，得之多怒且善郁也，病久气弱，不任攻达，而病气久郁，亦难补养，为掣肘耳姑，以平调肝胃之剂和之，痛定食进，方许万全。方由半夏、广皮、川楝子、橘核、茯苓、青皮、炙甘草、木瓜组成。

（7）身痛偏左，血不足风乘之也。方由半夏、秦艽、归身、广皮、茯苓、丹参、川断、炙草组成。

(九) 民国时期

近代陈仁山编撰《药物出产辨》："陈皮，产广东新会为最。四会、潮州、四川所产者，俱不适用。以十一月冬至前后收者为合宜。《万国药方》卷三，一百零九篇，论西药呼之为橘皮，实考究不真。陈者旧也，俗名果皮之称，焉能乱改其名为橘皮？夫橘皮另有一种，岂可混合而言耶！是西医未能分辨清楚，妄登医本耳。陈皮之名称最多、最好者，头红皮，第二大红皮，第三极红皮，第四苏红皮，第五二红皮，第六红皮，第七旱水皮，第八青皮。主治：辛、甘、下气开中。"

近代梁希曾编著《疬科全书》记载广陈皮在治疗瘰疬上的应用。

(1) 气疬：初起仅二三核，形同槟榔，以指揉之，环转如丸，愈起愈多，此名气疬，当用疏气消核丸，外治同上。如其人兼有实热，亦不妨酌加芩、连等味，然必须脉症相对，方为投之无害。疏气消核丸，夏枯草（二两）、桔梗（一两）、柴胡（五钱）、广陈皮（五钱）、半夏（八钱）、元参（四两）、煅牡蛎（一两五钱）、煅龙骨（一两五钱）、白芥子（一两）、花粉（一两五钱）、生甘草（五钱）、茯苓（一两五钱）、山慈菇（一两去皮毛）。上药拣上品研细末炼蜜为丸，如绿豆大，切勿火焙。服法如前，加减作汤。

(2) 老鼠疬：凡层叠无穷者，名曰瘰疬，已老鼠疬，无论已溃未溃，俱随起随治，随核点之。未收口者，并贴以拔毒膏，随其人虚实寒热而治之。如热之夹咳嗽者，即于贝母瓜蒌散或紫菀散内酌加元参、煅牡蛎等用之。如夹虚寒咳嗽者，则于二陈汤内，随其症之或阴或阳，酌加四君、四物（加减）用之，各汤剂为丸亦可。二陈汤由广陈皮（一钱五分）、半夏（二钱）、茯苓（二钱）、甘草（一钱）组成。

(3) 花柳疬：凡审其果自花柳而来，无论如何发起，均名花柳疬，内治皆以解毒为先，当用枯草慈菇化毒丸，间服土茯苓膏。如花柳各症尚未痊愈，需兼服另编花柳丸，并多服解毒汤。如有别症，随其症之属阴属阳，分别酌治，外治同上。如破口则贴拔毒生肌膏，破口之外仍用上外治之法点之。如有欲破又未破者，则用所点之药粉连渣点之，点上少许，其口即破。枯草慈菇化毒丸，夏枯草（五两）、川贝母（二两，去心）、山慈菇（二两，去皮毛）、蒲公英（二两）、广陈皮（二两）、生甘草（一两）、全蝎（二两）、枳壳（二两）、桔梗（二两）、山栀子（二两）、白芷（二两）、沉香（一两半）、半夏（二两）、柴胡（二两）、胆星（一两）、金银花（二两），共研末，米糊为丸，如绿豆大，服法同前。

（十）现代

《广东中药》：陈皮

【别名】果皮、柑皮、广陈皮。

【植物来源】为芸香科（*Rutaceae*）植物柑橘（陈皮）*Citrus reticulata*（*C. deliciosa Tenore*；*C, nobilis* Lour.）的干燥果皮。

【产地】主产新会县属天马、天六、双水、茶坑、东甲、梅江、五环，古井、礼乐、兰江等乡；广州近郊、四会、化县、廉江等地均有少量栽培。均为家种。

【用途】温脾、健胃、调气、宽胸，治呕吐、腹泻，导滞消痰。除作药用外，为重要香料之一，用以佐餐、调味及制蛇胆陈皮、陈皮末等。广东习惯愈陈旧者愈好，据闻，广州有放至十年以上再用者，献为陈久者无燥味，化痰化气不燥。用量 1~3 钱。

《广东中药志》：陈皮

【别名】广皮，果皮，柑皮，橘皮，红皮。

【来源】为芸香科柑橘属植物茶枝柑 *Citrus reticulata* Blanco cv. Chachiensis、行柑 *C. reticulata* Blanco cv. Hanggan 或橘 *C. retticulata* Blanco 等多种柑橘类成熟果实的干燥果皮。在药材市场上前两者称"广陈皮"，后者称"混合陈皮"。

【原植物】

（1）茶枝柑又名新会柑。为常绿小乔木；枝扩展或下垂，有刺，叶互生，为单身复叶；叶片近革质，椭圆形、卵形或披针形，通常长 4~8cm，宽 2.5~3cm；顶端钝，常凹头，基部楔尖，边缘多少有圆齿或钝齿，稀为全缘；中脉至叶片顶部凹缺处常叉状分枝，侧脉清晰，羽叶狭长或仅有痕迹，与叶片相连处有关节，春、夏间开花；花白色，两性，1~3 朵腋生；花萼长约 3mm，不规则 5~3 裂；花瓣长圆形，长不超过 1.5cm；雄蕊 20~25 枚。柑果扁圆形；高 4.5~5cm，宽 6.5~7cm，顶部略凹，花柱痕迹明显，有时有小脐，蒂部偶见放射状排列的沟槽，成熟时深橙黄色，略显粗糙，果皮厚 2.7~3.3mm，甚脆，易折断；瓤囊 10~12；种子卵圆形，淡黄色。我省新会市大量栽培，江门、四会等市县亦有种植。

（2）行柑又名四会柑，为常绿小乔木，植物形态与茶枝柑近似，主要区别是柑果较扁，顶部圆或微凹，蒂部圆，有多条放射状排列的沟槽，果皮较薄，平滑而光亮，质较韧，不易折断。我省四会等县大量栽培。

（3）橘为小乔木或灌木，高约 3m，小枝柔弱，有刺或无刺。单叶互生，革质，具腺点，叶片披针形至卵状披针形，长 5~8cm，宽 3~4cm，顶端渐尖，基部楔形，全缘或具小而钝的浅锯齿；叶柄细长，翅不明显。春季开花；花小，单生或簇生于叶腋，萼 5 裂；花瓣 5 片；雄蕊 18~24 枚，花丝常 3~5 枚合生；子房 9~15 室。柑果扁球形，直径 5~7cm，表面光亮，成熟时橙黄色或淡红黄色；果皮疏松，肉穰易分离，果肉味甜。种子卵圆形，灰白色，分布于我省及广西、福建、江苏、浙江、江西、湖南、四川、云南、贵州等省区。均为栽培。

【药材】

产地：广陈皮主产于我省新会市、江门市和四会县。混合陈皮在我省各地（包括回收果皮的销地）有产，以潮汕地区出产较多。广陈皮是我省地道药材之一。在霜降后至翌年春季采收。将成熟果实摘下，剥取果皮，晾干、晒干或低温烘干。广陈皮要求纵剖成 3 瓣或十字形纵剖成 4 瓣，基部相连。

性状：广陈皮：多为基部相连的 3 瓣或 4 瓣，形状较整齐，间有单瓣。瓣片通常向外反卷，厚 1~2mm。外表面棕红色、橙红色或青黄色，有干缩皱纹，密布许多均匀的凹入小油点；内表面淡黄白色，粗糙，疏松，散有海绵状筋脉络，对光照视，油点透明清晰。质柔软，有弹性，不易折断。气清香，味甘辛凉，稍有麻舌感。

混合陈皮：多呈不规则的单瓣或碎瓣，厚 13mm，瓣片通常向内卷曲。外表面橙红色或深褐色，间有深红色，有大小分布不均的小油点；内表面淡黄白色或黄色，稍平滑，对光照视油点不明显。质较硬脆，易破碎，断面不平坦。香气较弱，味稍甘而后苦辛。

质量要求均以瓣大完整、色鲜艳、质柔软、香气浓者为佳。按《中国药典》（1990 年版）规定，本品按干燥品计算，含橙皮苷（$C_{28}H_{35}O_{15}$）不得少于 3.0%。

包装贮藏用竹篓或麻袋装载，存放于通风干燥处，防潮，防蛀。

【炮制】

陈皮：拣除杂质，洗净，稍闷润，切丝，阴干或低温干燥。

蒸陈皮：取净陈皮，湿润后，隔水蒸 3~4 小时，闷一宿，取出，整个或切丝，晾干或低温干燥。蒸制后内表面浅棕色，质硬，气清香。经蒸制可减少辛燥之性。

《中华本草》：陈皮

【来源】 为芸香科植物橘 *Citrus reticulata* Blanco 及其栽培变种的成熟果皮。

【采收加工】 10~12 月果实成熟时摘下，剥取晕点，剥取果皮，阴干或晒干。

【性状】

（1）陈皮：常剥成数瓣，基部相连，有的呈不规则片状，厚1~4mm。外表面橙红色或红棕色，有细皱纹及凹下的油点；内表面浅黄白色，粗糙，附黄白色或黄棕色筋络状维管束。质稍硬而脆。气香，味辛、苦。

（2）广陈皮：常3瓣相连，形状整齐，厚度均匀，约1mm，油点较大，对光照视，透明清晰。质较软。

【性味功效主治】 味辛、苦，性温。归脾、胃、肺经。理气降逆，调中开胃，燥湿化痰。主治脾胃气滞湿阻，胸膈满闷，脘腹胀痛，不思饮食，呕吐哕逆，二便不利；肺气阻滞，咳嗽痰多；亦治乳痈初起。

【应用与配伍】 用于脾胃气滞湿阻所致的脘腹胀满，不思饮食，呕吐哕逆。陈皮善理脾胃气滞，又能燥湿，凡脾胃气滞、湿阻之证皆为常用之品。脘腹胀满或疼痛，因于气滞者，常与枳壳、木香等配伍，以增强行气止痛之功；如因湿阻中焦，兼便溏苔腻者，多与苍术、厚朴等同用，共奏理气燥湿之效，如《太平惠民和剂局方》平胃散；属中寒气滞者，则与温中行气之砂仁、干姜等合用；属脾虚气滞者，宜配党参、白术等益气健脾之品，如《小儿药证直诀》异功散；若脾气虚而饮食不消所致胀满者，宜配白术、枳实益气健脾，消积除满，如《兰室秘藏》橘皮枳术丸。用于肝气横逆乘脾，腹痛即泻，陈皮能理气止痛止泻，可与白芍、白术、防风同用，以泻肝和胃。对于胃失和降，反胃吐食，干呕，呃逆，《仁斋直指方》用本品单味研末，姜、枣煎服；《金匮要略》橘皮汤用本品与生姜煎服，以温胃止呕。属胃热吐逆者，《简便单方》以橘皮与栀子、竹茹同用，以清热止呕。若虚实夹杂者，又可配人参、竹茹等以补虚清热止呕，如《金匮要略》橘皮竹茹汤。用于霍乱吐泻，脚转筋，可与藿香、木瓜配伍，以化湿舒筋。其行气化湿之功，又能通利谷道、水道，故又可用于大便秘结，小便不通。《普济方》治气滞便秘单用为末服；李东垣治虚人便秘，气秘佐以杏仁，血秘佐以桃仁；《重订通俗伤寒论》五仁橘皮汤，用之配杏仁、柏子仁等，以治津枯肠燥便秘。治小便不通，或单味为末服；或与通阳利尿之葱白、葵子同用。

用于痰湿壅滞，咳嗽痰多，胸膈满闷。陈皮又长于燥湿化痰，理肺气之壅滞。临床常与半夏、茯苓等同用，以增强燥湿化痰之功，如《太平惠民和剂局方》二陈汤。轻症单用即可取效，如治痰膈气胀，《简便单方》以一味陈皮煎水饮。治停痰留饮，可配干姜、高良姜温中化饮。其辛散苦降之性，又可用于胸痹、胸中气塞短气，常与化痰散滞之枳实、生姜合用，如《金匮要略》橘皮枳实生姜汤。

此外，单用陈皮浓煎饮汁，可治食鱼中毒，解毒及伤酒干渴。用其配甘草，以治乳痈初起肿硬者；若治耳烂，则配灯心烧灰，加冰片研吹；治疗毒，用橘皮嚼烂外涂；治癣用橘皮汁外搽。

【用法用量】 内服：煎汤，3 ~ 10g；或入丸、散。

【使用注意】 气虚证，阴虚燥咳、吐血证及舌赤少津、内有实热者慎服。

《新编中药志》：陈皮

本品为常用中药。商品为芸香科植物橘及其栽培变种的干燥成熟果皮。因产地和栽培品种的不同，药材分为"陈皮"和"广陈皮"。

【历史】 橘柚始载于《神农本草经》，列为上品，一名橘皮。陶弘景说："橘皮疗气大胜，以东橘为好，西江者不如，须陈久者为良。"元代王好古谓："橘皮以色红日久者为佳，故曰红皮、陈皮。"明代李时珍《本草纲目》将陈皮列为黄橘皮的别名，另列有青橘皮（见"青皮"）。此外，又对橘皮、柑皮和柚皮的鉴别和其性味加以阐述："橘皮纹细色红而薄，内多筋脉，其味苦辛。柑皮纹粗色黄而厚，内多白膜，其味辛甘。柚皮最厚而虚，纹更粗，色黄，内多膜无筋，其味甘多辛少。但以此别之，即不差矣。橘皮性温，柑、柚皮性冷，不可不知。"说明它们的性味不同，不能混用。

柑橘栽培具有悠久的历史。公元前 3 世纪《禹贡》载："淮海惟扬州……厥包橘柚锡贡。"公元前 2 世纪至公元前 1 世纪，《史记·货殖列传》载："蜀、汉、江陵千树橘……此其人皆与千户侯等。"由此可见，两千多年前的秦汉时期，我国就已有大面积的柑橘栽培历史，历年来选育和保存了很多优良柑橘品种。当今陈皮均来自芸香科柑橘属（Citrus L.）植物果皮较易剥离的一类柑橘。鉴于分类学家的分类标准（观点和尺度）不同，将其属、亚属、种、品种划分的范围、大小不一。例如，美国施文格（W. T. Swingle）将全世界柑橘属植物分为 16 种，而日本田中三郎（T. Tanaka）分种的范围较小，到 1952 年止，他先后发表新种 145 个之多。我国曾勉教授也有过分类研究，观点与前两者又异。因此，本文橘的学名采用广义种名。所引用的文献资料均按原作者书写。

【采制】 9 ~ 12 月采摘成熟果实，剥取果皮，晒干。陈皮常剖成数瓣，基部相连，有的切成不规则的片状。广陈皮（茶枝柑）常纵剖成整齐 3 瓣，基部相连。

【药材及产销】 陈皮 *Pericarpium Citri* Reticulatae 又名橘皮，全国各产橘区均产，多自产自销。广陈皮（茶枝柑）主产广东新会县，多供出口。销港澳及东南亚地区。

《中药大辞典》：橘皮

【异名】 陈皮（孟诜），贵老（侯宁极《药谱》），黄橘皮（《鸡峰普济方》），红皮（《汤液本草》）。

【基原】为芸香科植物福橘 *Citrus tangerina* Hort. et. Tanaka 或朱橘 *C. erythrosa* Tanaka 等多种橘类的果皮。原植物详火"橘"条。

【采集】10 月以后采摘成熟果实，剥取果皮，阴干或晒干。

【药材】完整的果皮常剖成 4 瓣，每瓣多呈椭圆形，在果柄处连在一起。有时破碎分离，或呈不规则形的碎片状。片厚 1～2mm，通常向内卷曲；外表面鲜橙红色、黄棕色至棕褐色，有无数细小而凹入的油室；内表面淡黄白色，海绵状，并有短线状的维管束（橘络）痕，果蒂处较密，质柔软，干燥后质脆，易折断，断面不平。气芳香，味苦。以皮薄、片大、色红、油润、香气浓者为佳。

主产四川、浙江、福建。此外，江西、湖南等地亦产。

橘皮药材，除上述橘类的果皮外，柑类及甜橙 *Citrus sinensis* Osbeck 的果皮，有时亦作橘皮使用，商品名前者习称"广陈皮"，参见"柑皮"条；后者习称"土陈皮"，参见"橙皮"条。

《岭南本草》：广陈皮

【历史记载】始载于《神农本草经》，列为上品。《本草品汇精要》称："道地广东。"《药物出产辨》载："产广东新会为最。"

【来源】芸香科植物橘 *Citrus reticulata* 及其栽培变种的干燥成熟果皮。

【性味功效】性温，味苦、辛。理气健脾，燥湿化痰。

【附注】果皮常三瓣相连，形状整齐，厚度均匀，约 1mm。点状油室较大，对光照视，透明清晰，质较柔软。

《现代中药药理与临床应用手册》：陈皮

【别名】橘皮。

【来源】为芸香科植物橘 *Citrus reticulata* Blanco 及其栽培变种的干燥成熟果皮。

【性味】苦、辛，温。

【功能主治】理气健脾，燥湿化痰。用于胸脘胀满，食少吐泻，咳嗽痰多。

【主要成分】陈皮主含挥发油，含量为 1.198%～3.187%，油中主要成分有 α-侧柏烯、α-蒎烯、β-蒎烯、β-月桂烯、辛醛、柠檬烯、松油醇-4、香茅醇、香芹酚、辛醇等。还含橙皮苷、新橙皮苷、甲基橙皮苷、柑橘素等。尚含麝香草酸和 β-谷甾醇、对羟福林、川陈皮素、二氢川陈皮素、柚皮苷、柚皮芸香苷、3,5,6,7,8,3′,4′-七甲氧基黄酮、蜜橘黄素和红橘素等。

陈皮具有保护消化系统、祛痰平喘、抗炎抗过敏、保护心血管、降脂和防治动脉粥样硬化、抗菌抗病毒、免疫调节、抗氧化、抗肿瘤、抗纤维化和抗肺炎等作用。临床上用于百日咳、胆结石、溃疡性结肠炎等。

《中国药典》（2015 年版）：陈皮

本品为芸香科植物橘 *Citrus reticulata* Blanco 及其栽培变种的干燥成熟果皮。药材分为"陈皮"和"广陈皮"。采摘成熟果实，剥取果皮，晒干或低温干燥。

【性状】陈皮常剥成数瓣，基部相连，有的呈不规则的片状，厚 1～4mm。外表面橙红色或红棕色，有细皱纹和凹下的点状油室；内表面浅黄白色，粗糙，附黄白色或黄棕色筋络状维管束。质稍硬而脆。气香，味辛、苦。

广陈皮常 3 瓣相连，形状整齐，厚度均匀，约 1mm 点状油室较大，对光照视，透明清晰。质较柔软。

【鉴别】

（1）本品粉末黄白色至黄棕色。中果皮薄壁组织众多，细胞形状不规则，壁不均匀增厚，有的成连珠状。果皮表皮细胞表面观多角形、类方形或长方形，垂周壁稍厚，气孔类圆形，直径 18～26μm，副卫细胞不清晰；侧面观外被角质层，靠外方的径向壁增厚。草酸钙方晶成片存在于中果皮薄壁细胞中，呈多面体形、菱形或双锥形，直径 3～34μm，长 5～53μm，有的一个细胞内含有由两个多面体构成的平行双晶或 3～5 个方晶。橙皮苷结晶大多存在于薄壁细胞中，黄色或无色，呈圆形或无定形团块，有的可见放射状条纹。螺纹导管、孔纹导管和网纹导管及管胞较小。

（2）取本品粉末 0.3g，加甲醇 10mL，加热回流 20 分钟，滤过，取滤液 5mL，浓缩至 1mL，作为供试品溶液。另取橙皮苷对照品，加甲醇制成饱和溶液，作为对照品溶液。照薄层色谱法（通则 0502）试验，吸取上述两种溶液各 2μL，分别点于同一用 0.5% 氢氧化钠溶液制备的硅胶 G 薄层板上，以乙酸乙酯－甲醇－水（100:17:13）为展开剂，展至约 3cm，取出，晾干，再以甲苯－乙酸乙酯－甲酸－水（20:10:1:1）的上层溶液为展开剂，展至约 8cm，取出，晾干，喷以三氯化铝试液，置紫外光灯（365nm）下检视。供试品色谱中，在与对照品色谱相应的位置上，显相同颜色的荧光斑点。

【检查】水分不得过 13.0%。

黄曲霉毒素：照黄曲霉毒素测定法（通则 2351）测定。取本品粉末约 5g，精密称定，加入氯化钠 3g，照黄曲霉毒素测定法项下供试品的制备方法测定，计算，即得。

本品每 1000g 含黄曲霉毒素 B_1 不得过 5μg，黄曲霉毒素 G_2、黄曲霉毒素 G_1、黄曲霉毒素 B_2 和黄曲霉毒素 B_1 的总量不得过 10μg。

【含量测定】 照高效液相色谱法测定。

色谱条件与系统适用性试验：以十八烷基硅烷键合硅胶为填充剂；以甲醇 –醋酸 – 水（35∶4∶61）为流动相；检测波长为283nm。理论板数按橙皮苷峰计算应不低于2000。

对照品溶液的制备：取橙皮苷对照品适量，精密称定，加甲醇制成每1mL含0.4mg的溶液，即得。

供试品溶液的制备：取本品粗粉约1g，精密称定，置索氏提取器中，加石油醚（60～90℃）80mL，加热回流2～3小时，弃去石油醚，药渣挥干，加甲醇80mL，再加热回流至提取液无色，放冷，滤过，滤液置100mL量瓶中，用少量甲醇分数次洗涤容器，洗液滤入同一量瓶中，加甲醇至刻度，摇匀，即得。

测定法：分别精密吸取对照品溶液与供试品溶液各5μL，注入液相色谱仪，测定，即得。

本品按干燥品计算，含橙皮苷（$C_{28}H_{34}O_{15}$）不得少于3.5%。

饮片

【炮制】 除去杂质，喷淋水，润透，切丝，干燥。

本品呈不规则的条状或丝状。外表面橙红色或红棕色，有细皱纹和凹下的点状油室。内表面浅黄白色，粗糙，附黄白色或黄棕色筋络状维管束。气香，味辛、苦。

【含量测定】 同药材，含橙皮苷（$C_{28}H_{34}O_{15}$）不得少于2.5%。

【鉴别】【检查】 同药材。

【性味与归经】 苦、辛，温。归肺、脾经。

【功能与主治】 理气健脾，燥湿化痰。用于脘腹胀满，食少吐泻，咳嗽痰多。

【用法与用量】 3～10g。

【贮藏】 置阴凉干燥处，防霉，防蛀。

注：栽培变种主要有茶枝柑 *Citrus reticulata* 'Chachi'（广陈皮）、大红袍 *Citrus reticulata* 'Dahongpao'、温州蜜柑 *Citrus reticulata* 'Unshiu'、福橘 *Citrus reticulata* 'Tangerina'。

《中国药典》（2020 年版）：陈皮（广陈皮的修订增补）（公示稿）

【性状】 广陈皮常3瓣相连，形状整齐，厚度均匀，约1mm。外表面橙黄色至棕褐色，点状油室较大，对光照视，透明清晰。质较柔软。

【鉴别】

（1）（2）略。

（3）另取2 – 甲氨基苯甲酸甲酯对照品，加甲醇制成每1mL含0.1mg的溶液，作为对照品溶液。再取广陈皮对照提取物，加甲醇超声处理 20 分钟，制成每 1mL 含 15mg 的溶液，作为对照提取物溶液。照薄层色谱法（通则 0502）试验，吸取上述两种溶液及【鉴别】（2）项下的供试品溶液各 2μL，分别点于同一硅胶 G 薄层板上，以甲苯 – 乙酸乙酯 – 甲醇 – 水（10 : 4 : 2 : 0.5）10℃ 以下放置的上层溶液为展开剂，展开至约 5cm，取出，晾干，再以环己烷为展开剂，展至约 8cm，取出，晾干，置紫外光灯（365nm）下检视。供试品色谱中，在与对照提取物色谱和对照品色谱相应的位置上，显相同颜色的荧光斑点。（广陈皮）

【含量测定】广陈皮照高效液相色谱法（通则 0512）测定：

色谱条件与系统适用性试验：以十八烷基硅烷键合硅胶为填充剂；以乙腈为流动相 A，以水为流动相 B，按下表中的规定进行梯度洗脱；橙皮苷检测波长为 283nm，川陈皮素和橘红素检测波长为 330nm。理论板数按橙皮苷峰和川陈皮素峰计算应不低于 2000。

时间（分钟）	流动相 A（%）	流动相 B（%）	检测波长
0 ~ 10	22	78	283
10 ~ 20	22→48	78→52	283
20 ~ 35	48	52	330

对照品溶液的制备：取橙皮苷对照品、川陈皮素对照品、橘红素对照品适量，精密称定，加甲醇制成每 1mL 各含橙皮苷 0.2mg、川陈皮素 25μg、橘红素 15μg 的混合溶液，即得。

供试品溶液的制备：取本品粗粉（过二号筛）约 0.2g，精密称定，置具塞锥形瓶中，精密加入甲醇 25mL，密塞，称定重量，超声处理（功率 300W，频率 40kHz）45 分钟，放冷，再称定重量，用甲醇补足减失的重量，摇匀，滤过，取续滤液，即得。

测定法：分别精密吸取对照品溶液与供试品溶液各 5μL，注入液相色谱仪，测定，即得。

本品（广陈皮）按干燥品计算，含橙皮苷（$C_{28}H_{34}O_{15}$）不得少于 2.0%；含川陈皮素（$C_{21}H_{22}O_8$）和橘红素（$C_{20}H_{20}O_7$）的总量，不得少于 0.42%。

饮片

【含量测定】广陈皮：同药材，含橙皮苷（$C_{28}H_{34}O_{15}$）不得少于 1.75%；含川陈皮素（$C_{21}H_{22}O_8$）和橘红素（$C_{20}H_{20}O_7$）的总量，不得少于 0.40%。

（注：新版《中国药典》在陈皮项下增加了广陈皮的鉴别和含量测定，其橙皮苷的含量比陈皮有所降低，增加了广陈皮独有成分川陈皮素和橘红素的含量测定）

《广东省中药材标准》（公示稿）：新会陈皮

本品为芸香科植物茶枝柑 *Citrus reticulata* 'Chachi' 的干燥成熟果皮。采摘成熟果实，2 刀或 3 刀法剥取果皮，晒干或低温干燥，在室温条件下陈化三年或以上。

【性状】常剥成 3 瓣，基部相连，厚约 1mm。外表面橙红色或红棕色，有细皱纹和凹下的点状油室，对光照视，油室半透明清晰；内表面浅黄白色至浅棕黄色，粗糙，附黄白色或黄棕色筋络状维管束。质较柔软。气香，味辛、微苦。

【鉴别】

（1）本品粉末黄白色至黄棕色。中果皮薄壁组织众多，细胞形状不规则，壁不均匀增厚，有的成连珠状。果皮表皮细胞表面观多角形、类方形或长方形，垂周壁稍厚，气孔类圆形，直径 $18 \sim 26 \mu m$，副卫细胞不清晰；侧面观外被角质层，靠外方的径向壁增厚。草酸钙方晶成片存在于中果皮薄壁细胞中，呈多面体形、菱形或双锥形，直径 $3 \sim 34 \mu m$，长 $5 \sim 53 \mu m$，有的一个细胞内含有由两个多面体构成的平行双晶或 $3 \sim 5$ 个方晶。橙皮苷结晶大多存在于薄壁细胞中，黄色或无色，呈圆形或无定形团块，有的可见放射状条纹。螺纹导管、孔纹导管和网纹导管及管胞较小。

（2）取本品粉末 0.3g，加甲醇 10mL，加热回流 20 分钟，滤过，取滤液 5mL，浓缩至 1mL，作为供试品溶液。另取橙皮苷对照品，加甲醇制成饱和溶液，作为对照品溶液。照薄层色谱法（通则 0502）试验，吸取上述两种溶液各 $2 \mu L$，分别点于同一用 0.5% 氢氧化钠溶液制备的硅胶 G 薄层板上，以乙酸乙酯－甲醇－水（100：17：13）为展开剂，展至约 3cm，取出，晾干，再以甲苯－乙酸乙酯－甲酸－水（20：10：1：1）的上层溶液为展开剂，展至约 8cm，取出，晾干，喷以三氯化铝试液，置紫外光灯（365nm）下检视。供试品色谱中，在与对照品色谱相应的位置上，显相同颜色的荧光斑点。

（3）取本品粉末 0.3g，加甲醇 10mL 超声 20 分钟，滤过，取滤液 5mL，浓缩至 1mL，作为供试品溶液。另取 2－甲氨基苯甲酸甲酯对照品，加甲醇制成每 1mL 含 2－甲氨基苯甲酸甲酯 0.1mg，作为对照品溶液。照薄层色谱法（《中国药典》2015 年版四部通则 0502）试验，吸取上述两种溶液各 $2 \mu L$，分别点于同一硅胶 G 薄层板上，以环己烷－乙酸乙酯（10：1）为展开剂，展开，取出，晾干，置紫外光灯（365nm）下检视。供试品色谱中，在与对照品色谱相应的位置上，显相同颜色的荧光斑点。

【检查】水分：不得过 13.0%（《中国药典》2015 年版四部通则 0832 第四法）。

　　黄曲霉毒素：照黄曲霉毒素测定法（《中国药典》2015 年版四部通则 2351）测定。取本品粉末（过二号筛）约 5g，精密称定，加入氯化钠 3g，照黄曲霉毒素测定法项下供试品的制备方法测定，计算，即得。

　　本品每 1000g 含黄曲霉毒素 B_1 不得过 5μg，黄曲霉毒素 G_2、黄曲霉毒素 G_1、黄曲霉毒素 B_2 和黄曲霉毒素 B_1 的总量不得过 10μg。

　　【含量测定】照高效液相色谱法（《中国药典》2015 年版四部通则 0512）测定。

　　色谱条件与系统适用性试验：以十八烷基硅烷键合硅胶为填充剂；以乙腈为流动相 A，以水为流动相 B，按下表中的规定进行梯度洗脱；橙皮苷检测波长为 283nm，川陈皮素和橘红素检测波长为 254nm。理论板数按橙皮苷峰计算应不低于 2000。

时间（分钟）	流动相 A（%）	流动相 B（%）
0 ~ 10	22	78
10 ~ 20	22→48	78→52

　　对照品溶液的制备：取橙皮苷、川陈皮素、橘红素对照品适量，精密称定，加甲醇制成每 1mL 各含橙皮苷 200μg、川陈皮素 25μg、橘红素 15μg 的溶液，即得。

　　供试品溶液的制备：取本品粗粉约 0.2g，精密称定，置具塞锥形瓶中，精密加入甲醇 25mL，称定重量，超声处理（功率 250W，频率 50kHz）45 分钟，放冷，再称定重量，用甲醇补足减失的重量，摇匀，滤过，取续滤液，即得。

　　测定法：分别精密吸取对照品溶液与供试品溶液各 5μL 注入液相色谱仪，测定，即得。

　　本品按干燥品计算，含橙皮苷（$C_{28}H_{34}O_{15}$）不得少于 2.0%，含川陈皮素（$C_{27}H_{32}O_{14}$）和橘红素（$C_{20}H_{20}O_7$）的总量不得少于 0.40%。

　　【性味与归经】苦、辛，温。归肺、脾经。

　　【功能与主治】理气健脾，燥湿化痰。用于脘腹胀满，食少吐泻，咳嗽痰多。

　　【用法与用量】3 ~ 10g。

　　【贮藏】置阴凉干燥处，防霉，防蛀。

第二节　本草学概述

　　陈皮有悠久的药用历史，西周时就有"荆州橘柚为善，以其常贡"的记载。《史记》中记载有"齐必致鱼盐之海，楚必致橘柚之园"。在我国最早的药物学专著《神农本草经》中记载："橘柚……一名橘皮。"因橘皮要陈用，故称陈皮，齐梁时代陶弘景的《本草经集注》云："凡狼毒、枳实、橘皮、半夏、麻黄、吴茱萸皆须陈久者良。"其中主产于广东的陈皮，又名广陈皮，广东省江门市新会区是广陈皮的主要产区，所产陈皮又名新会陈皮、新会皮。但因新会陈皮质优，效良，价高，出现了一些混淆品，本节主要就其在古今本草中的记载进行归纳概述，包括品种、产地、种植、采收、质量等。

一、品种

由于古代认识的局限性，陈皮之名也随之变迁，有橘皮、陈皮、真陈皮、广陈皮、新会陈皮、橘红等名称；同时来源品种有橘、柑之别。现就古今对陈皮名称、品种认识进行归纳总结。

（一）古代对陈皮的认识

1. 橘皮

在东汉时期的《神农本草经》中，橘和柚的果皮都作"橘皮"用。汉代张仲景在《金匮要略》中有橘皮汤、橘皮竹茹汤二方，据考张仲景所用的橘皮为橘或橙的果皮，因张衡在《南都赋》中有"穰橙邓橘"记载。在东晋葛洪的《肘后备急方·卷三·治卒上气咳嗽方第二十三》中"气嗽不问多少时者，服之便瘥方"和"卒得寒冷上气方"二方中都使用了"陈橘皮"。在宋代的官修本草《本草图经》中称"橘有黄橘之种，外赤内黄之色也"，故《普济方》中称为"黄橘皮"。《本草衍义》在乳柑子条云："今人多作橘皮售于人，不可不择也。"明代张自烈在《正字通·卷五·辰集中·木部》中记载："今概收为陈皮，盖药用橘皮，而南方橘柑相似故不分也。"说明在明朝还多沿用"橘皮"一词。南宋杨士瀛《仁斋直指方》中以"真橘皮"组方治反胃吐食。吴彦夔《传信适用方》、李迅《集验背疽方》中出现了"真橘皮"，这是相对于柑皮来说是真正的"橘皮"，也有可能是广东产的是上乘的陈皮之意。

2. 陈皮

盖因南朝时期陶弘景认为"橘皮须陈久者良"，东晋时出现了"陈橘皮"，进而简称"陈皮"。唐代孟诜在《食疗本草》中说"取陈皮一斤，和杏仁五两"，首用"陈皮"一词。但"陈皮"一词没得到广泛应用，在其后唐代王焘的《外台秘要》中还有五处出现"陈橘皮"。"陈皮"在本草书中首次成为独立条目应该是在元代王好古《汤液本草·卷之五·果部》中。元代忽思慧的《饮膳正要·卷第三·料物性味》中也有"陈皮"条目。北宋的官修医书《圣济总录》中"陈皮"出现4次、"陈橘皮"出现1174次。在宋代的官修方书《太平圣惠方》中出现了 688 处"陈橘皮",但均没有使用"陈皮"一词。看来宋时期"陈皮"之词没被广泛应用,只是元明代才得以广泛应用。

3. 广陈皮

因在宋代已认识到"橘""橘皮"的道地性,故出现"真橘""真橘皮""真陈皮"的说法。据考"真橘皮""真陈皮"其实是广陈皮的另一个称呼。"广陈皮"之名最早出现于元朝,在元代汪汝懋所撰《山居四要·卷五》:"治痰饮为患,呕吐,因食生冷脾胃不和,伤寒后虚烦上攻,此药最好并宜服之。广陈皮(去白)五钱,半夏(治)五钱,白茯苓(去皮)四钱,甘草右依此。"说明元代医家已认识到广陈皮的道地性。明代初期《普济方》中有三处"广皮"和一处"广陈皮",说明此时"广陈皮"已经成名。明代刘文泰《本草品汇精要》卷之三十二记载陈皮:"(道地)广东。"李时珍的《本草纲目》、缪希雍《神农本草经疏》中均用"广陈皮(去白)五钱,真藿香五钱,水二盏煎一盏,时时温服食"以治疗霍乱吐泻。

广陈皮是广东道地药材,在古代主产广东新会、潮州、化州、四会等地。广陈皮有两处产地最出名:一是化州陈皮,二是新会陈皮。明朝初期则笼统地称为"广皮""广陈皮""广橘红"。后来,新会陈皮继续原本的称呼"陈皮",而化州陈皮则演化为"化州橘红",又名"化橘红"。

4. 新会陈皮

隋代废除郡县制,原新会郡改为冈州,原新夷县改名为新会县,故新会陈皮又名"冈州红皮",说明新会陈皮在隋朝时期就已广泛应用。清代除了"广皮""广陈皮"之名继续沿用,还出现了"新会皮""会皮"的叫法。"新会陈皮"最早出现于清代康乾年间叶天士的《临证指南医案》,以及与叶天士齐名的薛雪的《扫叶庄医案》,二人医案中陈皮多用"新会皮""会皮"。苏州名医王子接是叶天士的老师,他喜欢使用"广陈皮""广皮",王子接撰《得宜本草》中多处载有"广橘皮",也印证了这点。

清代医家陆以湉《冷庐杂识·卷二·饧》:"有书'新会皮'作'会皮',盖不知新会是地名也。"清代著名医家张璐在康熙年间著《本经逢原·卷三·果部·橘皮》:"橘皮苦辛温,无毒。产粤东新会,陈久者良。"新会皮被很多清代医家认可,在清代达到使用的高峰,使用新会皮的其他清代医学著作如《增广大生要旨》《医方丛话》《串雅》《爱月庐医案》等。根据《清宫医案研究》所记载药方,清代宫廷御医给皇家和达官贵人治病的许多药方都使用了广陈皮、新会皮。清代宫廷御医很多会在开完药方后,注明中药的产地,在广陈皮下注:"产广东,以新会县署内者最佳。"

新会陈皮久负盛名可能要归功于新会商人。新会人擅长经商,清代新会的葵扇是主产品，也是土贡品，新会商人利用运销葵扇之便，也将新会陈皮销往外省。清代乾隆、嘉庆年间，新会商人在全国很多地方开设新会（冈州）会馆，主营葵扇又大量经销新会陈皮，新会陈皮得以大力推广。当时新会陈皮被运到上海、重庆、广州3个主要市场，然后转销到全国各地，以致现在的新会陈皮驰名海内外，也为广东省传统出口的地道药材之一。目前新会陈皮为中国地理标志保护产品，也是广东地标保护产品。

5. 橘红

因橘皮常要去白后入药，故橘皮又称橘红。自宋朝开始，医方中就较常用"橘红"一词了。北宋初《苏沈良方》中出现"陈橘红"，"橘红"在北宋多出现在方名中，如北宋初期张锐的《鸡峰普济方》卷十六有"和胃橘红丸"和卷二十一有"橘红汤"，两方的方名出现"橘红"。《圣济总录》中"橘红"出现2次：橘红散和橘红丸，也都是方名。南宋韩彦直的《橘录·入药》云："橘皮最有益于药，去尽脉则为橘红。"南宋王璆在《是斋百一选方》中有"橘红"5处、"陈橘红"1处。明代龚廷贤撰的《万病回春》卷之五中有"广橘红"。明代医家龚廷贤之父龚信的《古今医鉴》中用"广橘红"化痰，现今的止咳橘红丸就是来源于《古今医鉴》。

清初喻昌的《医门法律》卷三："其陈皮虽能下气，然必广东化州所产，口中嚼试，其辣气直入丹田者为贵。今肆中药无道地，下气亦非陈皮所胜矣。"此处陈皮非橘之果皮，是化州柚的果皮化州橘红。当今所用橘红不是古代本草著作中的橘红。道光版《新会县志》："红者名大红皮，凡果之皮以柑皮为尤佳，故又名果皮，入药去白用能除痰，与橘红同功，陈者良。"这说明陈皮与橘红有混用的可能。

6. 古代本草中柑橘品种区分

在《神农本草经》中橘柚不分。但晋代陆佃对橘柚做了较详细区分，其在《埤雅》中记载："橘如柚而小，白花赤实；橙亦橘属，若柚而香；柚似橙而大于橘，柚皮极苦，皮甘者及橙。"唐代陈藏器在《本草拾遗》中记载了五种柑类和五种橘类："朱柑、乳柑、黄柑、石柑、沙柑""朱橘、乳橘、塌橘、山橘、黄淡子"。陈藏器所记载品种与广东省肇庆市四会区现在的栽培品种贡柑、甜柑、行柑、乳柑、砂糖柑、年柑等多个品种近似。四会的柑橘栽培品种归纳起来分为两大类，柑类有大种行柑、细种行柑、大叶甜柑、细叶甜柑、乳柑、蕉柑、茶枝柑、黄柑、厚皮贡柑、薄皮贡柑、蜜贡柑等。其中茶枝柑为今之新会陈皮的原植物；行柑是从甜柑选育出来；贡柑则是柑与甜橙的杂交后代，贡柑的果皮通常不作陈皮代品；甜柑又分细叶和大叶两系，它们的果通常较扁，果顶微凹或圆，蒂部圆，有多条不明显的放射沟，果皮较薄，平滑光亮，果皮较韧。元代《元一统志》有载："黄淡子是也。黄皮子，大如弹，味甜，有白蜡子味尤胜，番禺南海东莞清远新会并有，大如弹，熟则味甘。"唐代《新修本草》在橘柚性味上对其进行区分："柚皮厚，味甘，不如橘皮味辛而苦，其肉亦如橘，有甘有酸，酸者名胡甘。今俗人或谓橙为柚，非也。"宋代《本草图经》也有柚、橘区分，对橘的植物性状有详细的描述："橘柚……木高一、二丈，叶与枳无辨，刺出于茎间。夏初生白花，六月、七月而成实，至冬黄熟，乃可啖。""又闽中、岭外、江南皆有柚，比橘黄白色而大；襄、唐间柚，色青黄而实小。皆味酢，皮厚，不堪入药。今医方乃用黄橘、青橘两物，不言柚。"明代李时珍《本草纲目·果部第三十卷·果之二·柑》中沿用了陈藏器的分类，区分了橘、柚、柑："夫橘、柚、柑三者相类而不同，橘实小，其瓣味微酢，其皮薄而红，味辛而苦。柑大于橘，其瓣味甘，其皮稍浓而黄，味辛而甘。柚大小皆如橙，其瓣味酢，其皮最浓而黄，味甘而不甚辛。"并认为柑橘之皮："皆去气调中，实俱堪食，就中以乳柑为上也。"说"柑、橘皮今人多混用，不可不辨也"，说明二者不是同物，功效不同。李时珍认为"乳柑为上"，说明乳柑为当时柑之佳品，食用较广，其皮可以充橘皮，《新唐书·地理志五》："台州·临海郡……土贡：金漆、乳柑、干姜。"明代朱国桢《涌幢小品·杂品》："温州乳柑，冬酸而春甘。"《本草衍义》在乳柑项下"今人多作橘皮售于人，不可不择也"，说明当时认为柑皮不能作橘皮用。宋代韩彦直《橘录》曰："橘最多种。柑乃其别种。柑自别为八种。橘又自别为十四种。橙子之属类橘者。又自别为五种。合二十有七种。而乳柑推第一。故温人谓乳柑为真柑。意谓他种皆若假设者。而独真柑为柑耳。"看来当时温州乳柑为柑中上品。经查阅有关记载，结合韩彦直对柑橘品种的描述，其中的柑橘品种有如下特点：

（1）真柑（陈藏器之乳柑）：真柑在品类中最贵可珍……木多婆娑，叶则纤长茂密，花时韵特清远。逮结实，颗皆圆正，肤理如泽蜡。始霜之旦，园丁采以献，风味照座，擘之则香雾噀人。北人未之识者，一见而知其为真柑矣。一名乳柑，谓其味之似乳酪。温四邑之柑，推泥山为最，泥山地不弥一里，所产柑其大不七寸围。皮薄而味珍，脉不粘瓣，食不留滓，一颗之核才一二，间有全无者。

《新唐书·地理志五》中认为乳柑质优，是当时的土贡之品。《广群芳谱·柑》可证明真柑、乳柑实为一物。乳柑为温州蜜柑（*Citrus reticulata* 'Unshiu'），柑的良种之一，味似乳酪，故名。现在乳柑也被广泛栽培应用，如浙江、湖南、广西、广东北部等都有栽培。

（2）生枝柑：似真柑，色青而肤粗，形不圆，味似石榴微酸。实形似石榴者为壶柑。乡人以其耐久，留之枝间，俟其味变甘，带叶而折，故命名生枝。疑是乳柑的一种存贮方法，好似新疆若羌枣、吊杏干。

（3）海红柑：树小而颗极大，有及尺以上围者，皮厚而色红，藏之久而味愈甘。木高二三尺。有生数十颗者，枝重委地亦可爱。是柑可以致远。今都下堆积道旁者，多此种。初因近海，故以海红得名。有考证为今天的温州特产瓯柑（*Citrus reticulata* 'Suavissima'）。

（4）洞庭柑：皮细而味美。比之他柑，韵稍不及。熟最早，藏之至来岁之春，其色如丹。乡人谓其种自洞庭山（现江苏省苏州市西南）来。故以得名。现有洞庭红橘，来自于苏州西山岛上，有早红、朱橘、了红、福橘、橙子、香圆、黄皮橘、西山大橘、温柑等。以早红、了红产量最多。

（5）朱柑：类洞庭而大过之，色绝嫣红，味多酸，以刀破之，渍以盐，始可食。园丁云，他柑必接。唯朱柑不用接而成。然乡人不甚珍宠之，宾祭斥不用。也称为朱橘（*Citrus reticulata* 'Erythrosa'）。

（6）金柑：比他柑特小，其大者如钱，小者如龙目，色似金，肌理细莹，圆丹可玩。啖者不削去金衣，若用以渍蜜尤佳。为现在的金柑［*Fortunella japonica* (Thunb.) Swingle］，来源于芸香科金橘属，果圆球形，横径 1.5~2.5cm，果皮橙黄至橙红色，厚1.5~2mm，味甜，油胞平坦或稍凸起，果肉酸或略甜，种子2~5粒，子叶及胚均绿色，单胚。李时珍《本草纲目》中的金橘［*F. Margarita* (Lour.) Swingle］与其类似，果椭圆形或卵状椭圆形，长2~3.5cm，果皮橙黄至橙红色，厚约2mm，味甜，油胞稍凸起，果肉酸，种子2~5粒，子叶及胚均绿色，多单胚。

（7）木柑：类洞庭，肤理坚顽，瓣大而乏膏液，外强中干，故得名以木。

（8）甜柑：类洞庭，高大过之，每颗必八瓣，不待霜而黄，比之他柑加甜。柑林未熟之日，是柑最先摘，置之席间，青黄照人。

（9）黄橘：状比之柑差扁小，而香雾多于柑，则肌充而味甘，其围四寸，色方青黄时，风味尤胜。过是则香气少减。惟遇黄柑则避舍。置之海红、生枝柑间。

（10）塌橘：状大而褊。外绿而心甚红，经春味极甘美，瓣大而多液。

（11）包橘：取其累累然若包聚之义。是橘外薄内盈，隔皮脉瓣可数，有一枝而生五、六颗者。悬之极可爱。然土膏而树壮者多有之。

（12）绵橘：微小，极软美可爱，故以名。圃中间见一、二树，结子复稀。

（13）沙橘：取细而甘美之称，或曰种之沙洲之上。地虚而宜于橘。故其味特珍。然邦人称物之小而甘美者必曰沙，如沙瓜、沙蜜、沙糖之类。特方言耳。

（14）荔枝橘：多出于横阳（现温州市平阳县）。肤理皱密类荔子，故以取名。横阳与闽接轸，荔子称奇于闽。黄橘擅美于温。故慕而名之。与今之椪柑类似，果皮橙红色，油胞大，粗糙，松脆。子叶淡绿色，多胚。

（15）油橘：皮似以油饰之，中坚而外黑，盖橘之若粗若柚者。擘之而不闻其香，食之而不可于口，是橘之仆奴也。

（16）绿橘：比他柑微小，色绀碧可爱。不待霜，食之味已珍。留之枝间，色不尽变。隆冬采之，生意如新。横阳人家时有之。

（17）乳橘：状似乳柑，且极甘芳得名，又名漳橘。其种自漳浦（今福建省漳州市漳浦县）来。皮坚穰多。味绝酸。不与常橘齿。据考证，乳橘为产于江西、福建的南丰蜜橘（*Citrus reticulata* 'Kinokuni'），别名贡桔、蜜桔、南丰桔。

（18）自然橘：谓以橘子下种，待其长，历十年始作花结实。味甚美。由其本性自然。不杂之人为。故其味全。故是橘以自然名之。是实生苗所结实，非为种。

（19）早黄橘：著花结子比其类独早。秋始半，其心已丹，千头方酸。而早黄橘之微甘已回齿颊矣。应为现在的早橘。

（20）冻橘：其颗如常橘之半。岁八月，枝头时作细白花，既而橘已黄，千林已尽，乃始傲然冰雪中。著子甚繁。春二、三月始采之。亦可爱。

（21）朱栾：颗圆实，皮粗瓣坚，味酸恶，不可食。其大有至尺三、四寸围者。摘之置几案间，久则其臭如兰，是品虽不足珍，然作花绝香。乡人拾其英焫香。取其核为种。析其皮入药。中国植物志中记载朱栾（*Cirtrus aurantium* 'Zhu-luan'）为酸橙中的红皮酸橙，果皮橙红色，皮较薄，稍粗糙，果圆球形，大，心空，肉酸。未成熟时代枳实或枳壳药用。

（22）香栾：大于朱栾，形圆色红，芳馨可玩。与今之香橙相似，《中国植物志》中记载香橙栽培历史悠久，果皮气味芳香，果圆球形，直径4~8cm。

韩彦直《橘录》中的"橘"有个别不同属，如"金柑"，有个别为橙类，如"朱栾"，不宜作陈皮用。但其中可作陈皮的品种也较多，如"乳橘""乳柑""洞庭柑"等。

看来作陈皮用的有柑皮、橘皮，或柚皮。橘、柑、柚、橙虽然都来源于芸香科，同为柑橘属（*Cirtrus*），橘皮纹细色红而薄，内多筋脉，其味苦辛；柑皮纹粗色黄而浓，内多白膜，其味辛甘；柚皮最浓而虚，纹更粗，色黄，内多膜无筋，其味甘多辛少。现因柑皮、橘皮作陈皮用，柚外皮作橘红用，功效各有侧重，故李时珍也强调"不可不择也"。

（二）现代对陈皮的认识

大约20世纪初，橘皮类药材以"橘红"为总称，如1924年何廉臣的《实验药物学》中认为"广橘红"市面上有四种：赖橘红（化橘红，最良）、广橘红（新会皮）、福橘红（福建皮，最劣）、衢橘红（浙江皮，亦劣）。

在1953年版《中国药典》，橘皮作为橙皮的替代品记载在橙皮项下，且橘皮以陈者为良。自 1963 年版开始，《中国药典》收载的陈皮均为陈皮与广陈皮，来源均为橘（*Citrus reticulata* Blanco）及其栽培变种的成熟果实的果皮。

《中华本草》中记载陈皮为芸香科植物橘（*Citrus reticulata* Blanco）及其栽培变种的干燥成熟果皮，广陈皮为橘的变种茶枝柑（*C. reticulata* 'Chachiensis'）和四会柑（*C. suhoiensis* Tanaka，行柑）的干燥成熟果皮。《新编中药志》与《中华本草》中的记载一致。

1996 年广东省农业委员会等编著的《广东柑桔图谱》中记述："大红柑原产新会，主产新会。果皮是制中药陈皮及陈皮系列食品的正宗原料。"

《中医药大辞典》张寿颐记述："新会皮，橘皮也，以陈年者辛辣之气稍和为佳。"《广东植物志》记述："茶枝柑，别名大红柑、新会柑，主产新会，果皮晒干即中药陈皮的正品。"《中药大辞典》："为芸香科柑橘属植物橘（*Citrus reticulata* Blanco）及其栽培变种的成熟果皮。9～12 月果实成熟时摘下果实，剥取果皮，阴干或晒干。"

历代《中国药典》中陈皮的质量标准也有变化，在 1953 年版《中国药典》中，橘皮作为橙皮的替代品记载在橙皮项下。橘皮与橙皮不能混用，且橘皮以陈者为良。故 1963 年版收载陈皮，主要是性状鉴别，药材分为陈皮与广陈皮。1977 年版陈皮项下增添了显微鉴别和薄层色谱鉴别项，薄层鉴别以橙皮苷为对照品，用氯仿－甲醇－冰醋酸－丁酮系统展开，浸以 0.1% 三氯化铝显色，紫外光灯 254nm 下检视。到 1985 年版修订了显微鉴别，陈皮与广陈皮性状鉴别；增添了含量测定项，照分光光度法（362±2）nm 波长下计算橙皮苷含量不得少于3.0%。1990 年版薄层色谱鉴别项改进为两种展开剂，二次展开；含量测定项下改为照分光光度法 362nm 波长下计算橙皮苷含量。1995 年版与 1990 年版《中国药典》陈皮项下未做改动。2000 年版《中国药典》陈皮含量测定项改为高效液相色谱法测定橙皮苷含量，提高原有标准，规定含量不得少于 3.5%。2005 年版未做改动。2010 年版药典委员会重视中药材安全性评价，增添黄曲霉素检查项和饮片标准。2015 年版未做改进。

从历代《中国药典》对陈皮的记载情况来看，陈皮质量标准逐步提高，与广陈皮的鉴别区分差异不大，而两种商品价格相差较大，再者单一指标成分橙皮苷的稳定性较差，广陈皮的橙皮苷含量相对较少，现行标准不能反映药材品质。

2015 年版《中国药典》中记载陈皮为芸香科植物橘（*Citrus reticulata* Blanco）及其栽培变种的干燥成熟果皮。药材分为"陈皮"和"广陈皮"。但橘的栽培变种很多，故《中国药典》在陈皮标准之后加注了这些内容：栽培变种主要有茶枝柑 *Citrus reticulata* 'Chachi'（广陈皮）、大红袍 *Citrus reticulata* 'Dahongpao'、温州蜜柑 *Citrus reticulata* 'Unshiu'、福橘 *Citrus reticulata* 'Tangerina'。

现在市场上橘及其主流栽培变种有：

1. 橘（*Citrus reticulata* Blanco）

果扁圆形至近圆球形，果皮甚薄光滑，或厚而粗糙，淡黄色、朱红色或深红色，果皮易或稍易剥离，橘络多或少，呈网状，易剥离，中心柱大多空，瓤囊7~12瓣，或多。种子卵形，顶部渐尖，基部浑圆，子叶深绿色、淡绿色，间或近乳白色，合点紫色，多胚，少有单胚。产秦岭南坡以南、伏牛山南坡、大别山南，以及台湾、海南岛、西藏东南部海拔较低处。

2. 茶枝柑（*Citrus reticulata* 'Chachiensis'）

果扁圆形，顶部略凹，花柱痕迹明显，有时有小脐，蒂部有浅放射沟4~8条，果皮表面橙黄至橙红色，有光泽，油点凹入，基部平或隆起，顶部微凹入。果皮易剥离，厚2.7~3.3mm，质松脆，瓤囊10~12瓣，中心呈空柱状。种子15~25粒，卵圆形，淡黄褐色，端尖或钝，多胚。主产于广东新会、四会。

3. 大红袍（*Citrus reticulata* 'Dahongpao'）

果扁圆形，果皮大红或深红，皮质脆，蜡层厚，光亮，易剥。现有四川的大红袍、红橘、贵州的大红袍等。主产四川、福建、广西、贵州等地。

4. 温州蜜柑（*Citrus reticulata* 'Unshiu'）

果扁圆形，果顶有不甚明显的环圈。有时有脐，果蒂四周有浅短放射沟，橙黄至橙红色，油胞大，突起，果心空，皮厚3.5~3.9mm，稍难剥离，瓤囊8~12瓣，瓤壁厚，常无种子。主产长江以南各地。

5. 早橘（*Citrus reticulata* 'Subcompressa'，别名黄岩蜜橘）

果扁圆形，顶部稍凹，蒂部有纵沟纹，果皮橙黄色，光滑，皮厚约1.5mm。瓤瓣8~11，种子约14粒，多胚。主产浙江黄岩等地。

6. 天台山蜜橘（*Citrus reticulata* 'Succosa'，别名本地早橘）

果扁圆形，顶部微凹。果皮深橙黄色，略粗糙，皮厚中等。果心小，肉橙黄色，瓤瓣8~10，壁薄，种子约10粒。主产浙江黄岩，江西、福建、湖北、湖南、四川等地有引种。

7. 福橘（*Citrus reticulatai* 'Tangerina'）

果扁圆形，顶部凹，蒂部常有放射沟纹。果皮大红至深红色，光亮平滑，皮厚1.8~2.4mm，脆。果心大而空，肉暗红至紫红色，瓤瓣9~12，种子16~25粒，多胚。主产福建的福州、漳州。浙江的漳橘（果皮厚、粗糙，色红）、湖北的川橘为此类。

8. 皱皮柑（*Citrus verrucosa* Tanaka）

果扁圆形，顶部凹，蒂部常有放射沟纹。果皮橙黄色，粗糙，有明显皱襞，皮厚 3.5 ~ 6.2mm，油量大，有异味。果心大而空，肉暗红至紫红色，瓣瓣 8 ~ 11，种子 10 ~ 24 粒，子叶乳白色，多胚。主产湖南西部。

9. 樟头红（*Citrus reticulata* 'zhanyshuensis'）

果实扁圆形，果蒂四周平或隆起，上具沟棱，皮较厚、表面不光滑，油点密生而凸出，囊瓣肥大 9 ~ 12 瓣，种子 10 ~ 15 粒。为江西新干、樟树等地产的一个特有种。

10. 南丰蜜橘（*Citrus reticulata* 'Kinokuni'）

果扁圆形，果顶部平或稍凹，有小柱突或无，蒂部隆起有纵肋纹，或平则无肋纹。果皮橙红色或黄色，光滑，皮厚 1.7 ~ 2.3mm。瓣瓣 9 ~ 10，常无种子。主产江西南丰等地。为乳橘系，与浙江黄岩的乳橘类似，在浙江称莳橘、金钱蜜橘、金钱橘、乳柑，在福建称邵武蜜橘。

11. 沙柑（*Citrus nobilis* Lour.）

果扁圆形，果顶有不甚明显的环圈。有时有脐，果蒂四周有浅短放射沟，橙黄色，较光滑，皮厚 3.5 ~ 3.9mm，稍难剥离，瓣囊 10 ~ 13 瓣，果肉橙黄色，汁多，瓣壁韧，不化渣，味清甜；种子大，6 ~ 19 粒，子叶淡绿色，多胚。主产广西西部。

12. 瓯柑（*Citrus reticulata* 'Suavissima'）

果扁圆而略长，或葫芦形，果顶有细沟或无。果蒂隆起，橙黄色，皮厚约 3.5mm，粗糙，果心实或半实，瓣囊 8 ~ 12 瓣，种子约 10 粒，子叶淡绿色或微乳黄色，多胚。主产浙江温州。

13. 朱红（*Citrus reticulata* 'Zhu hong'）

朱红又名朱砂橘、朱橘、大红袍，果扁圆形，顶部稍凹，时见小柱突，果皮朱红色，略粗糙，皮厚 2.5 ~ 3mm。瓣瓣约 8，种子约 15 粒，多胚。主产浙江黄岩、衢州。

14. 早红（*Citrus reticulata* 'Zao hong'）

果扁圆形，顶部稍凹，无小柱突。果皮深橙黄至橙红色，光亮平滑，皮厚 2 ~ 3mm。顶部中央微凹。瓣瓣 8 ~ 9，种子约 15 粒，卵形，端尖而略弯勾，子叶深绿色，多胚。

15. 年橘（*Citrus reticulata* 'Nian Ju'）

甜橘中的黄橘类，果扁圆形，果皮橙红、橙黄色，光滑，顶部中央微凹。种子 10 ~ 18 粒，卵形，端尖而略弯勾，子叶深绿色，多胚。与湖南南部的滑皮橘同类。主产广东四会、新会、惠州及广西、湖南部分地区。

16. 十月橘（*Citrus reticulata* 'Shiyue Ju'）

十月橘又名冰糖橘。果扁圆形，顶部微凹，蒂部微凸，深橙黄色，部分橙红色，常有绿色色斑，皮厚 2~3mm。

17. 八月橘（*Citrus reticulata* 'Bayue Ju'）

八月橘又名砂糖橘。果皮粗糙而颜色比十月橘微红。

作陈皮用的主要有三类，一是红橘类，果皮大红或深红，皮质脆，蜡层厚，光亮，易剥。有福建的福橘、漳橘和四川的大红袍红橘与贵州的大红袍。主含红橘素。主产四川、福建、广西、贵州等地。二是朱橘类，果皮朱红至橙红，有江苏的了红、早红、青红橘；浙江的朱红、朱砂橘、迟红、七钱红；江西的九月黄、八月黄；湖南的朱红橘、金钱橘；四川的黄柑、米柑、香橘。主含川陈皮素。三是甜柑类，果扁圆形，果皮橙红、橙黄色，光滑或略粗糙，顶部中央微凹。皮稍难剥离。子叶乳白色或淡绿色。如广西的沙柑、浙江的光橘及广东的年橘、茶枝柑、贡柑、行柑、甜柑等。

在园艺中区分柑和橘，主要看花的大小、皮与肉结合紧密程度（即是否易剥离）、中果皮的厚度及色泽、种子形状、子叶颜色等。橘较耐寒，果皮与肉易剥离，中果皮薄，色泽偏橙红，种子尖，子叶和胚绿色。

二、产地

陈皮多产于秦岭以南地区，据秦汉时期《神农本草经》对橘的产地记载"生南山川谷"，此处"南山川谷"指今秦岭地区，属长江中游。但随着社会发展，陈皮的产地不断更迭，后演变至广东岭南地区产陈皮质优，因而现在市场上有"陈皮""广陈皮"之称。

（一）陈皮

陈皮主产于四川、福建、浙江、江西、湖北、湖南等地。元代以前，中原地区所使用的橘皮应该主要来自长江流域。宋代欧阳修等撰著的《新唐书·地理志》中列举了现在的四川、贵州、湖北、湖南、广东、广西、福建、浙江、江西及安徽、河南、江苏、陕西的南部，向朝廷纳贡柑橘，说明陈皮广泛分布。《史记·货殖列传》："蜀汉江陵千树橘，其人与千户侯等。"唐代土贡中，江陵郡（荆州）贡橘皮；沣阳郡（湖南澧县）、夷陵郡（湖北宜昌）都有贡柑橘。《禹贡》就提到扬州的贡品中有"橘柚"；在《说文》对橘记载："果出江南，树碧而冬生。"汉代张衡在《南都赋》中曾有"穰橙邓桔"。"穰"指穰县，在今河南南阳邓县，"邓"是当时的邓县，在今湖北襄阳附近。宋代《本草图经》中有"今江浙、荆襄、湖岭皆有之"记载。

由本草记载可看出在宋元时期陈皮主产于四川江津、綦江、重庆、简阳、福建漳州、浙江温州、黄岩、台州、江西，湖南等地也产。

浙江省自古以来就是富庶之地，商贸兴旺，在历代文化、本草记载中均有一席之地，浙江产橘也得到广泛宣传。唐代陈藏器在《本草拾遗》中说："今永嘉（今浙江温州下属县）所产，实具数品。"永嘉是今浙江温州下属县，说明温州所产柑橘品种较多。《本草经集注》中橘皮的道地产区是"以东橘为好，西江亦有而不如"，东橘是今长江三角洲地区的江浙一带所产，而西江则是今江西地区，又认为越阳地所产的橘皮也好。馀杭郡（今杭州）柑橘曾是唐代贡品。宋代韩彦直在《橘录》中记载："自屈原、司马迁、李衡、潘岳、王羲之、谢惠连、韦应物辈。皆尝言吴楚间出者。而未尝及温。温最晚出。"又说："且温四邑俱种柑。而出泥山者又杰然推第一。"而宋代陈景沂在《全芳备祖》中认为南宋韩彦直但知乳柑出于泥山，而不知出于天台之黄岩，出于泥山者固奇，出于黄岩者尤天下之奇。

（二）广陈皮

记载广东州府（包括新会）的地方志《元大德南海志》残本卷七在"物产"部分记载有"柑子"条，但未见"陈皮"或"柑皮"的描述，可见新会柑历史悠久。到了明朝，陈皮道地产区南移至广东，《普济方》中有三处"广皮"，一处"广陈皮"，说明此时"广陈皮"已经开始成名。刘文泰官修《本草品汇精要》称陈皮："（道地）广东。"陈嘉谟在《本草蒙筌》中记载："浙郡俱生，广州独胜。"李时珍在《本草纲目》中称："橘，今天下多以广中来者为胜，江西者次之。"并称："柑，南方果也，而闽、广、温、台、苏、抚、荆州为盛，川蜀虽有不及之。"明末李中梓在《医宗必读·本草徵要·果部》中说橘皮："广中最佳，福建者力薄；浙产便恶劣矣，愈久愈佳。"清代吴震方在《岭南杂记》中记载："广州可耕之地甚少，民多种柑橘以图利。"清代大医汪昂《本草备要》记载："广中陈久者良，故名陈皮。"清·张璐认为："橘禀东南阳气而生，故以闽粤者最胜。"清道光十三年《肇庆府志》载："柑，橘属，滋味甘美，特异者也。大如橘，其瓣味甘，皮稍厚而黄，味辛而甘。"民国年间，陈仁山的《药物出产辨》云："产广东，新会为最。"

广陈皮是广东道地药材，在古代主产广东新会、潮州、化州、四会等地。广东很多其他地区地方志的物产中也记载当地出产陈皮，《高州府志·药之属》下有"陈皮"和"橘红"；此外，《肇庆府志·药之属》下有"陈皮"；《琼州府志·药之属》下有陈皮和青皮；廉州府和罗定州也出陈皮。清中期范端昂在《粤中见闻·物部九·柑橘》中提到："柑皮独入药，年久芳烈者曰陈皮。""增城沙贝东、西洲所产（柑橘）最美，产高要、新兴者亦良。四会柑皮光滑，名鱼冻柑。"可见当时广东各地都出产陈皮。广东是柑橘的原产地之一，广东北部主产温州蜜柑、年橘；东、中、南部主产柑橘。广西与广东接壤处钦州浦北、灵山、防城港市等地也有大面积种植，其他地方有零星种植。

（三）新会陈皮

清代《本草害利》："广东新会皮为胜，陈久者良，故名陈皮。福建产者名建皮，力薄。浙江衢州出者名衢皮，更次矣。"清末民初名医张寿颐指出："新会皮，橘皮也，以陈年者辛辣之气稍和为佳，故曰陈皮……其通用者则新会所产，故通称为新会皮，味和而辛不甚烈。"1690 年《新会县志》卷 5 下有陈皮；1695 年，新会陈皮开始被推崇。清初三大家之一的张璐最早推崇新会陈皮，在他的《本经逢原》中记载："产粤东新会，陈久者良。"清代名医叶天士的《临证指南医案》中有"新会皮"25 处，《未刻本叶氏医案》中"新会皮"3 处。张嗣衍修、沈延芳纂成于乾隆年间的《广州府志》卷 47 下有"按橘皮入药以广陈皮为贵，出新会者最良"。

新会陈皮被认为是地理标志性产品。新会陈皮地理标志产品保护范围以广东省江门市新会区人民政府《关于建议划定新会陈皮地理标志产品保护范围的请示》（新府报〔2006〕8 号）提出的范围为准，为广东省江门市新会区会城街道办、大泽镇、司前镇、罗坑镇、双水镇、崖门镇、沙堆镇、古井镇、三江镇、睦洲镇、大鳌镇等 11 个街道办事处、镇和围垦指挥部现辖行政区域。新会本地流传的核心产区以熊（读作"尼"）子塔地标为主，另有东甲、西甲、梅江、茶坑和天马五个产区。尤以境内潭江流域冲积带平原，特别是银洲湖沿岸所产为好。

（四）不同产地陈皮的有关研究

1. 挥发油

周欣等采用傅里叶变换红外光谱法分析鉴别了 7 个不同产地的陈皮挥发油，结果表明，产自广东、广西的陈皮挥发油具有 2 - 甲氨基 - 苯甲酸甲酯成分的一组相关峰，而采集于上海、四川、江西、湖南的陈皮挥发油在红外光谱图上观察不到该成分的特征吸收峰；且两广产区的挥发油含量比采集于上海、四川、江西、湖南的高。邹士玉等采用气相色谱 - 质谱联用（GC/MS）对广西、广东新会、广州近郊、江西、湖南等 5 个主产地陈皮香气成分进行分析，结果表明广东新会产陈皮油含 41 种成分，远丰富于其他产地（广西 19 种、广州近郊 13 种、江西 14 种、湖南 13 种），其他 4 个产地陈皮油所含成分主要是烯类物质（如

D – 柠檬烯等），而广东新会陈皮油除了含烯类物质外，还含有较多的烷类和少量的醛、醇类物质，以及维生素 E、甜橙素等。

2. 橙皮苷

吴愫青采用高效液相色谱法（HPLC）分别对广东、湖南、湖北、福建、广西、江西、四川、浙江等 8 个不同产地陈皮中橙皮苷含量测定，结果显示，广东产陈皮橙皮苷含量最高（5.88%），而福建产含量较低（3.87%），表明不同产地陈皮中橙皮苷含量存在差异。孙冬梅等对 6 个不同产地陈皮药材中橙皮苷进行测定，结果亦表明新会产广陈皮含量最高（4.05%）。郑国栋等对 12 批广陈皮中橙皮苷的含量进行测定，结果在 38.021 ~ 70.735mg/g，其中产于新会的广陈皮中橙皮苷的含量低于广东另两个产地高要和龙门，此外，多甲氧基黄酮类成分如川陈皮素、橘皮素等在广陈皮中含量较高。史锐研究了不同产地陈皮中橙皮苷、柚皮苷两种黄酮类含量，橙皮苷含量广东产陈皮为 5.12%、黄岩产陈皮 6.98%、湖南产陈皮 7.28%、四川产陈皮 8.42%，无柚皮苷，且随着成熟程度的增加，黄酮类成分的含量亦有下降的趋势。蔡萍等测定了 10 批不同产地［分别产自江苏、湖南、福建、四川、浙江、四川、广东、广东、浙江、湖南（道地产区）］陈皮中橙皮苷的含量，结果分别为 3.80%、3.76%、4.01%、3.50%、4.44%、6.36%、5.98%、4.28%、3.53%、5.02%。

3. 辛弗林

孙冬梅等测定了不同产地陈皮中辛弗林的含量，结果表明不同产地陈皮中辛弗林含量存在差异，不同产地陈皮中辛弗林的含量（%）分别为陈皮对照药材 0.40、广东省新会市陈皮 0.25、广东省四会市陈皮 0.49 和 0.57、广西桂玉药材市场陈皮 0.89、江西樟树药材市场陈皮 0.68、茂名药材市场陈皮 0.52、广东省第二中医院中药房陈皮 0.56，广东产陈皮中的辛弗林含量低于广西和江西陈皮。

黄爱东等测定了广陈皮的生物碱成分辛弗林、N – 甲基酪胺，结果表明广陈皮的两种成分含量相对较低。

史锐研究了不同产地陈皮中辛弗林含量，分别为广东产陈皮 0.14%、黄岩产陈皮 0.44%、湖南产陈皮 0.27%、四川产陈皮 0.40%，且随着果实成熟度的增加，辛弗林的含量有所下降。

4. 多甲氧基黄酮

邹士玉等测定了广西、广东新会、广州近郊、江西、湖南等 5 个陈皮主产地的陈皮油中 3 种多甲氧基黄酮（川陈皮素、七甲氧基黄酮、橘皮素）的含量，结果表明 3 种多甲氧基黄酮含量存在明显差异，其中广西产地的陈皮油中 3 种多甲氧基黄酮的含量 33.401mg/mL 为最高；其次是广东新会、江西和广州近郊的陈皮油，分别为 19.091、18.058、16.710mg/mL；而湖南的陈皮油中 3 种多甲氧基黄酮的含量 8.705mg/mL 为最低，结果见表 1-1。

表 1-1　陈皮中多甲氧基黄酮含量表（mg/mL）

产地	总含量	川陈皮素	七甲氧基黄酮	橘皮素
广东新会	19.091	7.844	2.743	8.504
广西	33.401	16.626	6.690	11.085
广州近郊	16.710	8.174	2.149	6.387
江西	18.058	9.001	0.810	8.247
湖南	8.705	3.254	3.475	1.975

封宇飞等同时测定 49 批陈皮药材中 5 种黄酮类化合物柚皮芸香苷、橙皮苷、川陈皮素、3,5,6,7,8,3′,4′-七甲氧基黄酮及橘红素含量，结果见表 1-2。

表 1-2　陈皮中 5 种黄酮类化合物含量比较

编号	来源	柚皮芸香苷	橙皮苷	川陈皮素	3,5,6,7,8,3′,4′-七甲氧基黄酮	橘红素
1	江西	5.14	5.30	0.48	0.75	0.20
2	浙江	4.88	5.72	0.34	0.60	0.31
3	湖北	5.06	4.29	0.46	0.77	0.24
4	武汉	4.36	5.49	0.70	0.98	0.36
5	武汉	5.32	5.06	0.59	0.84	0.27
6	武汉	4.65	5.59	0.63	0.94	0.29
7	重庆	4.22	6.32	0.71	0.99	0.29
8	重庆	3.07	6.11	2.51	0.66	0.99
9	上饶	3.89	4.09	0.82	1.25	0.38
10	江西	4.22	5.61	0.17	1.22	0.28
11	天津	2.84	5.67	1.52	0.45	0.54
12	天津	4.04	4.48	0.66	0.93	0.28
13	上海	4.02	4.43	0.66	1.08	0.27
14	大连	3.85	3.68	0.66	1.03	0.24
15	大连	5.02	3.68	0.57	0.85	0.23
16	绍兴	3.98	3.96	0.57	0.98	0.24
17	哈尔滨	5.21	3.97	0.80	0.91	0.34
18	哈尔滨	4.45	4.79	0.82	1.24	0.37
19	南宁	5.07	5.17	0.71	1.06	0.36
20	海口	6.24	4.42	1.35	0.78	0.85
21	海口	6.35	6.17	0.68	1.03	0.34

续表

编号	来源	柚皮芸香苷	橙皮苷	川陈皮素	3,5,6,7,8,3',4'-七甲氧基黄酮	橘红素
22	佛山	0.98	5.12	1.16	0.63	0.24
23	成都	6.70	5.00	0.81	0.73	0.36
24	成都	0.62	4.49	7.53	0.12	2.92
25	杭州	4.61	3.87	0.83	1.10	0.39
26	杭州	4.16	8.21	6.66	0.35	3.00
27	杭州	5.10	4.53	0.68	1.03	0.30
28	石家庄	3.92	3.94	0.59	0.95	0.23
29	石家庄	4.05	3.67	0.77	1.13	0.32
30	贵阳	6.09	5.25	0.72	0.53	0.26
31	贵阳	5.39	4.49	0.67	0.91	0.29
32	贵阳	4.52	3.24	0.70	1.09	0.39
33	衡阳	5.87	3.59	0.67	1.11	0.36
34	衡阳	3.08	5.47	2.08	0.63	1.05
35	济南	3.23	5.74	4.05	0.57	2.25
36	济南	5.17	4.18	0.70	1.09	0.38
37	济南	4.44	3.27	0.74	1.18	0.34
38	安徽	3.76	2.89	0.38	0.86	0.22
39	合肥	4.11	4.70	0.35	0.76	0.17
40	乌鲁木齐	5.24	4.44	0.29	0.72	0.13
41	乌鲁木齐	4.37	4.07	0.5	1.12	0.20
42	云南	5.64	4.34	0.64	1.17	0.57
43	郑州	3.93	6.83	1.22	1.07	0.59
44	郑州	4.48	4.33	0.74	1.04	0.39
45	北京	3.90	4.10	0.57	1.01	0.29
46	北京	3.58	5.18	1.38	0.74	0.81
47	深圳	3.87	9.57	0.60	0.85	0.25
48	重庆	0.59	5.09	7.24	0.14	2.84
49	深圳	4.11	7.86	2.77	0.57	1.43

　　宋玉鹏等对不同来源陈皮药材中橙皮苷、川陈皮素、橘皮素和辛弗林的含量进行了比较，结果表明新会陈皮中橙皮苷含量较温州蜜柑和大红袍低，说明仅以单一指标成分无法说明广陈皮道地性的特色，且前期药理研究已表明橙皮苷、川

陈皮素、橘皮素和辛弗林是陈皮的主要活性物质，可见中药所含的药效物质应是一组活性成分群，而不是单一成分；温州蜜柑上述 4 个成分的含量均较新会陈皮高，该差异可能主要是由地域和环境等外在因素的不同所致。在制定陈皮质量标准时，应对产地、采集、加工过程等予以充分考虑，以确保药材质量稳定。江西新干大红袍中主要活性成分含量与新会陈皮类似，从上述 4 个成分含量角度分析：江西新干大红袍质量可能与新会陈皮接近，且江西柑橘属植物品种多，栽培广，产量大，但目前对于"赣陈皮"的研究较少，可加强研究，寻求广陈皮的替代产品，以扩大广陈皮的药用资源。结果见表 1 - 3。

表 1 - 3 不同来源陈皮中橙皮苷、川陈皮素、橘皮素和辛弗林含量表（%）

序号	产地	橙皮苷	川陈皮素	橘皮素	辛弗林	品种
1	广东新会	4.503	0.415	0.325	0.138	茶枝柑
2	广东	7.843	0.118	0.085	0.0.305	茶枝柑
3	广东新会	6.146	0.420	0.375	0.289	茶枝柑
4	广东	9.571	0.048	0.025	0.344	茶枝柑
5	广东新会	5.08	0.176	0.095	0.46	茶枝柑
6	江西莲塘	9.040	0.060	0.031	0.584	蜜柑
7	江西莲塘	9.036	0.058	0.034	0.582	蜜柑
8	江西南昌	10.727	0.032	0.017	0.650	蜜柑
9	江西南昌	6.065	0.769	0.717	0.256	蜜柑
10	江西南昌	10.412	0.046	0.033	0.583	蜜柑
11	江西南昌	8.81	0.034	0.013	0.733	蜜柑
12	江西南昌	7.91	0.033	0.011	0.673	蜜柑
13	江西南昌	9.30	0.034	0.012	0.553	蜜柑
14	浙江温州	6.274	0.036	0.022	0.268	蜜柑
15	浙江温州	6.124	0.034	0.018	0.289	蜜柑
16	江西赣州	9.13	0.031	0.013	0.701	蜜柑
17	江西赣州	7.44	0.032	0.013	0.344	蜜柑
18	江西吉安	7.58	0.280	0.117	0.459	蜜柑
19	江西南丰	6.94	0.526	0.274	0.521	蜜柑
20	江西南丰	7.61	0.442	0.231	0.37	蜜柑
21	浙江金华	8.25	0.080	0.032	0.441	蜜柑
22	江西新干	5.259	0.569	0.405	0.279	大红袍
23	江西新干	5.619	1.048	0.537	0.230	大红袍
24	江西新干三湖	6.72	0.394	0.214	0.256	大红袍

续表

序号	产地	橙皮苷	川陈皮素	橘皮素	辛弗林	品种
25	成都蒲江	10.08	0.701	0.254	0.282	大红袍
26	成都金堂	5.51	0.301	0.164	0.258	大红袍
27	重庆万州	4.95	0.968	0.546	0.356	大红袍
28	重庆万州	9.41	0.707	0.291	0.279	大红袍
29	重庆万州	7.37	0.630	0.297	0.253	大红袍
30	重庆江津	11.25	0.721	0.259	0.351	大红袍
31	福建福州	6.042	0.895	0.627	0.236	福橘
32	福建闽侯	7.708	0.026	0.017	0.333	福橘
33	福建漳州	6.33	0.031	0.012	0.441	福橘
34	福建漳州	7.64	0.038	0.015	0.465	福橘
35	福建福州	8.25	0.055	0.019	0.402	福橘
36	福建福州	5.417	0.520	0.417	0.262	福橘

研究结果提示，全国不同产地和地区陈皮中化学成分及其含量差异明显，因此，加强陈皮饮片的质量控制势在必行。不同产地的陈皮和广陈皮的成分各有侧重，在应用时可以结合不同功效选用不同品种的陈皮。

三、种植

柑橘类植物的果实、果皮作为经济、药用作物有着悠久的种植历史，从春秋初期开始已有成规模的大面积种植记录。广东作为柑橘原产地之一，种植柑橘历史久远，品种多，规模大，方法成熟，经济效益好。

（一）栽培历史与规模

新会种植茶枝柑始于宋元时期。元末明初新会诗人黎贞的诗集中有"尘外亭前桔柚肥"。明代诗人陈白沙的诗集中有"橙橘盈园野芳杂"的诗句。而梁启超《说橙》中也提出自己对柑橘栽培历史的看法。据《新会外海陈氏家谱》记载，元代至正年间新会外海（今属江海区外海镇）陈惠甫拨田嘱书中写有"犁头嘴，甘（柑）子田租十石"，说明当时新会已广泛种植柑。光绪三十四年的《新会乡土志》记录已年产陈皮1000吨，1936年生产鼎盛时期，柑皮产量15000吨。清代时新会县"种植者千万株成围……每岁大贾收其皮售于他省"。民国22年，新会县柑橘面积7.36万亩，年产6.49万吨，种植柑橘的农民28万人，占全县人口的1/3。

当代，新会柑种植具较大规模。2007年，新会陈皮生产规模近万亩，新会柑果品产量超1.5万吨，年加工陈皮量达千吨，年出口量达400吨，初级产品年产值 4000 多万元，全行业年产值超亿元。2014 年，新会区柑种植面积约 2 万亩，其中挂果面积 1.3 万多亩，新会柑果品总产超 2 万吨，陈皮初级产品产量超 1000 吨，年产值 4.5 亿元。2015 年，新会加工陈皮量约 3500 吨，初级产品年产值 9 亿元，陈皮主业年产值近 25 亿元，新会陈皮产业年产值超 50 亿元。2017 年，新会陈皮柑茶产量达 8000 吨，全产业产值超 60 亿元。

（二）新会地理位置与土壤特点

新会地处北半球亚热带海洋性季风气候区，位于广东珠江三角洲西南部。这里河海相连，水利发达，交通方便，邻近港澳，地缘优势突出，是物流的天然中心。这里地理条件独特，北有圭峰山，南有古兜山，依山面海，西江和潭江贯穿全境，其水系渗透全域，拥有虎跳门和崖门出海口，堪称珠三角的福地。这里两江汇聚、三水融通、咸淡交融，形成以银洲湖为核心的潭江两岸冲积平原带和南部滨海沉积平原新垦区，也就是新会民间流传能看见熊（音 ni）子塔的地方围田区。这里地势开阔平坦、土地肥沃、土层深厚、水源充足、排灌方便，是柑橘的起源中心之一和适宜栽培区。

核心产区耕地土壤为三角洲沉积土的黏土田、泥骨田、泥肉田、砂泥田和南部滨海沉积的中轻咸田区，土地肥沃，土层深厚，但由于地下水位高，地力难以充分发挥，这虽是一个不利因素，但造就了新会柑独特的建园技术体系和新会陈皮的特质。这些自然条件非常适合喜温的新会柑的生长，这也是形成新会陈皮油胞大、香味浓的重要因素，还是新会柑生长快、生长量大、果大、有硬疤和果实着色偏黄绿色的原因。

（三）前人的种植经验

南宋名家韩彦直在《橘录》中记载："柑橘宜斥卤之地。四邑皆距江海不十里，凡圃之近涂泥者，实大而繁，味尤珍，耐久不损，名曰涂柑。贩而远适者，遇涂柑则争售。方种时，高者畦垄，沟而泄水，每株相去七八尺，岁四锄之、薙尽草。冬月以河泥壅其根，夏时更溉以粪壤，其叶沃而实繁者，斯为园丁之良。始取朱栾核洗净，下肥土中。一年而长，名曰柑淡，其根荄簇簇然。明年移而疏之。又一年木大如小儿之拳。遇春月乃接。取诸柑之佳与橘之美者，经年向阳之枝以为贴，去地尺余，细锯截之，剔其皮，两枝对接，勿动摇其根，拨掬土实其中以防水，蒻护其外，麻束之。缓急高下俱得所。以候地气之应。接树之法，载之四时纂要中，是盖老圃者能之，工之良者挥斥之间。气质随异，无不活者，过时而不接，则花实复为朱栾。"这说明在南宋时期就可以较好地种植柑橘了，这与新会柑的嫁接繁殖法相似。与新会的地理位置、土壤条件、栽培技术一致。

《橘录》详明地记述了一套柑橘果树的栽培管理和果实收藏方法，可称为历代此方面经验的总结。在种植方面，本书作者指出把柑橘种植在离江海 10 里左右旁近有肥沃"涂泥"的地方，果实大而且品质好。在管理方面，书中提出了一系列开沟排水、锄草、施肥、填泥等措施，保证果树生长良好。在防治病虫害方面，书中明确指出柑橘所受的危害主要有两种，一种由藓（真菌）引起；一种由蠹（虫）引起。前者通过刮除病原菌、除去多余的枝叶以增进果林的通光透气性，即可得到良好的效果；后者可以设法将虫钩出，然后用木钉将洞填死以达到治除的目的。在果实采摘方面，韩彦直指出要用小剪刀在平蒂的地方剪断，轻放筐中，细心保护。收采、贮藏都要摒开酒气。在贮藏的过程中，要勤于检查，十日一翻，有烂的及时检出。这些做法也都为后人所遵循。

"岭南三大家"之一的明末清初著名学者屈大均在《广东新语·橘柚》中记载："凡食柑者，其皮宜阳擘，不宜阴擘，阳擘者自上而下，下者蒂也，阴擘自下而上，则性太寒，不宜入药。其未熟而落者青皮，年久而芳烈入脑者陈皮，逾岭得霜雪气益发香。"说明了陈皮的晒干方法和采收时间，目前在晒干时翻皮后其果蒂下向，且新会陈皮中质最优的大红皮要经霜后采收。

（四）茶枝柑种植技术

1. 生物学特性

茶枝柑喜高温多湿环境，适宜生长区域范围在北纬 22°05′ ~ 22°35′，东经112°46′ ~ 113°15′ 之间，即以广东省江门市新会银洲湖两岸冲积平原为核心的潭江两岸冲积平原带和南部滨海沉积平原区。年平均气温介于 21 ~ 23.3℃之间，平均 21.8℃；10℃ 以上年有效积温介于 7450 ~ 8450℃之间，平均 7729.7℃；极低温度大于 0℃。植株喜阳光，年均日照时数介于 1500 ~ 2080 小时之间，平均日照时数 1731.6 小时。年均降雨量介于 1100 ~ 2420mm 之间，平均达 1784.6mm。年均相对湿度介于 74% ~ 83% 之间，平均达 80%。

2. 选地

选取地下水位深度 0.7m 以上、能利用潭江水灌溉的水田或坡地。土壤类型为潴育型水稻土、赤红壤；土壤有机质含量大于 2.0g/kg；土壤 pH 值在 5.0 ~ 7.0 之间；活土层厚度宜在 60cm 以上。坡地果园地势坡度低于 25°。新会陈皮种植地的土壤环境质量、灌溉水质量均应达到 GB 15618 - 1995（国家土壤环境质量标准）、GB 5084 - 92（农业灌溉水质标准）、GB 3095 - 1996（环境空气质量标准）二级标准以上。新建园前茬作物不能是柑橘。

林乐维等对广陈皮种植基地的土壤环境、水资源环境质量进行了监测，并参照江门市新会区的环境空气质量，对江门市新会区广陈皮种植基地生态环境质量评价，结果表明，广陈皮良好农业规范基地的环境空气各项指标均低于国家 GB 3095 - 1996（环境空气质量标准）二级标准值（表 1 - 4）。符合绿色中药材栽培的环境要求，适合建立 GAP 基地。

表 1 - 4　新会广陈皮种植基地大气监测结果表（mg/cm）

	SO_2	NO_X	TSP
年平均值	0.039	0.021	0.074
二级标准	≤0.06	≤0.05	≤0.20

土壤的各项指标均低于国家 GB 15618 - 1995（土壤环境质量标准）一级标准（表 1 -5）。土壤条件符合 GAP 种植基地的要求。

表 1 -5　新会广陈皮种植基地土壤环境监测结果表（mg/kg）

序号	六六六	DDT	pH	Cu	Pb	Cd	Hg	As	Cr
1	0.0023	0.0039	6.06	23.28	20.93	0.169	0.043	11.37	68.25
2	0.0043	0.0002	6.17	26.37	18.18	0.128	0.039	8.69	66.93
3	0.0021	0.0034	6.05	25.70	19.57	0.118	0.028	4.99	61.70
4	0.0088	0.0079	6.19	15.76	17.98	0.165	0.024	6.78	46.30
5	0.0027	0.0065	6.02	14.17	19.20	0.133	0.016	4.92	59.32
6	0.0083	0.0070	6.28	11.36	12.64	0.154	0.035	7.33	51.09
7	0.0065	0.0024	6.30	12.31	12.43	0.174	0.020	5.48	38.01
一级标准	≤0.05	≤0.05	<6.5	≤35	≤35	≤0.20	≤0.15	≤15	≤90

水质各项指标均达到国家 GB 5084 -92（农业灌溉水质标准）一级标准的要求（表 1 -6）。说明广陈皮种植区地面流水符合绿色药材的灌溉用水要求，可以作为 GAP 灌溉用水。

表 1 -6　新会广陈皮种植基地水质监测结果表（mg/L）

序号	pH	F	Pb	Cd	Hg	As	Cr
1	6.20	0.120	0.003	0.003	0.0002	0.0025	0.006
2	6.31	0.093	0.004	0.001	0.0002	0.0018	0.005
3	6.18	0.147	0.005	0.004	0.0001	0.0032	0.008
4	6.23	0.116	0.001	0.002	0.0002	0.0010	0.009
5	6.18	0.107	0.002	0.003	0.0003	0.0020	0.014
6	7.92	0.106	0.004	0.004	0.0004	0.0014	0.018
7	7.86	0.131	0.006	0.003	0.0003	0.0022	0.016
一级标准	5.5 ~8.5	≤2.0	≤0.1	≤0.005	≤0.001	≤0.1	≤0.1

3. 整地

（1）深沟高畦蓄水式：地下水位较高，有内涝，排灌不易的柑园，沟内需保持一定水位，限制根系过分深扎。在犁冬晒白后起畦，保持畦面与沟水平面经常位差60cm以上，起畦宽6.5～7.5m。独立建园面积不超3公顷，独立排灌系统，大沟、小沟相通，可灌可排；逐年通过加深畦沟及修沟培土或客土，整成深沟高畦式园地。种植方式有单行植，畦宽3.5～5m包沟；或双行植，畦宽6～9m包沟，并在每畦中间留20～30cm的浅沟，以便排水和田间管理（图1-1）。

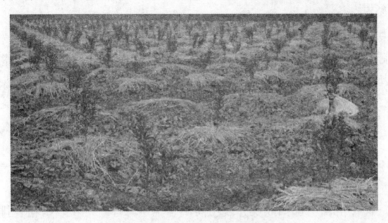

图1-1 深沟高畦蓄水式柑园

（2）低畦旱沟式：一般在利用地下水位较低而土质较疏，松易灌水的水田和沿河溪冲积地建园时采用。开园整地时，全面翻土碎土，修成低畦矮墩种植，以后造成龟背形畦面。每行均开一浅沟，平时水沟不蓄水，旱时引水灌溉后即排去。栽种时可适当提高植位，以便以后客土。

（3）筑墩培畦旱沟式：晚造收割后，将稻田深翻，犁冬晒白，使土壤充分风化。然后按株行距定点筑起馒头形土墩，土墩直径1.2～1.3m，墩高40～50cm。筑墩过程，要将筑墩的土壤分作4～5层打碎压实，使土墩上下各层的土壤都符合既碎细而墩内又无大空隙的要求。然后在墩顶开浅穴定植苗。土墩的高度，应依据稻田地形的高低及底层土质而灵活决定。若地势较高，土墩可筑低些，反之要高些；若地势较低，底层为沙质土时，则土墩更要高些，并用壤质客土筑墩。

一般在冬季筑墩和种植，植后第一年墩外空地间种水稻，晚造收割后，犁土晒白，并加些塘泥，修筑成比种植墩略宽的小畦，畦间留1～2m宽的沟，第二年这些畦沟仍可种水稻，秋收之后，开始大量客土，每1亩地客土12～15吨，畦间挖30多厘米深的小沟，将泥培上畦面，以加大龟背形畦面，然后采用旱作管理。采用这种方式所建的柑园，经过细致碎土筑墩和大量客土，畦土深厚，土壤结构好，树龄较长；但必须在排水较好的地段才能采用。

海涂建园：海涂地含盐量高，地下水位也高，规划工作应围绕洗盐、蓄淡、降低地下水位来进行，同时还要考虑建造防风林和交通运输道路。

由于水田一般土壤较为黏重、地下水位较高，如果要将原水田改垦成柑园，要挖排灌渠，排灌渠水面一般距离地表要达到80cm以上，并且要以燃烧后的煤渣或粗沙土进行改土，以增加土壤的透气性。在山坡上建果园，由于山坡土壤一般较为瘦瘠，宜增施有机肥进行改土。

4. 繁育

南宋韩彦直在《橘录》中对柑橘嫁接技术做了较详细的记述："取朱李核洗净，下肥土中，一年而长，又一年木大如小儿之拳，遇春月乃接。取诸柑之佳与橘之美者，经年向阳之枝以为砧。去地尺余，留锯截之，剔其皮，两枝对接，勿动摇其根。掬土实其中以防水，蒻护其外，麻束之……工之良者，挥斤之间，气质随异，无不活着。"柑橘繁殖技术的发明和应用，为现代大规模柑橘生产奠定了基础。

茶枝柑经过长期选育，自成品系，分大种油身、细种油身、大蒂、高笃4个品种。

（1）选择苗圃：选择地势开阔、向阳、土层深厚、肥沃、疏松、排水良好的沙质壤土，除尽杂草，深翻耙细，施足底肥，每667m²施肥2500～5000kg，整地做畦，畦宽1.2m，畦面平整。

（2）选择砧木：采用枳壳、红柠檬、江西红橘、年橘、软枝酸橘等作为砧木，亲和力强，生长迅速。砧木可用种子培育的实生苗，根系发达，抗逆性强。也有用酸橙、四季橘。山地、水田柑橘均以江西红橘为主，次为酸橘和红柠檬、福橘等。

江西红橘（朱橘）原产江西省新干县三湖，20世纪50年代引进广东，嫁接甜橙、夏橙、蕉柑、年橘、十月橘等亲和性良好，所嫁接的柑橘根系发达，对土壤适应性强，植株早结丰产，品质好。

红柠檬主产新会、普宁、中山、顺德、广州郊区等地，也是广东传统的水田柑橙的砧木，对甜橙、蕉柑、椪柑、新会柑等品种亲和性好，所嫁接的柑橘耐湿力强，植株早结、丰产、果大，但前期果实品质稍差。

（3）嫁接方法：主要有枝接法（圈枝、挨枝育苗法）和芽接法（单芽切接）。枝接法要在砧木和接穗形成层活跃时进行，将砧木在离地面30cm左右处锯断，再从砧木断面中央向下垂直纵切5～6cm深切口，选择无病虫害、健壮、质量好的茶枝柑嫩枝作接穗，并将其剪成10～15cm长、有2～3个芽的接穗，在接穗基部两侧各削1刀，成"V"字形，其长度与劈口相等。将接穗插入砧木切口内，双方形成层韧皮部互相衔接，然后以 PVC 薄膜包扎。芽接法是在 9～10 月进行，于砧木离地面 5cm 处开 1.5cm² 的方洞，去表皮直至木质部，从茶枝柑树叶腋处切取 1.5cm² 左右的方块芽作接穗。将削好的芽片嵌入砧木切口内，两者的韧皮部吻合紧接，接后用 PVC 薄膜带自下向上捆扎，并露出芽头，接口愈合后，去掉薄膜。当芽生长正常后，剪除接口以上的砧木。

（4）移栽：春植（立春至立夏）或秋植（白露至寒露）。受咸潮影响的围垦地区、春旱年份宜在 5～6 月雨季来临前栽植。每公顷栽植植株数不超过 1200 株。种植时，将苗木的根系和枝叶适度修剪后放入穴中央，舒展根系，扶正，边填土边轻轻向上提苗、踏实，使根系与土壤密接。填土后在树苗周围做直径 1m 的树盘，浇足定根水。栽植深度以嫁接口露出地面 5～10cm 为宜。采用株距 3m × 行距 4m 的密度进行栽植，亩植 55～60 株。

5. 田间管理

（1）合理间种：种植的间作物或草类应是与柑橘无共生性病虫、浅根、矮秆，以豆科植物和禾本科牧草为宜，适时收割翻埋于土壤中或覆盖于树盘。幼龄柑橘园的土地利用："第一年必种薯……第二至第五年必间种蕉及瓜、豆、薯、粟之属，以秆覆蔽之……围堤内外树以杂果、荔、蕉、桃、李间植之。堑可以蓄鱼，濠可以艺禾，橙下余地可以植蔬。"

（2）土壤管理：以有机肥和客土改良土壤。每年在夏、秋梢老熟后，新芽萌动前或采果后，中耕 1～2 次，每年施用石灰 1～2 次。每年深翻扩穴一般在秋梢老熟后进行，从定植穴外缘开始。幼龄树每年向外扩展 0.4～0.5m。回填时混以绿肥、秸秆或腐熟的有机质肥等，表土放在底层，心土放在表层，然后对穴内灌足水分。高温或干旱季节，建议树盘内用秸秆等覆盖，厚度 10～15cm，覆盖物应与根茎保持 10cm 左右的距离。培土在秋冬旱季中耕松土后进行，可培入塘泥、河泥、沙土或柑橘园附近的肥沃土壤，厚度 8～10cm。

（3）中耕除草：可在夏、秋季和采果后进行，每年中耕 1～2 次，保持土壤疏松无杂草。中耕深度 8～15cm，坡地宜深些，平地宜浅些。雨天不宜中耕。

（4）施肥：每年农历的正月、5 月和 9 月埋施有机质肥，每公顷年施用纯鸡屎量不少于 1200kg；产果 100kg 的植株，年施纯氮 0.8～1kg，氮、磷、钾比例 1：(0.3～0.4)：(0.8～1.0)。

1）施肥方式：以土壤施肥为主，采用环状沟施、条沟施、穴施和土面撒肥等方法，配合叶面施肥。幼树施肥：勤施薄施，以氮肥为主，配合施用磷、钾肥，春、夏、秋梢抽发期施肥 5～6 次，3、5、6、7、9、12 月，每次每株施碳铵 200g 或尿素 100g。1～3 年幼树单株年施纯氮 100～400g，氮、磷、钾比例以 1.0：(0.4～0.5)：1.0 为宜。成年树施好四次肥，即萌芽肥、保果肥、壮果肥、采果肥。施肥量：一般萌芽肥 1~1.5kg 化肥，一担粪水；保果肥 0.5~1kg 磷钾肥，加 0.5kg 化肥；壮果肥 0.5~1kg 化肥，加 0.5~1kg 磷钾肥；采果肥（基肥）以有机肥为主，株施 25~50kg 有机肥，加 0.5~1kg 化肥。施肥方法有：①埋施：在树冠滴水线处挖沟（穴），深度 20~40cm，宜轮换位置施肥。②土面撒施：在空气和地面湿度适合时，可以造粒缓释肥为主进行撒施。③灌溉施肥：淋施有微喷和滴灌设施的柑园，可进行灌溉施肥。④叶面追肥：在不同的生长发育期，选用不同种类的肥料进行叶面追肥，以补充树体对营养的需求。高温干旱期应按使用浓度范围的下限施用，果实采收前 20 天内停止叶面追肥。

2）施肥时机：①幼树施肥：勤施薄施，以氮肥为主，配合施用磷、钾肥。春、夏、秋梢抽生期施肥实行一梢二肥，顶芽自剪至新梢转绿前增加根外追肥。有冻害的地区，8 月以后应停止施用速效氮肥。1~3 年生幼树单株年施纯氮 100~400g，氮、磷、钾比例以 1∶（0.25~0.30）∶0.5 为宜。施肥量应由少到多逐年增加。②早施春芽肥：可提早到 1 月下旬至 2 月初施。提早施足水肥（稍偏施氮肥），促使春梢早发，且量多质好，可减少花量，提高花质，并推迟夏梢抽发。③重施壮果肥：茶枝柑果实第 2 次膨大高峰期在 9~10 月，此时若肥水供应充足，不但有利于果实增大，也有利于花芽分化，从而为翌年结果打好基础。一般以产果 100kg 施纯氮 0.8~1kg，氮、磷、钾比例以 1∶（0.3~0.4）∶（0.8~1.0）为宜。根据土壤肥力或叶片营养分析，适当施用微量元素肥。

3）肥料应以土杂有机肥为主：土杂肥既可提供橘树多种营养，又可改良土壤结构，同时肥效较长。冬春基更宜施饼肥、栏肥、垃圾、河塘泥和人粪等。土杂肥经腐熟后施效果更好，如未经堆放腐熟，使用时应在树冠滴水线以外挖沟深施效果较好。应用化肥作追肥时，必须用水浇施，切忌土壤干燥时挖穴干施。肥料用量不能过多，特别是氮素化肥更应注意施用量。年株产 50kg 的柑树，每次株施量纯氮不能超过 250g。根外追肥，肥液浓度不能超过 0.5%。

施土杂有机肥或将化肥、土杂肥混合施用，柑树很少发生肥害，而单施化肥则容易发生肥害。同样是化肥，施氯化铵最易发生肥害，其次是硫酸铵、尿素、氨水、碳酸氢铵等，施复合肥与过磷酸钙则较少发生肥害。用量过多和不当的施肥方法是引起肥害的主要原因。同样的施肥量，挖穴干施比开沟用水浇施者容易发生肥害。特别是当土壤干燥时挖穴干施，施后久晴不雨，一旦下雨，肥害可能来得更迅速更严重。

4）肥害：症状出现在施肥后 10~60 天内，首先从枝基老叶尖开始失水变白或黄化枯焦，随后即落，枝顶的新叶后落或枯焦在枝上不落。检查肥害严重的枯枝，可发现和施肥部位相对的地上部位的主枝、侧枝发生严重烂皮。刮皮观察，树皮失绿呈褐色，枝枯失水。挖根观察，施肥部位及附近表土层内的"麻布根"

全烂，细根和粗大横根的根皮腐烂脱皮，并向根茎、主干、主枝延伸。肥害程度较轻而幸存的柑树，一般就近的一次新梢不能抽发，如肥害发生在花前，就不能现蕾开花。

若施肥后见枝基部老叶枯焦脱落时，应迅速将施肥部位的土壤扒开，用清水浇洗施肥穴内土壤，以冲淡土壤肥液浓度，并切断已烂死的粗根，再覆新土。刮除根茎、主干部位烂皮，涂杀菌药剂，防止烂斑蔓延，并剪除枯枝。

（5）整型修剪：采用自然开心树型。主干定高 20~40cm，主枝（3~4 个）在主干上的分布均匀合理。主枝分枝角 30°~50°，各主枝上配置副主枝 2~3 个。一般在第三主枝形成后，即将类中央干剪除扭向一边作结果枝组。幼树要轻剪：选定类中央干、各主枝、副主枝延长枝后，进行中度、重度短截，以短截程度和剪口芽方向调节各主枝之间生长的平衡。结果期：选择短截处理各级骨干延长枝，抹除夏梢，促发健壮秋梢。秋季对旺长树采用环割、断根、控水等促花措施。盛果期：及时回缩结果枝组、落花落果枝组和衰退枝组，剪除挡光枝、枯枝、病虫枝，疏删过密枝群，保持果园通风透光，叶果比不少于 60∶1。搞好冬剪，大红柑枝梢多，花量大，内膛结果性能强，冬季修剪以疏剪为主，顶部"开天窗"，以提高翌年花质。提前放秋梢，夏梢抽发被推迟和削弱，春、秋梢间隔期只需抹一次零星夏梢，然后于 6 月中旬至 7 月初放秋梢。由于茶枝柑果实第 2 次发育高峰需要大量营养，即便提早放秋梢，也不会诱发大量冬梢。以发挥树冠最大光合效能及利于优质、高产、稳产为原则。

修剪时采取一年"两剪"，夏剪以"短截"为主，冬剪以"疏删"为主。进行"双剪"的柑园，对树势复壮，改造老树、弱树，提高产量有明显的效果。

（6）控花保果

1）控花：通过冬季疏剪、回缩以及花前复剪进行控花。强枝适当多留花，弱枝少留或不留，有叶单花多留，无叶花少留或不留；抹除畸形花、病虫花等。

2）保果：应根据树势和挂果量决定环割时期和次数，一般每次间隔时间不少于 15 天，次数不多于 3 次。对于树势旺盛，花量中等偏少的树，谢花后在主枝基部环割一圈（不要剥皮），以抑制夏梢，减少落果。老弱树应在开花前增施速效氮肥。开花前和谢花后每 7~10 天喷施一次营养液。盛花期每 2~3 天摇动主枝 1 次，以摇落花瓣，利于小果见光。

3）疏果：在生理落果后进行，根据叶果比进行疏果，疏除小果、病虫果、畸形果、密弱果。适宜的叶果比为（50~60）∶1。

4）果实套袋：套袋适宜期为 6 月下旬至 7 月中旬（生理落果结束后）。套袋前应根据当地病虫害发生情况对柑橘园全面喷药 1~2 次。纸袋应选用抗风吹雨淋、透气性好的柑橘专用纸袋，以单层袋为宜。果实采收前 15 天左右摘袋。

5）环割促花：环割的主要目的是控制地下部分根系活动和减少地上部分养分倒流和消耗。环割对象是对生势壮旺的挂果树进行环割。环割部位：幼年树环割主干，盛产期挂果树环割大主枝。环割深度以割断韧皮部而不伤木质部为宜。

（7）病虫害防治

1）前期处理：禁止检疫性病虫害从疫区传入保护区，保护区不得从疫区调运苗木、接穗、果实和种子。剔除病、弱、有虫卵的苗，以防带入木虱、粉虱、潜叶蛾等害虫。用热处理消毒种苗，用52℃温水浸砧木种子等办法，培育无病良种壮苗。

2）物理防治：利用灯光、趋化性及色彩防治害虫。如可用黑光灯引诱或驱避吸果夜蛾、金龟子、卷叶蛾等。

3）化学防治：按无公害食品柑桔生产技术规程（NY/T ）5015 – 2001 中"3.7.5"执行。禁止使用高毒、高残毒或有三致作用的药剂，见 NY/T. 5015 – 2001 附录 A。限制使用中等毒性以上的药剂，见 NY/T. 5015 – 2001 附录 B，每年每种药剂最多使用 1 次。允许使用低毒及生物源农药、矿物源农药，见 NY/T. 5015 – 2001 附录 C，每年每种药剂最多使用 2 次。

4）常见病虫害

①溃疡病：叶片染病症状：叶片染病时先在叶背出现针头大小的油渍状斑点，逐渐扩大，同时叶片正、背两面均逐渐隆起成近圆形、淡褐色病斑，不久表皮破裂，木栓化，中央灰白色凹陷，有细小的轮纹，周围有油渍状晕圈，严重时病叶枯落。枝梢染病症状：新梢受害以夏梢最多，先出现油渍状小圆点，扩大后变灰褐色，木栓化，略隆起，中心有裂口，严重时引起叶片脱落，甚至枝梢枯死。果实染病症状：果实受害症状与枝、叶相似，但病斑较大且只限于在果皮上，隆起显著，果实木栓化，有放射状裂口，病果易脱落，品质下降。

将杀菌剂铜高尚（碱式硫酸铜）稀释 500 ~ 700 倍，视病害与树势强弱情况，每隔 7 ~ 15 天喷施一次。若能赶在新梢抽发前 7 ~ 10 天用铜高尚预防溃疡病，效果更佳。柑橘秋梢期喷施铜高尚 + 碧护 + 耐普9，可防病壮梢，防裂果。

或将零星发病的病株挖除，并加以集中烧毁，修剪后对树冠认真喷 1 次 1 : 1 : 100 波尔多液或 0.5 ~ 1 波美度石硫合剂、45% 晶体石硫合剂 40 ~ 100 倍液，以减少园内菌源。喷施石硫合剂或晶体石硫合剂时，可在药液中加入 2 – 4 – D10mg/L，以减少树体不正常落叶。溃疡病性状见图 1 – 2。

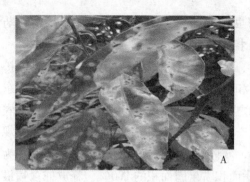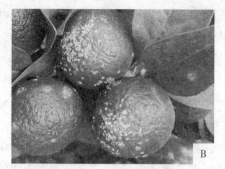

图 1 – 2　溃疡病性状

（A. 叶发病；B. 果发病）

②黄龙病：又称黄梢病、黄枯病、青果病。叶片有三种类型的黄化：斑驳黄化、均匀黄化和缺素状黄化。叶片转绿后局部褪绿，形成斑驳状黄化，斑驳位置、形状非常不规则，呈雾状，没有清晰边界，多数斑驳起源自叶脉、基部或边缘；均匀黄化多出现在秋季气温局部回落后，所抽生的秋梢晚秋梢上，新梢叶片不转绿，逐渐形成均匀黄化，多出现在树冠外围、向阳处和顶部；缺素状黄化不是真的缺素，是由于黄龙病引起根部局部腐烂，造成吸肥能力下降，引起叶片缺素，主要表现为类似缺锌、缺锰症状，是黄龙病识别的辅助症状。果实有两种类型症状：青果病主要表现为成熟期果实不转色，呈青软果（大而软）或青僵果（小而硬）；红鼻果主要表现为成熟期果实转色异乎寻常地从果蒂开始，而果顶部位转色慢而保持青绿色形成红鼻果。毁灭性病害一旦发病，就无法治愈，必须及时砍除，并在病穴内撒施熟石灰粉进行消毒。柑橘黄龙病靠木虱传播病毒，在柑橘生长过程中，及时用噻虫嗪，或啶虫脒，或吡蚜酮，或烯啶虫胺，或吡虫啉，或藜芦碱，或苯氧威，或噻嗪酮、丁硫克百威等加联苯菊酯进行防治木虱，就能减轻发病。黄龙病性状见图 1 – 3。

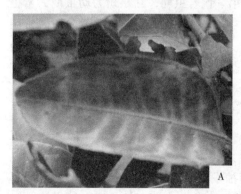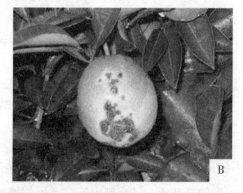

图 1 – 3　黄龙病性状

（A. 叶发病；B. 果发病）

③害虫：在放梢期防治潜叶蛾、蚜虫等害虫，可喷 1 ~ 2 次印楝素生物农药防治；防治粉虱可选用 10% 吡虫啉等。控制药剂的喷雾量。

螨类：常用药剂有噻螨酮、达螨灵、炔螨特、溴螨酯、双甲脒等，注意保护长须螨、钝螨、食螨瓢虫、日本方头甲和草蛉等天敌。"以螨治螨"是目前广东柑橘生产应用较成功的生物防治新技术之一，运用捕食螨防治害螨可替代化学农药防治，能大幅度减少农药使用量及农产品的农药残留量，果实色泽鲜艳、外观好，商品价值高。捕食螨（胡瓜钝绥螨）实验防治对象为柑橘红蜘蛛，其螨态为成螨和若螨；树龄 3 ~ 7 年。释放捕食螨面积占果园面积的 100%，释放捕食螨最适宜时间在 5 ~ 6 月，最好在 16：00 左右或阴天进行，遇雨天可推迟 1 ~ 3 天。一般树龄在 6 年生以上的每株释放 1 盒捕食螨（100% 处理），树龄较低可适当减少。3 ~ 9 周后收效良好。释放前要清园，冬春期清园 1 ~ 2 次，清除园内枯枝、病虫枝、烂叶果、杂草，对越冬介壳虫、粉虱、红蜘蛛和病菌进行 1 次全面药剂综合防治。在释放捕食螨前 3 ~ 4 天再清园 1 次，可用 0.3% 印楝素 1500 倍喷施，压低红蜘蛛基数，要求在释放捕食螨时确保红蜘蛛在每叶 2 头以下，利于捕食螨在短期内控制红蜘蛛的危害。适当留些白花草（俗名咸虾花），为捕食螨提供良好的栖息、繁殖的生态环境。避免使用化学农药和除草剂，对必须防治的病虫害，喷药时选用高效、低毒、对天敌安全的生物农药或采用灯光诱杀等物理方法。

红蜘蛛：开花前后（3 ~ 5 月）和秋季（9 ~ 11 月）是防治红蜘蛛的重点时期。花前虫口密度达 1 ~ 2 头/叶，花后和秋季达 5 ~ 6 头/叶时需进行防治。

锈壁虱：春梢抽发期、幼果期和果实膨大期为锈虱防治主要时期。当年生春梢叶背初现铁锈色，叶或果上虫口密度达每叶 2 ~ 3 头时需要即时防治。

蚧类：药物防治重点时期：矢尖蚧为第一代若虫期，红蜡蚧为幼虫期大量上梢为害时期（一般为 5 月上、中旬至 6 月中旬），吹棉蚧为幼虫盛发阶段。常用药剂有阴噻嗪酮、杀扑磷、苦参碱 + 烟碱、乐斯本、机油乳剂等。注意改善园内通风透光条件。保护和利用日本方头甲、红点唇瓢虫、草蛉、黄金蚜小蜂、澳洲瓢虫、大红瓢虫等天敌。

蚜虫：新梢被害率达 25%，应即时喷药防治。常用药剂有啶虫脒、乐果、丁硫克威等。应注意保护七星瓢虫、大草蛉、食蚜蝇、蚜小蜂等，剪除越冬虫卵，减少害虫基数。

潜叶蛾：防治的重点时期为夏、秋梢抽发期（7 月上中旬）。及时抹除零星抽发的夏秋梢，结合肥水管理，促使植株抽发的新梢健壮整齐。药剂防治：新梢抽发至 1 ~ 2cm 时喷药，7 ~ 10 天喷 1 次，连续 2 ~ 3 次。常用药剂有阿维菌素、杀螟丹、氯氟氰菊酯等。

天牛类：5～8月，晴天中午人工捕杀星天牛和绿桔天牛成虫，傍晚捕杀褐天牛成虫；及时削除虫卵、初孵幼虫和剪除被害枝梢；用棉花或棉纱浸湿乐果等杀虫剂原药后堵塞虫孔，再将虫孔用泥土封闭，以毒杀幼虫。

花蕾蛆：现蕾时选用甲敌粉、二嗪农颗粒等加细土混匀后撒施于树盘土面，每7天1次，连续2～3次；当花蕾直径为2～3mm时（现白时）选用硫磷、敌百虫等喷树冠；尽早摘除受害花蕾，集中深埋或煮沸。冬季深翻园土。

（8）灌排水

1）灌溉：柑树在春梢萌动期、开花期及生理落果期（2～5月）、果实膨大期（6～10月）对水分敏感，若此期长时间无雨，傍晚出现叶片萎蔫时应及时灌溉。在果实成熟期和采收期（10月中旬至12月中旬），此时若干旱应及时适量淋水。

2）排水：疏通排灌系统。多雨季节或果园积水时应及时排水；多雨的年份，果实采收前还可通过地膜覆盖园区土壤，降低土壤含水量，提高果实品质。

四、采收、加工与贮藏

采收是农业经济生产中的关键环节之一，采收时间较为重要。产地初加工也是影响质量的一个重要因素，俗话说"加工不当，药材质伤"。贮藏是药材进入市场前保证质量的重要一环，贮藏不当，则前功尽弃。新会陈皮作为陈皮中的佼佼者，又是常用的药食同源之品，适时采收、合理的产地加工和贮藏尤其关键。下面就介绍新会陈皮的采收、加工和贮藏方法、要求。

（一）采收

根据不同需求，采收时间不同，一般在每年的10月份（农历立秋至寒露）采摘青柑；在每年的11月份（农历寒露至小雪）采摘二红柑，二红柑是指未完全成熟的柑；在每年的12月份（农历小雪至小寒）采摘大红柑，大红柑是指充分成熟的柑。果实采前10～15天内，果园不进行漫灌。极其干旱情况下建议进行适量的淋水，宜在晴天、雾水干后采收，雨天、雾天不适采收。做到先熟先采、分期分批采收。采收时一果两剪，首剪在果蒂适当部位剪下，留叶的第二剪在靠果柄两片叶处剪掉，不留叶的第二剪沿果蒂平齐剪掉。青柑皮（青皮）、微红皮（黄皮）、大红皮（红皮）所占比率约为青柑皮30%、微红皮60%、大红皮10%。见图1－4。

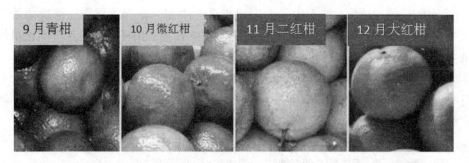

图1-4 不同采收期的茶枝柑

研究结果表明，不同产地的广陈皮中橙皮苷、川陈皮素和橘皮素的含量在10~12月份均呈一定的下降趋势。采收时间和产地是影响广陈皮药材质量的重要因素，在制定广陈皮质量标准时，应予以充分考虑，以确保药材质量稳定。结果见表1-7。

表1-7 不同产地青皮、陈皮中4种黄酮的含量（%）

成分	浙江		湖北		广东	
	青皮	陈皮	青皮	陈皮	青皮	陈皮
橘皮素	0.55	0.041	0.50	0.034	0.46	0.32
川陈皮素	0.89	0.044	0.98	0.042	0.53	0.48
橙皮苷	7.03	8.43	9.21	10.19	4.37	3.16
柚皮苷	0.029	0.014	0.006	0.016	0.062	0.033

韦正对橘果皮不同生长期主要活性成分动态变化规律进行了研究，结果表明，橘皮中总黄酮的含量从7月份幼果期的16.55%递减至12月份成熟期的10.37%；芸香柚皮苷从幼果期0.85%降至成熟期的0.17%；橙皮苷从幼果期的10.58%降至成熟期的5.52%；而川陈皮素和橘皮素旳含量呈现先增加后降低旳变化趋势。橘皮中总酚酸的含量从7月份幼果期的6.45%递减至12月份成熟期的3.80%。橘果皮从幼果期到成熟期，辛弗林的含量均呈现递减的变化趋势，从0.95%降至0.39%。7月份幼果期采摘的橘皮中辛弗林的含量较在12月份成熟期之后采摘的橘果皮高。7~9月份为橘果实的果实膨大期，幼果期、果实膨大期的橘皮辛弗林的含量显著高于成熟期的橘皮。此外，不同生长期的橘挥发油含有相同的物质成分，各成分在含量上有差异。

有人也研究了不同采收期广陈皮药材总黄酮、橙皮苷、川陈皮素和橘皮素含量的动态变化，广陈皮黄酮类成分中最主要的是橙皮苷，不同采收期广陈皮药材中所含川陈皮素和橘皮素的含量几乎没有变化，或者只有微小的变化，并且其含量均大大低于橙皮苷的含量。不同采收期广陈皮药材橙皮苷含量的变化情况与总黄酮基本一致，即随着采收期的推迟其含量呈下降趋势。以青皮橙皮苷的含量最高，而12月份采收的药材橙皮苷含量则最低。青皮总黄酮和橙皮苷的含量最高，这可能就是青皮与广陈皮"同源不同性"的内在机理。结果见表1-8、表1-9。

表1-8　不同采收期广陈皮三种黄酮含量（%）

采收期及规格	橙皮苷	川陈皮素	橘皮素
2005年10月（柑青皮）	2.561	0.453	0.344
2005年11月（微红皮）	2.390	0.336	0.274
2005年12月（大红皮）	1.500	0.260	0.185
2006年10月（柑青皮）	2.615	0.354	0.257
2006年11月（微红皮）	2.295	0.321	0.251
2006年12月（大红皮）	1.680	0.236	0.182
2007年10月（柑青皮）	3.060	0.328	0.228
2007年11月（微红皮）	2.170	0.322	0.245
2007年12月（大红皮）	1.510	0.260	0.207

表1-9　不同采收期广陈皮三种黄酮总含量

采收期	黄酮总含量（%）
2007年5/6月（个青皮）	70
2007年8月	46.85
2007年9月	61.3
2007年10月	48.88
2007年11月	40.66
2007年12月	31.56
2006年10月	45.86
2006年11月	42.64
2006年12月	38.8
2005年10月	52.74
2005年11月	43.58
2005年12月	42.48
2004年11月	54.38

王亚敏比较研究了茶枝柑青皮与陈皮挥发油成分，结果表明茶枝柑青皮与陈皮分别定性出49种和52种化合物，其中含量最高的均为D-柠檬烯，挥发油成分在种类上差异较小，含量差异明显。

大红柑果皮不同生长期成分含量略有区别，并有不同用途，同样制作陈皮，也要按采果早晚和果品等级分级。8月以前果实小，果皮青，只能作原子青（个青皮）、大壳青；8~9月可用刀划开制作四开青；9月果实膨大逐渐转熟后才能做三开熟皮。10月份大部分果实膨大后采果制作的陈皮其商品外观、品质效用更佳。进入11月是采摘制作一二级和特级陈皮的旺季。10月下旬至12月，果实成熟，酸度下降后才能作鲜果食用。冬至后10日，果皮变松，质地变差，不宜制作陈皮。

（二）加工与贮藏

1. 开皮

青柑加工剥出的皮叫青皮；二红柑加工剥出的柑皮叫二红皮或微红皮；大红柑加工剥出的柑皮叫大红皮。开皮一般采用正三刀法或对称二刀法。从果顶正三瓣开皮，留果蒂部相连。柑皮开三瓣晒出来的陈皮形态好，舒展如花瓣，而开四瓣则易缩卷，成品形态不好。见图1－5。

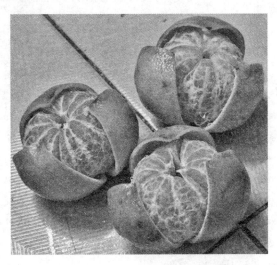

图1－5　正三刀法开柑皮图

2. 干燥

（1）晒干：将已开好果皮置于通风、当阳处，使其自然失水萎蔫，质地变软后翻皮，使橘白向外。将已翻好的果皮置于专用晒皮容器或晒场内自然晾晒干。

（2）烘干：将翻好的果皮置于干皮专用容器，在低温烘房内（最高温度不超过45℃）烘干。

程立方等对陈皮干燥方式进行了研究，微波与热风干燥使饮片挥发油成分损失较大；不同干燥方式对橙皮苷影响不显著。远红外干燥陈皮质量最好，为最佳干燥方法。干燥方式对挥发油的影响由大至小为：微波＞热风＞远红外＞晾干；干燥方式对饮片质量的影响由大至小为：晾干＞热风＞微波＞远红外。

3. 贮藏

将干燥好的陈皮用透气性好、无异味、无污染的材料包装。在地势较高、自然通风、干燥的地方，离地、离墙、离顶存放。

随着贮存期增加，总黄酮含量略有降低，但挥发油含量差异较大，特别是新鲜药材与贮存 1 年后的差异明显增大，之后 12 年的挥发油含量变化不大。广陈皮挥发油的成分和含量，总体上呈现分子量较小的成分减少、分子量较大成分增加趋势。

新鲜和陈旧的陈皮的挥发油，各低沸点成分随时间延长均有下降，而较高沸点成分下降缓慢，黄酮类物质无明显变化。

烧皮：新鲜柑皮中含有较多糖分，易吸潮，若堆放时间长而不及时翻堆和晒皮，产生升温，诱发快速糖醇解，造成的碳化和黑皮变坏现象。

新会陈皮是新会柑的果皮经晒干或焙干后的陈年贮存品。陈嘉谟在《本草蒙筌》中记载："新采者名橘红，气味稍缓，胃虚气弱者宜；久藏者名陈皮，气味辛烈，痰实气壅服妙。"新会陈皮一般要求在保护范围内自然条件下陈放 3 年以上进行陈化。

传统认为存放 3 年以上的柑橘皮才能叫陈皮，且越陈越好。但有关研究资料表明，陈皮久贮后，其主要有效成分挥发油含量大减，存放 3 年，挥发油几乎损失殆尽，且其重要成分橙皮苷含量降为 2.65%。赖新平等的实验结果表明，鲜橘皮、当年陈皮、多年陈皮、霉变陈皮橙皮苷含量依次降低。而《中国药典》（2015 年版）规定不得少于 3.5%，如按此规定，一般存放的陈皮已经属于不合格药品，当然我们不能以单一成分论药材药效。

新会中医院针对消化不良这一病症，通过研究对比 5 年、10 年及 20 年三组的陈皮药效，证实此三组年份中，的确是越陈越好。创始于 1600 年的广州陈李济药厂一直就选用新会陈皮入药，目前库房中仍有不少收藏百年的新会陈皮，属于其镇厂之宝。

魏莹等研究了不同包装贮藏方式对广陈皮质量的影响，考察 2 年内不同包装贮藏广陈皮饮片中橙皮苷、川陈皮素、橘皮素和辛弗林 4 个主要活性成分的含量变化，橙皮苷在贮藏期内含量基本稳定；川陈皮素和橘皮素在贮藏第 18 个月时含量均增加，且在第 24 个月保持不变；辛弗林在 0～18 个月内含量变化不大，但在第 24 个月含量降低。用纸袋（非真空）、塑料袋（真空、非真空）和铝箔袋（真空、非真空）进行包装，放在常温下进行贮藏保管，贮藏后期纸袋包装陈皮饮片中4个活性成分的含量均略低于其他4种包装方式，可能与其易吸潮有关。实验结果表明，广陈皮饮片以非真空塑料袋包装贮藏为宜。

王洋研究了不同采收期及贮存时间广陈皮药材中总黄酮、总生物碱、总多糖、橙皮苷、川陈皮素和橘皮素含量的动态变化。结果黄酮类成分与总生物碱含量随着贮存时间的延长会基本保持不变或者略有上升；在高温条件下，黄酮类成分化学性质较稳定，且随着烘烤时间的延长，含量会略有上升；不同贮存时间的广陈皮药材之间进行比较显示，随着贮存时间的延长，总黄酮含量均明显增高；3年中，10月份、11月份和12月份的总黄酮平均含量：2007年为40.37%、2006年为42.43%、2005年为47.1%。

挥发性成分总量下降，在贮存3年的样品中可检出成分减少，柠檬烯的相对含量增加。周欣等对不同贮存年份的广陈皮药材挥发性成分进行研究后发现，随着贮存年份增加，α-蒎烯、β-蒎烯含量有所增加，柠檬烯含量下降，存放1年的样品变化平缓，存放3年以上的样品变化较大；同时发现存放10年以上的广陈皮中多了醇、酮、酸、酯类等化合物成分。林林等研究不同年份广陈皮药材黄酮类成分的含量变化，发现随着贮存时间的延长，其总黄酮和橙皮苷的含量有所增加。

郑国栋等研究了分别贮存1、3、6、9、12、15、18、25、28、33年广陈皮中5个主要活性黄酮成分橙皮苷、川陈皮素、橘皮素、3,5,6,7,8,3′,4′-七甲氧基黄酮、5-羟基-6,7,8,3′,4′-五甲氧基黄酮含量，结果表明5个主要活性黄酮成分含量随贮藏年限的不同，存在一定的变化，其变化趋势基本一致，并认为随贮藏时间的延长，广陈皮黄酮类成分的含量在开始几年有增高趋势，随后趋向稳定；并且是由于挥发性成分散失所致，当挥发性成分散失到一定程度即趋向稳定，黄酮类成分含量也趋向稳定。

韦正等研究了不同贮藏年限的21批分别购于广东省新会区大泽镇、广东新宝堂陈皮有限公司的广陈皮中辛弗林及总黄酮含量的变化，实验结果表明，随贮藏时间的延长，广陈皮总黄酮类成分的含量有降低的趋势，但变化微小；辛弗林的含量也有降低的趋势。这与郑国栋的研究结果有部分相同。

严寒静的研究结果表明，不同贮存时间的广陈皮药材挥发油的成分和含量都发生了变化，总体上呈现分子量较小的成分减少、分子量较大成分增加的趋势。

贮存过程中广陈皮药材成分的含量变化以及化学成分种类上的增减都有可能是"陈皮宜陈"理论的根本依据。曹臣等的研究表明，存放一段时间后，陈皮中燥性成分小分子量的挥发油减少，有效成分橙皮苷含量增加，存放一年左右的陈皮具有较好的祛痰和缓解肠痉挛作用。

现代亦有学者对此提出了质疑。唐式良指出陈皮不宜陈放，而应鲜用。原因是陈皮香气的主要成分为挥发油，其中以右旋柠檬烯含量最高，而右旋柠檬烯易挥发，易分解，存放时间越久，其损耗越多，故陈皮应该以鲜用为好。王振财等对陈皮宜陈的说法提出质疑的原因也是如此。王振财等认为挥发油是陈皮的主要有效成分，对消化道平滑肌产生温和刺激，促使消化液分泌，排除肠内积气，刺激呼吸道黏膜，使之分泌增多，痰液得以稀释而咳出。但挥发油对温度、日光等很敏感，故储存日久，其有效成分必因挥发而减少，药效亦必降低，故认为陈皮不应长期储存，更不能待气味消失后再作药用。

《中国药典》（2015年版）规定陈皮在贮藏时要置阴凉干燥处，防霉，防蛀。

第三节　生药学研究

我国自秦汉以来的本草著作中所称的橙、柑、橘和现代所称有时并非同一物种。现今所称也因地而异，不尽相同。例如广东、广西、福建南部所称的橙（甜橙类），四川和浙江则称为广柑，湖南叫广橘或橘红，亦称广柑，云南和贵州则称为黄果。名称不统一的现象，即使在广东省内也是有的，例如把属于甜橙类的雪橙叫作雪柑，有将柚称为气柑的。此外，有些属柑类的，却称之为橘。本节从陈皮的来源、性状、显微、理化、基因等几方面对陈皮、广陈皮、新会陈皮进行鉴别。

一、陈皮的生药学鉴别

陈皮的来源品种较为繁杂，需要从来源、性状、显微、理化、成分含量等方面进行鉴别。

（一）来源

陈皮来源于橘 *Cirtrus reticulate* Blanco 及其栽培变种，2015年版《中国药典》上记载橘的栽培变种除了广陈皮的主要来源茶枝柑（*Citrus reticulata* 'Chachi'）外，还有福橘（*Citrus reticulata* 'Tangerina'），又名红橘、漳橘等，分布于安徽、浙江、江西、湖北、四川、福建等地；大红袍（*Citrus reticulata* 'Dahongpao'）分布于湖北、四川、贵州、福建等地；温洲蜜柑（*Citrus reticulata* 'Unshiu'）分布于浙江、福建等地。其实市场上流通的品种还有瓯柑（*Cirtrus suabissima* Tanaka），又名乳柑、真柑，分布于浙江等地；朱橘（*Cirtrus erythrosa* Tanaka），又名朱红橘、朱砂橘等，分布于陕西、安徽、江苏、浙江、湖北、湖南、江西等地；黄岩蜜橘（*Cirtrus subcompressa* Tanaka）分布于浙江；天台山蜜橘（*Cirtrus succosa* Tanaka）分布于浙江；乳橘（*Cirtrus kinokuni* Tanaka）分布于江西、浙江；甜橘（*Cirtrus ponki* Tanaka）分布于广东等。

（二）性状鉴别

常剥成数瓣，基部相连，有的呈不规则的片状，厚1～4mm。外表面橙红色或红棕色，有细皱纹和凹下的点状油室；内表面浅黄白色，粗糙，附黄白色或黄棕色筋络状维管束。质稍硬而脆。气香，味辛、苦。见图1-6。

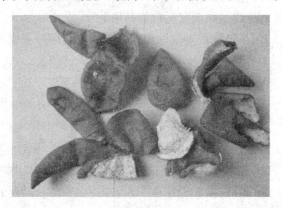

图1-6　陈皮药材

（三）显微鉴别

本品粉末黄白色至黄棕色。果皮表皮细胞表面观呈多角形、类方形或长方形，垂周壁稍厚，气孔类圆形，直径18～26μm，副卫细胞不清晰；侧面观外被角质层，靠外方的径向壁增厚。中果皮薄壁组织众多，细胞形状不规则，壁不均匀增厚，有的呈连珠状。草酸钙方晶成片存在于中果皮薄壁细胞中，呈多面体形、菱形或双锥形，直径3～34μm，长5～53μm，有的一个细胞内含有由两个多面体构成的平行双晶或3～5个方晶。橙皮苷结晶大多存在于薄壁细胞中，黄色或无色，呈圆形或无定形团块，有的可见放射状条纹。螺纹导管、孔纹导管和网纹导管及管胞较小。

樟头红和南丰橘皮的构造近似。横切面可见外果皮为一列细小类方形的表皮细胞，外被角质层，有气孔，中果皮为薄壁细胞，向内细胞逐渐增大，其中散有卵圆形大型油室，薄壁细胞中可见草酸钙方晶或棱晶，维管束细小，多散布于中果皮内侧。但樟头红油室多分布于果皮外侧，较大，长径可达960μm。

根据横切面的显微鉴别点如表皮细胞的形状、油室的形状、油室的大小及方晶、橙皮苷结晶大小和数量等特征难以鉴别陈皮各栽培变种。

（四）薄层鉴别

取本品粉末0.3g，加甲醇10mL，加热回流20分钟，滤过，取滤液5mL，浓缩至1mL，作为供试品溶液。另取橙皮苷对照品，加甲醇制成饱和溶液，作为对照品溶液。照薄层色谱法（通则0502）试验，吸取上述两种溶液各2μL，分别点于同一用0.5%氢氧化钠溶液制备的硅胶G薄层板上，以乙酸乙酯－甲醇－水（100∶17∶13）为展开剂，展至约3cm，取出，晾干，再以甲苯－乙酸乙酯－甲酸－水（20∶10∶1∶1）的上层溶液为展开剂，展至约8cm，取出，晾干，喷以三氯化铝试液，置紫外光灯（365nm）下检视。供试品色谱中，在与对照品色谱相应的位置上，显相同颜色的荧光斑点。

（五）质量与等级

1. 水分

不得过13.0%（《中国药典》通则0832第四法）。

2. 黄曲霉毒素

照黄曲霉毒素测定法（《中国药典》通则2351）测定。取本品粉末（过二号筛）约5g，精密称定，加入氯化钠3g，照黄曲霉毒素测定法项下供试品的制备方法测定，计算，即得。

本品每1000g含黄曲霉毒素B_1不得过5μg，黄曲霉毒素G_2、黄曲霉毒素G_1、黄曲霉毒素B_2和黄曲霉毒素B_1总量不得过10μg。

3. 含量测定

照高效液相色谱法（《中国药典》通则0512）测定。色谱条件与系统适用性试验以十八烷基硅烷键合硅胶为填充剂；以甲醇－醋酸－水（35∶4∶61）为流动相；检测波长为283nm。理论板数按橙皮苷峰计算应不低于2000。

对照品溶液的制备：取橙皮苷对照品适量，精密称定，加甲醇制成每1mL含0.4mg的溶液，即得。

供试品溶液的制备：取本品粗粉约1g，精密称定，置索氏提取器中，加石油醚（60~90℃）80mL，加热回流2~3小时，弃去石油醚，药渣挥干，加甲醇80mL，再加热回流至提取液无色，放冷，滤过，滤液置100mL量瓶中，用少量甲醇分数次洗涤容器，洗液滤入同一量瓶中，加甲醇至刻度，摇匀，即得。

测定法：分别精密吸取对照品溶液与供试品溶液各5μL，注入液相色谱仪，测定，即得。

本品按干燥品计算，含橙皮苷（$C_{28}H_{34}O_{15}$）不得少于 3.5%。

贾晓斌等用 HPLC 法测定了苏州地区陈皮中辛弗林含量，苏州地区的红橘类样品辛弗林含量在 0.211% ~ 0.594% 之间，波动较大。进一步测定了其他地区的样品，含量差异更大。结果见表 1 – 10。

表 1 – 10　苏州地区不同品种陈皮中辛弗林含量表（%）

样品	含量	样品	含量
早红	0.357	香橙	0.125
晚红（鲜品）	0.266	西山大桔	0.462
晚红（干品）	0.455	了红	0.341
温柑	0.594	福橘	0.211

江西主产的朱橘、樟头红、南丰蜜橘三种陈皮挥发油中均含柠檬烯、r – 松油烯、β – 月桂烯及芳樟醇等有效成分，挥发油含量朱橘为 3.35%、樟头红 4.54%、南丰蜜橘 5.35%。广陈皮挥发油含量 6.06%、大红袍 6.47%、温州蜜柑 3.14%、福橘 7.21%，且各陈皮挥发油组分上有较大差异，广陈皮挥发油含有效成分 β – 蒎烯是其他品种的 6 倍。

4. 等级规格

（1）选货等级

1）一等品：片大，橙红色，油点无数，稍硬脆，气香，味辛、苦。

2）二等品：片小，间有破块，表面黄褐色或黄红色、暗绿色。内面类白色或灰黄色，较松泡。质硬而脆，易折断。气香，味微辛、苦。余同一等。

以上均要求无杂质、虫蛀、霉变、病斑。

（2）统货：常剥成数瓣，基部相连，有的呈不规则的片状，厚 1 ~ 4mm。外表面橙红色或红棕色，有细皱纹和凹下的点状油室；内表面浅黄白色，粗糙，附黄白色或黄棕色筋络状维管束。质稍硬而脆。气香，味辛、苦。无虫蛀，无霉变，杂质少于 3%。

二、广陈皮的生药学鉴别

传统中药陈皮因道地广东而得名广陈皮，广陈皮也称为"广皮""广橘皮"，是陈皮中的上品。《广东通志》中载："今广东柑橘橙柚之皮皆充广陈皮。"道光年间《新会县志》："红者名大红皮，凡果之皮以柑皮为尤佳，故又名果皮，入药去白用能除痰，与橘红同功，陈者良。"记录了新会柑作为"陈皮"入药的历史依据。

（一）来源

《中国药典》（2015 年版）中记载广陈皮为芸香科植物橘 *Cirtrus reticulata* Blanco 及其栽培变种的成熟果皮。产于广东的为"广陈皮"，来源主要有主产于广东省江门新会的茶枝柑（*Citrus reticulata* 'Chachiensis'），主产于广东省肇庆四会的行柑（*Citrus suhoiensis* Tanaka）、十月橘（*Citrus reticulata* 'Shiyue Ju'）、八月橘（*Citrus reticulata* 'Bayue Ju'）、甜柑（*Citrus suhoiensis* Tnaka），主产于广东省河源市紫金县的榕林甜橘（*Citrus reticulata* 'Ronglin Ju'），主产于广东省清远的年橘（*Citrus reticulata* 'Nian Ju'）。

成树森等用 ITS2 序列对广陈皮基原植物进行鉴定，结果表明广陈皮种内最大 K2P 遗传距离远小于种间最小 K2P 遗传距离，由构建的系统聚类树可以看出，广陈皮基原植物及药材聚成一支，并与其他近缘种植物明显分开。

（二）性状鉴别

常 3 瓣相连，形状整齐，厚度均匀，约 1mm。点状油室较大，对光照视，透明清晰。质较柔软。气香，味辛、苦。

张清研究了广陈皮等 6 种栽培型陈皮的品质，结果表明广陈皮气清香特异，对光透视，油囊清晰且密集，与其他陈皮品种均不相同。见图 1 - 7。

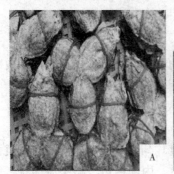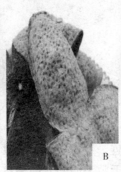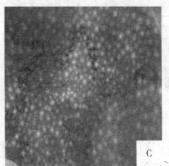

图 1 - 7　广陈皮
（A. 筋脉；B. 油点；C. 透视油点）

（三）显微鉴别

张清研究的结果表明，广陈皮的橙皮苷结晶数量及形态与其他陈皮具有差异性，虽外观特征与陈皮相似，但油室碎片多，橙皮苷结晶大而多。

（四）理化鉴别

薄层鉴别方法与陈皮相同。张清的研究表明，广陈皮中 D - 柠檬烯含量最低，γ - 萜品烯最高；广陈皮中 γ - 萜品烯含量可能是区别于其他种陈皮的因素之一，特有成分 2 - （甲氨基）苯甲酸甲酯可能是香气异于他种陈皮的物质基础。从 HPLC 指纹图谱研究结果可知，大红袍、温州蜜柑、蕉柑、年橘、贡柑等 5 种陈皮与茶枝柑皮存在一定成分差异。广陈皮不同品种中挥发油的含量及特性不同。见表 1 - 11。

表 1 - 11　广陈皮挥发油的含量及折光率

品种	茶枝柑	八月橘	十月橘	陈皮
百分含量	3.541	3.187	1.541	1.5 ~ 2.0
折光率	1.4740	1.4714	1.4718	1.472 ~ 1.474

成树森等用基因测序法对广陈皮药材进行鉴定，广陈皮药材的测序成功率明显低于原植物的测序成功率，年份越高的广陈皮测序成功率越低。

（五）质量与等级

1. 质量

参照"陈皮"项下检测。

2. 等级规格

鲍倩等人的研究结果表明，广陈皮商品规格的主要感官评价指标为广陈皮的气、油室、味、厚度、外表面颜色等，且重要程度依次减弱。

根据 2017 年中华中医药学会团体标准，广陈皮的规格等级如下。

（1）选货等级

1）一等品：常 3 ~ 4 瓣相连，形状整齐，厚度均匀，裂片多向外反卷。表面橙红色或棕红色，显皱缩，有无数大而凹入的油室。内面白色，略呈海绵状。质柔，片张较厚，断面不齐。气清香浓郁，味微辛，不甚苦。

2）二等品：常 3 ~ 4 瓣相连和不规则的片张，裂片多向外反卷。表面橙红色或红棕色，有无数大而凹入的油室。内表面类白色，较光洁。质较韧，皮张较薄，余与一等同。

3）三等品：常 3 ~ 4 瓣和不规则的片张，裂片多向外反卷，皮薄而片小。表面红色或带有青色，有无数凹入的油室。内表面白色，较光洁。质较韧，皮张较薄，余与一等同。

4）出口品：与一等果皮标准同。

以上均要求无杂质、虫蛀、霉变、病斑，且干燥。

（2）统货：常3~4瓣相连，形状整齐，厚度均匀，约1mm。外表面橙红色、红棕色或棕紫色，内表面白色或类白色。点状油室较大，对光照视，透明清晰。质较柔软。无虫蛀，无霉变，杂质少于3%。见图1-8。

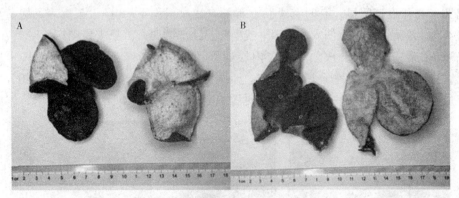

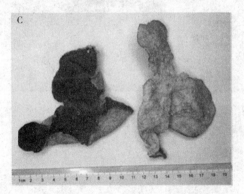

图1-8　广陈皮药材规格等级性状图

（A. 广陈皮一等；B. 广陈皮二等；C. 广陈皮统货）

三、新会陈皮的生药学鉴别

广陈皮中又以新会陈皮为道地药材，质量最优，因此其混充现象也较普遍。

（一）来源

新会陈皮来源于芸香科植物橘栽培变种茶枝柑（*Cirtrus reticulata* 'Chachi'），又名新会柑、大红柑的果皮。

1. 植物形态特征

茶枝柑植物为常绿小乔木，枝扩展或下垂，有刺。叶互生，单身复叶，叶片近革质，椭圆形、卵形或披针形，长通常4~8cm，宽2.5~3cm，顶端钝，常凹头，基部楔尖，边缘多少有圆齿或钝齿，很少全缘，叶脉至叶片顶部凹缺处常叉状分枝，侧脉清晰，羽叶狭长或仅有痕迹，与叶片相联处有关节。花春夏间开放，白色，两性，1～3 朵腋生，花萼长约 3mm，不规则 5～3 裂，花瓣长圆形，长不超过 1.5cm，雄蕊 20～25 枚。果扁圆形，高 3.5～5cm，宽 4.5～6cm，顶部略凹，花柱痕迹明显，有时有小脐，蒂部有浅放射沟 4～8 条，果皮表面橙黄至橙红色，有光泽，油点凹入，基部平或隆起，顶部微凹入。果皮易剥离，厚 2.7～3.3mm，质松脆，充分成熟果皮白内层如棉丝状，有特殊芳香味；瓤囊 10～12瓣，中心呈空柱状。种子 15～25 粒，卵圆形，淡黄褐色，端尖或钝，多胚。果实成熟期为 11 月下旬～12 月中旬。见图 1－9。

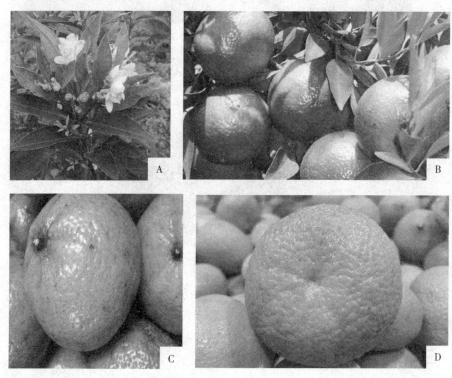

图 1－9　茶枝柑的花果

(A. 花期；B. 青柑；C. 微红柑；D. 大红柑)

2. 茶枝柑果与不同品种陈皮鲜果比较

比较鲜果皮颜色、大小、剥离程度、厚度，测量果实的横轴（以果实中心为圆心的直径长）、纵轴（垂直于横轴的过果实中心的轴长）长度，计算其横纵轴比值。

（1）大小：四会青皮蜜橘、南丰蜜橘果小；十月橘、八月橘、年橘、阳山橘、马水橘果较小；茶枝柑（特殊的香味）、红橘、樟头红、贡柑、温州蜜橘、早橘、福橘果中等；蕉柑、椪柑果大。

（2）果皮厚度：橙类、蕉柑、椪柑果皮厚；茶枝柑、贡柑、年橘、福橘、红橘、早橘、温州蜜橘、樟头红、马水橘、阳山橘等果皮中等或较薄。

（3）果皮颜色：红橘、樟头红果皮红色；其他果皮橙黄色、橙红色。

（4）质地：贡柑皮内面密实；温州蜜橘、早橘皮、茶枝柑内面疏松。

（5）横纵轴比值：橙类（*Citrus sinensis*）果实横纵轴比值介于 0.8 ~ 1 之间；柑橘类（*Citrus reticulata*）果实横纵轴比值介于 1 ~ 2 之间。

（二）性状鉴别

1. 大红皮（红皮）

大红皮指果皮已基本着色，生理已基本成熟时（通常指农历小雪至小寒）采收果实所加工的皮。外表色泽棕红色至红黑色，有无数大而凹入的油室，皱缩十分明显。内表雪白、淡黄白至棕红色，海绵浮松状明显。质软，皮厚，气香，味辛、微甜。见图 1 - 10。

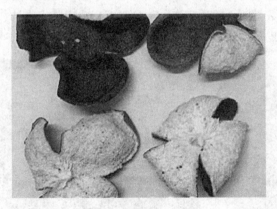

图 1 - 10　新会大红皮

2. 微红皮（黄皮）

微红皮指果皮开始着色，但未完全着色，生理仍未充分成熟时（通常指农历寒露至小雪）采收果实所加工的皮。外表色泽褐黄色至棕黄褐，有无数大而凹入的油室，皱缩较明显。内表雪白、淡黄白至棕红色，海绵浮松状不明显。质较硬，皮微厚，味辛、微苦、略甜。见图 1 - 11。

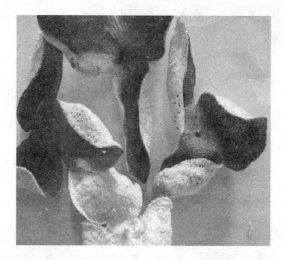

图 1-11　微红皮

3. 柑青皮（青皮）

柑青皮指果皮未着色，生理未成熟时采收果实所加工的皮。外表色泽青褐色至青黑色，有无数微凹入的油室点，不显皱缩。内表紧密光洁，雪白、淡黄白至棕红色。质硬，皮薄，味辛、苦，气芳香。见图 1-12。

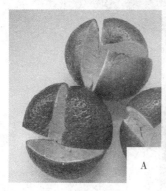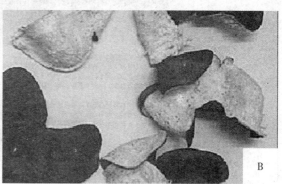

图 1-12　青皮
（A. 鲜皮；B. 干皮）

4. 胎青

胎青指果皮绿色，生理尚属幼果（通常指 5~6 月）时采收的果实。圆球形，直径 0.8~1.5cm，基部稍突起。表面黑青色，稍粗糙，可见微凸起的小油点。质坚硬，断面棕黄色，中央瓢囊色深。气香，味苦、辛。见图 1-13。

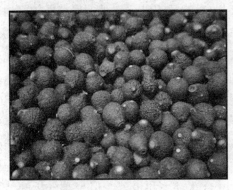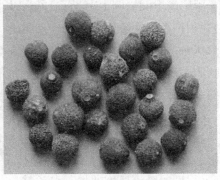

图 1 – 13　胎青

关于青皮，《本草纲目》云："青橘皮乃橘之未黄而青色者，薄而光，其气芳烈，今人多以小柑、小柚、小橙伪为之，不可不慎辨之。"《中国药典》（2015年版）规定除未成熟果皮外，橘及其栽培变种的幼果也可作青皮应用。国内市场所售青皮尚有甜橙（又名广柑）等柑橘的幼果和未成熟果实的果皮。现在的新会陈皮中的"青皮"能否作为陈皮用有待商榷。

（三）显微鉴别

鉴别特征同广陈皮。但气孔大小在不同品种上有所不同。气孔较小，纵轴小于 27.8μm，包括年橘（气孔纵轴 23.4 ~ 27.8μm）、四会青皮蜜橘（气孔纵轴 24.7μm）、马水橘（气孔纵轴 25.9 ~ 27.6μm）、阳山橘（气孔纵轴 25.5 ~ 27.2μm）、十月橘（气孔纵轴 25.3 ~ 27.6μm）；气孔较大，纵轴大于 31.8μm，包括早橘（气孔纵轴 31.8 ~ 34.3μm）及绝大部分的贡柑、椪柑和蕉柑；气孔大小居中，纵轴 27.8 ~ 31.8μm 之间，包括新会茶枝柑（气孔纵轴 28.6 ~ 31.9μm）、福橘、红橘、南丰蜜橘、温州蜜橘、樟头红、芦柑、八月橘、橙类及部分贡柑、椪柑和蕉柑。

（四）理化鉴别

薄层鉴别方法与陈皮相同。

杨洋等研究了产于新会等不同地区广陈皮的 HPLC 指纹图谱，结果表明产于广东省江门市新会区古井镇、会城镇、崖门镇、双水镇、大泽镇、司前镇、小岗镇与高要市水南镇、惠州市龙门县的茶枝柑指纹图谱较为相似，南丰蜜橘、砂糖橘与大红袍的相似度较高，其他各品种与广陈皮的相似度相差较远。

周欣等采用 FTIR 对不同产地陈皮的鉴别进行了研究，广东新会、汕头及广西的陈皮在 1690、1521、1244、1173 和 749cm⁻¹ 处多了一组系列峰（与 2 – 甲氨基－苯甲酸甲酯谱图上1687、1521、1251、1173和751cm^{-1}处的峰全能较好地对应），但广东新会陈皮1690cm^{-1}处峰是1644cm^{-1}处的一半，广东汕头、广西的陈皮1690cm^{-1}处峰与1644cm^{-1}处峰等高。而上海、江西、四川、湖南的陈皮观察不到2－甲氨基－苯甲酸甲酯成分的特征吸收峰。该指纹特征可作为陈皮道地药材的一种简单、快速的鉴别依据。

胡继藤等采用GC－MS结合化学计量学方法鉴别不同产地与种源陈皮，实验结果显示，广东省江门市新会的茶枝柑、广西桂林市和浙江台州市黄岩区的温州蜜柑、重庆市涪陵区的大红袍都含有α－蒎烯、β－蒎烯、β－月桂烯、D－柠檬烯、γ－松油烯、异松油烯、松油醇、α－合欢烯、甜橙醛，但聚类分析的结果表明新会地区的茶枝柑样品与其他产地的非茶枝柑品种样品各自聚为一类，不同品种样品又各自聚为一小类。说明新会的茶枝柑从成分上说也是自成一系。

罗艳等用指纹图谱结合化学计量学评价及鉴别新会陈皮与陈皮，以32批新会陈皮指纹图谱的共有模式作为新会陈皮标准指纹图谱，32批新会陈皮及10批陈皮的相似度值分别为0.906～0.999、0.326～0.396。通过聚类分析和主成分分析方法，能明显地将新会陈皮与陈皮区分开来。

《中国药典》（2015年版）以橙皮苷含量作为广陈皮质量的评价指标。有人采用HPLC对27个批次广陈皮的橙皮苷含量进行测定，并进行统计分析，发现广陈皮的商品规格等级与橙皮苷含量没有显著性差异，即广陈皮的商品规格等级与橙皮苷含量不存在内在联系。研究中还发现，相当一部分广陈皮药材样品中橙皮苷含量均低于《中国药典》（2015年版）标准，而所购伪品或非新会陈皮的橙皮苷含量高出标准1倍以上。因此，单一通过橙皮苷的含量来评价广陈皮药材的质量并不客观。

（五）DNA条形码鉴别

trnH－psbA和ITS组合的DNA条形码与陈皮的地理分布间没有明显相关性，与陈皮长期的人工选择、培育和引种，以及陈皮样本的地理分布界限不明显有关。trnH－psbA、ITS条形码可用于鉴别柑橘类和橙类的种间差异，不能有效鉴别柑橘类内或橙类内样品的差异。

橙类陈皮与茶枝柑皮比，超高效液相色谱（UPLC）指纹谱图相似度（s）≤0.4，GC指纹谱图相似度≤0.8；柑橘类陈皮与茶枝柑皮比，UPLC指纹谱图相似度≥0.8（温州蜜柑除外，其s仅为0.18），GC指纹谱图s值较宽（除温州蜜柑、青皮蜜橘、蕉柑的s值较低外，s≤0.16，其他柑橘s>0.61）。橙类与柑橘类两大类在性状和化学成分存在明显的差异。trnH－psbA和ITS组合DNA条形码属于两大类聚类分支，结果证明两大类间存在明显的遗传物质差异。

　　广东新会的柑与年橘按国家柑橘品种分类均属宽皮橘类，但新会人认为新会柑就是柑，年橘才是橘，新会柑果大，年橘果小，两者成熟期也不同。

　　有人研究收集的广陈皮药材及基原植物茶枝柑，既有来源于道地产区新会，也有来源于广州，栽培方式有圈枝也有驳枝，基于 ITS2 序列的结果表明，不同产地、不同栽培方式的各样品之间种内变异较小，DNA 突变率较低，较好地聚为一支。另外，初步试验表明，在 trnH – psbA 序列的结果中，通过嫁接（驳枝）的部分茶枝柑样品会与其砧木柠檬聚在一起。结果表明，植物与药材的扩增成功率都较高，但是药材的测序成功率明显低于植物的测序成功率，年份越高的广陈皮测序成功率越低。在实际工作中，中药鉴定的对象是药材或饮片而非原植物，如果要确定广陈皮药材测序成功率与药材年份是否存在负相关关系，则需要扩大采集样本的范围和数量做进一步研究。

　　通过 ITS2 序列构建邻接（NJ）树，可以将广陈皮基原植物与近缘种植物分开，并且有较高的步长（Bootstrap）支持率。此外，实验结果也显示，广陈皮基原植物及药材种内变异较小，而种间遗传距离较大。因此，基于 ITS2 序列的 DNA 条形码鉴定方法也可以准确地将广陈皮基原植物及其近缘种植物区分。

（六）质量与等级

1. 质量

参照"陈皮"项下检测。

2. 等级规格

（1）选货等级

1）一等品：外表面棕褐色，内面淡黄白色，气味浓。

2）二等品：外表面暗棕色，内面类白色或灰黄色，气味较清香。

　　一等品与二等品共同点：常3瓣相连，形状整齐，厚度均匀，每片向外反卷且呈近宽椭圆形。放置日久者有无数大而凹入的油室，粗糙，有麻点。内面有分布不均匀的橘络。质柔软，有弹性，不易折断。气清香，味甘、微辛，嚼之稍有麻舌感。

　　（2）统货：常3瓣和不规则的片张，裂片多向外反卷。有无数大而凹入的油室。外表面棕红色或暗棕色，内表面白色，略呈海绵状。片张较薄。气清香浓郁，味微辛。均要求无杂质、虫蛀、霉变、病斑。

四、新会陈皮的品质

　　广陈皮与新会皮有共同的发展脉络，有时广陈皮完全指的就是新会皮，两者很多时候是互用的，特别在明清以后。广陈皮与新会皮以其卓越的药效成就了其岭南道地药材的地位，也使得广陈皮与新会陈皮美名广播天下。

新会陈皮的应用已得到广泛认可，获国家质检总局正式批准为"国家地理标志"产品。经广东省质量技术监督局审定又通过了其地方标准《地理标志产品新会柑》和《地理标志产品新会陈皮》。广东省药品标准中，新会陈皮已获批准并已公示。新会陈皮被评为江门市十佳农（土特）产品，被列入广东省非物质文化遗产，被广东省食文化研究会特产文化专业委员会、岭南食文化品牌推介委员会评为"广东最具代表性的地方特产"。2011年，新会被中国药文化研究会命名为"中国陈皮之乡"和"中国陈皮道地药材产业之乡"。2013年，新会被中国药文化研究会授予"中国和药文化示范基地"，新会陈皮被广东十宝评选活动组委会评为"广东十件宝"之首。

《地理标志产品新会陈皮》（DB44/T604）规定：新会陈皮特指在新会陈皮地理标志产品保护范围内栽培的茶枝柑（*Citrus reticulata* 'Chachi'，原产、主产广东新会）的果皮经晒干或烘干，并在保护区域范围内贮存陈化三年以上的干品。

（一）规格分类

传统按其规格质量分为头红、极红、苏红、二红、拣红、青皮六种货式。按采收时期可分为柑青皮、微红皮和大红皮等三种货式。元代王好古云："橘皮以色红日久者为佳，故曰红皮、陈皮。"明代张浩《仁术便览·卷四·炮制药法》中认为："陈皮广者、红者佳。"传统膳食烹饪、茗茶、食品类陈皮制品都是以大红皮为上等主要原材料，其香味和口感均优胜于微红皮和柑青皮。

（二）外观的经验鉴别

1. 颜色

年份短的新会陈皮内表面呈雪白色或黄白色，外表面呈猪须纹，颜色呈鲜红色或暗红色；高年份的新会陈皮内囊风化自然剥落，内外表面猪须纹明显，呈棕褐色甚至黑色。但无论多陈，都干净鲜明，纹理清楚，有光泽。而外地陈皮则由于产地不同，陈皮颜色不统一，呈现青色、黄色、红色不等，颜色或深或浅，内囊光滑无脱落感，皱纹不匀。

2. 形状

正宗新会陈皮的基部相连，规则三瓣状，片张反卷。经过数十年的陈化后，陈皮的形状若仍为三瓣完整无缺，为之极品。而外地陈皮则片状多不规则，零碎型者居多。保存陈化较好的新会陈皮质地柔韧呈整齐三瓣，基部相连，裂片向外反卷。

3. 表面

新会陈皮表面有无数大小均匀且凹入的油点，皱缩十分明显。油室完整度越高，陈皮所含橙皮苷等活性物质就越高，药用养生功效就越好。外地陈皮的油点则分布不匀，数量较少，大小不一。从表皮观察，用指甲刮一刮新会陈皮表皮，刮过的地方有油光，年份短的陈皮油光稍多，年份长的陈皮油光略少。外地陈皮的这个特征则不明显。新会陈皮表皮猪鬃纹、油包粒突出、有光泽、有油气、通常有疤痕，伪品无此特征。其次，新会陈皮果皮层较厚，海绵状浮松，无明显果肉瓣痕迹，油包颗粒较大，有明显突出感和油光，且分布稠密。见图1-14。

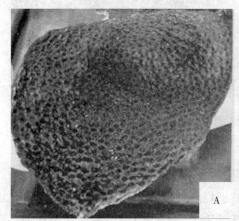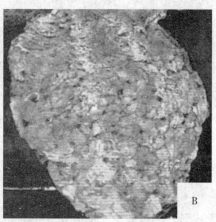

图1-14 新会陈皮外内面

(A. 外表面；B. 内表面)

4. 气味

新会陈皮香气异常，醇厚浓郁，味微辛而不甚苦，过齿留香，有回甘口感，无苦涩味。时间越长而愈发奇香，好的新会陈皮能闻到馥郁的香味。5～10年的新会陈皮略带柑香，味苦、酸、涩；10～20年的柑香味基本消去，甘香味渐浓，没有糖酸味；20年以上的要刮破表层才嗅到甘醇香味；30年以上则呈樟香味；50年以上的新会陈皮更是弥足珍贵，随手拈起一片，闻气味，有药香、老药材的味道，历经岁月，陈香醇旧。闻气味是辨别真伪新会陈皮的重要方法。新会陈皮的挥发油种类多，香气独特、不单一，其香气是复合型的香气。而外地陈皮则由于挥发油种类少，香气微弱、单一，或甜，或酸，或苦，或涩，其香气随陈化年份长短发生的变化不大。

5. 质地

新会陈皮陈久者轻、硬。梅雨天时用手去感触陈皮，年份越短皮身就越软；而年份越长的陈皮，皮身的手感就越硬，容易碎裂。外地陈皮则皮硬，容易折断、碎裂。

6. 茶色

泡茶时间长，十几泡茶色仍很浓。把新会陈皮放进容量水壶中煲滚，8年以内的茶色是青黄色，有果酸味，略带苦涩；9年以上的茶色为黄棕色；20年以上的茶色棕红色，清亮通透，气味醇香，入口没有辛、苦味，只觉有特殊的醇香味；30年以上的有樟香味或骨香味。见图1–15。

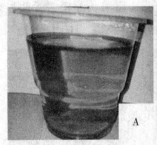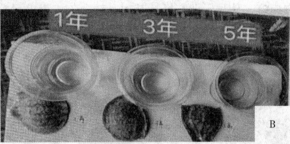

图1–15　新会陈皮泡茶色
（A. 伪品；B. 不同年份陈皮）

7. 鉴别新会陈皮时要"四诊合参"

（1）"望"：观察果皮，如果有虫蛀、烧皮等现象，则失去其药用价值。还要看皮形，经过数十年的陈化，形状仍为三瓣完整算是极品，碎皮或不规则的零碎陈皮则次一级。年份短的陈皮内表面雪白、黄白，外表皮鲜红、暗红；高年份的陈皮内表面陈化脱囊，呈古红或棕红色，外表面棕褐色或红黑色。

（2）"闻"：陈皮具有三种香味（香、陈、醇）。3~8年的陈皮带刺鼻的香气和果酸味；9~20年的清香扑鼻，没有果酸味；20~40年的甘香醇厚，有老药材味；50年以上的陈皮更是弥足珍贵，陈香醇旧。

（3）"问"：问年份，还需要用嘴去尝尝，年份短的陈皮口味苦、酸、涩，而年份高的陈皮口味是甘、香、醇、陈。如果有条件的话，还可以看看陈皮泡茶的茶色。年份短的陈皮茶色青黄，其味酸中带苦；高年份的陈皮茶色黄红（甚至红色），入口甘香醇厚。

（4）"切"：用手摸摸，特别在梅雨天时。年份越短陈皮皮身就越软；年份长的陈皮手感硬，容易碎。陈皮表面大而凹入的油点即"油室"的完整度越高，活性物质就越多，药用养生功效就越好。

传统认为陈皮以"陈久者良"，故广陈皮兼有收藏价值，市场上有商家以年限来划分等级。但相同贮藏年限的陈皮，在不同贮存条件下，会有不同的陈化程度；同时，真实的贮藏年限不易追溯。因此，广陈皮的商品等级评价不应该受收藏市场的影响，片面强调年限，而忽略其药品属性。因此，未将年限纳入本标准，而以外观性状颜色、气、味的变化来反应广陈皮的陈化程度。

（三）成分

新会陈皮含有挥发油成分多达 24 种以上，黄酮类成分种类远高于其他产地的陈皮。其所含化学成分高达 41 种，包括 4 种黄酮碳苷、7 种黄酮氧苷、19 种甲氧基黄酮、3 种环肽、4 种甾醇、3 种有机酸及 1 种生物碱类成分。广陈皮挥发油种类只有 10 种左右，味苦、涩。与新会陈皮相比，其药用和食用价值稍次。陈皮的化学成分更少，价值更次。

新会陈皮除橙皮苷外，以川陈皮素、橘皮素的含量较高，并具有丰富药理活性，可作检测指标。

（四）混淆品

广东有一些柑橘品种也作广陈皮用，如行柑又名四会柑、鱼冻柑，四会柑有行柑、甜柑、贡柑、八月橘、十月橘等品系，主产四会、新兴等县。植物形态与茶枝柑近似，区别是柑果较扁，顶部圆或微凹，蒂部圆，有多条放射状伸出的沟槽，果皮较薄，平滑而光亮，质较韧，较不易折断。种子阔卵形或近圆形，顶钝，极少短尖。甜柑又分大叶与细叶二系，与行柑的果类似。贡柑一般不作陈皮用。在广西的钦州、防城港等地也有大红柑规模化种植，但因产地不同，生态环境有异，品质相差较大。新会陈皮常见的易混品种有以下几种。

1. 温州蜜柑（*Citrus reticulata* 'Unshiu'）

温州蜜柑原产浙江省。广东先后从湖南、江西等地引进 30 多个品系，主产韶关地区。温州蜜柑果肉汁多，无核或少核，瓤囊壁韧。果皮作浙陈皮用。

2. 行柑（*Citrus suhoiensis* Tanaka）

行柑主产于四会。是甜柑的选育品种。果扁圆形，果顶微凹或圆，蒂部圆，有多条不明显的放射沟，果皮较薄，平滑而光亮，果皮及瓤囊壁均较韧，种子阔卵形或近圆形，顶端钝或极少短尖。其果皮与甜柑同作为广陈皮用。

3. 八月橘（*Citrus reticulata* 'Bayue Ju'）

八月橘主产于四会。又名砂糖橘。是早熟品种。果皮粗糙而颜色比十月橘微红。

4. 十月橘（*Citrus reticulata* 'Shiyue Ju'）

十月橘主产于四会。又名冰糖橘。果扁圆形，顶部微凹，蒂部微凸，深橙黄色，部分橙红色，常有绿色色斑，皮厚 2～3mm。

5. 年橘（*Citrus reticulata* 'Nian Ju'）（清远产）

年橘有大种油身（铜锣底）、细种油身等品系，是广东的古老品种之一，春节期间上市，故又名年橘。年橘种植较广，主产新会、龙门、清远、博罗等县和韶关地区。叶缘向腹面卷，可与茶枝柑区分。花柱纤细而长，柱头小于或等于子房。果皮薄韧，油胞小。

6. 榕林甜橘（*Citrus reticulata* 'Ronglin Ju'）

榕林甜橘主产广东紫金县。果皮呈橙红色，油胞中等大小，果顶有不甚明显的印圈，果蒂有 3~4 条短放射沟纹。

7. 广柑 [*Citrus sinensis*（L.）Osbeck]

广柑主产广东、四川、云南、湖南等。完整果皮呈瓣状，略似陈皮，但较厚实，厚者可达 2~3mm。外表金黄色，粗糙，有多数凹下的油腺，比陈皮粗大，分布亦较疏。内表色白，附着有细小黄色的筋络，不易剥落。果皮与新会甜橙混入橘皮中或单独以甜橙果皮作为陈皮应用，称为广柑皮。本品在陕西、四川、江西、广西（全县）、上海等地作橘皮使用，称为土陈皮或土橘皮。

8. 新会甜橙（*Citrus sinensis* 'Xinhui Cheng'）

新会甜橙主产新会县。有"广南橙子出新会者佳"之说。果椭圆形或近圆球形，果面有圆环，橙黄至橙红色，果皮薄，难剥离，瓢囊 9~2 瓣，果心实，种子少或无，子叶乳白色，多胚。有时混充陈皮。见图 1－16。

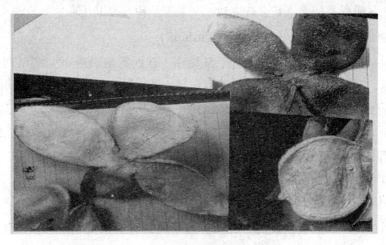

图 1－16　橙皮混充新会柑皮

（橙皮皮厚且内囊紧实）

9. 茶水染色陈皮

现在市场上还有用其他陈皮经茶水染色混充新会陈皮的。其特点是撕开蒂处橘络可见浅色条纹，皮硬，油点少且小。见图 1 – 17。

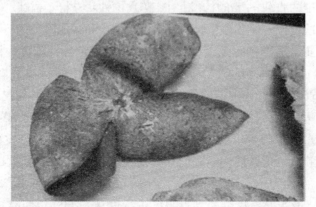

图 1 – 17 用茶水染色的杂陈皮

10. 广西陈皮

现在市场上流通较多的新会陈皮的混淆品是广西陈皮。据考证，广西陈皮的原植物也是大红柑（*Cirtrus reticulata* 'Chachi'），即茶枝柑，主要在广西钦州、防城港一带栽培，但因生长环境不同，品质有所差别，其特点是油点少，皮厚硬，味淡，无回甘感觉。见图 1 – 18。

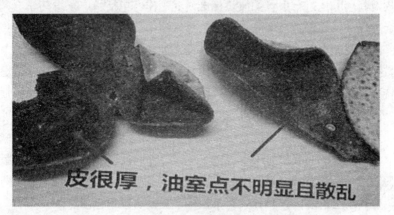

图 1 – 18 广西陈皮

（皮很厚，油室点不明显且散乱）

（四）质量标准

陈皮质量标准收载于历版《中国药典》。《中国药典》（2015 年版）一部亦有陈皮质量标准的收载，标准中单独对广陈皮的性状进行了描述，肯定了广陈皮作为道地药材的地位，但其他检验项目未对广陈皮和其他陈皮进行区分，没有新会陈皮独立的质量标准，而且《中国药典》统一规定各种陈皮的橙皮苷含量不得低于 3.5%。经过多年的检验数据发现，广陈皮中的橙皮苷含量很难达到3.5%，这样就出现了传统的道地药材被检验为"劣药"，这种情况存在一定的不合理性。在 1995 年版《中国药典》陈皮项下规定："本品按干燥品计算，含橙皮苷（$C_{28}H_{34}O_{15}$）不得少于 3.0%。" 2000 年版《中国药典》陈皮的质量标准由广东省药品检验所负责修订，经查询档案发现，标准起草共收集 18 批样品，其中 4 批标示为新会陈皮（即广陈皮），其橙皮苷含量分别为 3.4%、3.8%、3.3%、3.8%，故未对橙皮苷的含量限度进行修订。2000 年版《中国药典》颁布后，陈皮中橙皮苷含量限度修订为"不得少于 3.5%"，按此标准限度，起草收集的 4 批样品中有 2 批不合格，不合格率 50%。由于 2000 年版《中国药典》中，广陈皮的研究数据代表性不足，原标准存在瑕疵，应通过基础研究数据积累、古代陈皮应用考证及现代陈皮药用习惯等对《中国药典》收载的陈皮标准提出修订。为此在广东省食品药品监督管理局、江门市、新会区政府及新会陈皮协会的大力支持下，以广东省药品检验所中药室主任李华带领的团队为主，启动了对现行陈皮及新会陈皮进行大量的质量标准研究工作，包括由广东省药学会药学史专业委员会主任委员、深圳市宝安纯中医治疗医院中药学科带头人梅全喜教授领导的团队对广陈皮及新会陈皮的药用历史及品种考证和古今应用研究，中山大学药学院杨得坡教授和广州医科大学郑国栋博士团队对广陈皮及新会陈皮的化学成分及药理作用，特别是药理评价、活性成分指纹图谱、多成分多组分道地性评价、质量控制新模式、溯源技术、广陈皮年份界定技术、基因鉴定技术、基因组学、代谢组学等研究，以及广东省药检所开展的大批量陈皮及新会陈皮样品化学成分的比较研究基础上对《中国药典》的陈皮质量标准进行修订，目前已基本完成 2020 年版《中国药典》陈皮质量标准提高任务，并已向药典委员会提出 2020 年版《中国药典》陈皮及广陈皮、新会陈皮的修订建议，本次标准提高有以下创新点。

1. 建立了广陈皮的专属性鉴别方法：广陈皮的完整药材与其他陈皮性状差异明显，在价格上也远高于其他陈皮，在切丝制成饮片后，鉴别特征被削弱，不易从性状上与其他陈皮进行区别。此外，广陈皮与其他陈皮的粉末组织也没有实质性的区别，不能通过粉末显微鉴别的方法有效地区分广陈皮与其他陈皮。通过查阅文献发现，2－甲氨基苯甲酸甲酯为广陈皮（茶枝柑）的特有成分。对此，建立了广陈皮中 2 - 甲氨基苯甲酸甲酯的薄层色谱鉴别方法，并收集了椪柑、温州蜜桔、丑柑、芦柑、贡柑、脐橙等其他柑橘的果皮，进行验证。结果表明，建立的薄层色谱鉴别方法操作简便，结果准确，能有效区分广陈皮与其他品种的陈皮。

2. 建立了广陈皮多指标成分含量测定的方法：广陈皮现行质量标准中，以橙皮苷为指标成分，控制其药材质量。橙皮苷的主要药理作用为抗菌、抗炎，预防心血管病症，以及对胃肠功能和平滑肌的作用。而广陈皮中还含有丰富的多甲氧基黄酮类成分，主要包括川陈皮素和橘红素。经药理实验证实了其抗癌、降低胆固醇、抗氧化和抗炎作用。为了确保广陈皮的药材质量，以高效液相色谱法建立了广陈皮的多指标成分含量测定方法，同时测定了广陈皮中橙皮苷、川陈皮素和橘红素的含量。

为制定广陈皮中有效成分含量的合理限度，通过采集、市场购买等方式，共收集了 77 批广陈皮（其中 12 批广陈皮为广东韶关、广西种植的茶枝柑）、33 批陈皮（非茶枝柑），按拟定的方法测定，其中广陈皮中的橙皮苷、川陈皮素、橘红素的平均含量分别为 2.97%、0.34% 和 0.25%，且在不同批次间的波动范围较小。陈皮中橙皮苷、川陈皮素、橘红素的平均含量分别为 6.60%、0.27% 和 0.20%，有 50% 的陈皮样品中川陈皮素和橘红素的含量平均值在 0.1% 以下，是广陈皮的 1/4。故本次标准提高，对其他陈皮的含量测定方法不做修订，将广陈皮的含量测定方法单列，建议规定广陈皮中含橙皮苷（$C_{28}H_{34}O_{15}$）不得少于 2.0%，含川陈皮素（$C_{21}H_{22}O_8$）和橘红素（$C_{20}H_{20}O_7$）的总量不得少于 0.42%。

但 2020 年版《中国药典》能否接受广东省药检所提出的修订方案现在还不得而知。为此，新会陈皮主产地江门市及新会区的政府部门、企业及协会等相关部门积极推动新会陈皮的地方药品标准的制定，经过多年努力，具有专属性和实用性强的新会陈皮质量标准（广东省地方药材质量标准）终于要问世了。新会陈皮质量标准是由广东省药品监督管理局牵头，广东省药品检验所为主要承担单位，并联合广州中医药大学、中山大学、新会陈皮协会等多家单位共同完成。新会陈皮质量标准突出地方特色，尊重传统工艺，对新会陈皮的品种及最低储存年限进行了规定，并以新会陈皮中的特征性成分 2 - 甲氨基苯甲酸甲酯为指标，建立了专属性的鉴别方法，能有效区分茶枝柑皮与其他品种橘皮制成的陈皮。该质量标准在《中国药典》标准的基础上，还增加了对新会陈皮中橘红素和川陈皮素的含量测定，使标准的检测指标更合理地反应新会陈皮产地质量情况，进而更好地控制流通领域中新会陈皮的质量水平。2019 年 5 月 10 日，广东省药品监督管理局在关于同意收载新会陈皮为广东省中药材标准的批复中写道：广东省药品检验所《关于"新会陈皮质量标准"收载为广东省地方药材标准的请示》（粤药检药材〔2019〕83 号）及新会陈皮的质量标准（草案）、起草说明已收悉、审核，同意将新会陈皮收载为广东省中药材标准品种。这意味着新会陈皮的生产、检验、使用等方面有了自己的法定标准，这对推动新会陈皮的生产与应用和促进新会陈皮产业发展等都具有重要意义。

参考文献

[1] 肖培根. 新编中药志 [M]. 北京：化学工业出版社，2002.

[2] 杨孚. 异物志 [M]. 广州：广东科技出版社，2009.

[3] 嵇含. 南方草木状 [M]. 广州：广东科技出版社，2009.

[4] 孙星衍. 神农本草经 [M]. 石学文点校. 沈阳：辽宁科学技术出版社，1997.

[5] 陶弘景. 名医别录 [M]. 尚志钧辑校. 北京：人民卫生出版社，1986.

[6] 陶弘景. 本草经集注 [M]. 尚志钧，尚元胜辑校. 北京：人民卫生出版社，1994.

[7] 苏敬. 新修本草 [M]. 上海：上海卫生出版社，1957.

[8] 孟诜. 食疗本草 [M]. 吴受琚，俞晋校注. 北京：中国商业出版社，1992.

[9] 陈藏器.《本草拾遗》辑释 [M]. 尚志钧辑释. 合肥：安徽科学技术出版社，2002.

[10] 尤怡. 医学读书记 [M]. 卢祥之注. 北京：人民军医出版社，2012.

[11] 韩保升. 日华子本草/蜀本草辑复本 [M]. 尚志钧辑复. 合肥：安徽科学技术出版社，2005.

[12] 苏颖，赵宏岩.《本草图经》研究 [M]. 北京：人民卫生出版社，2011.

[13] 唐慎微. 重修政和经史证类备用本草 [M]. 陆拯，郑苏，傅睿校注. 北京：中国中医药出版社，2013.

[14] 寇宗奭. 本草衍义 [M]. 颜正华等点校. 北京：人民卫生出版社，1990.

[15] 吴彦夔. 文渊阁四库全书电子书：传信适用方 [M]. 香港：迪志文化出版有限公司，2001.

[16] 杨士瀛. 文渊阁四库全书电子书：朱崇正附遗. 仁斋直指 [M]. 香港：迪志文化出版有限公司，2001.

[17] 李东垣，李士材. 珍珠囊补遗药性赋 [M]. 上海：上海科学技术出版社，1958.

[18] 王好古. 汤液本草 [M]. 北京：中国中医药出版社，2013.

[19] 汪汝懋. 山居四要 [M]. 北京：中国中医药出版社，2015.

[20] 朱橚. 文渊阁四库全书：普济方 [M]. 香港：迪志义化出版有限公司，2001.

［21］徐彦纯．本草发挥［M］．北京：中国中医药出版社，2015.

［22］薛己．本草约言［M］．臧守虎等校注．北京：中国中医药出版社，2015.

［23］刘文泰．本草品汇精要［M］．北京：人民卫生出版社，1982.

［24］陈嘉谟．本草蒙筌［M］．北京：中国中医药出版社，2013.

［25］皇甫嵩．本草发明［M］．北京：中国中医药出版社，2015.

［26］方谷．本草纂要［M］．北京：中国中医药出版社，2015.

［27］李时珍．本草纲目［M］．陈贵廷等点校．北京：中医古籍出版社，1994.

［28］杜文燮．药鉴［M］．北京：中国中医药出版社，2016.

［29］李中梓．删补颐生微论［M］．北京：中国中医药出版社，2005.

［30］李中立．本草原始［M］．张卫等校注．北京：学苑出版社，2011.

［31］李中梓．雷公炮制药性解［M］．北京：人民军医出版社，2013.

［32］倪朱谟．本草汇言［M］．上海：上海科学技术出版社，2005.

［33］贾所学．药品化义［M］．北京：学苑出版社，2011.

［34］卢之颐．本草乘雅半偈［M］．北京：中国中医药出版社，2016.

［35］张志聪．本草崇原［M］．北京：中国中医药出版社，2008.

［36］秦昌遇．幼科医验［M］．张志枫点校．上海：上海科学技术出版
社，2004.

［37］张时彻．摄生众妙方［M］．张树生点校．北京：中医古籍出版社，1994.

［38］韦正．橘果皮不同生长期主要活性成分动态变化规律研究［D］．成都：成
都中医药大学，2013.

［39］巩珺．利用药物分析的组合技术研究"广陈皮"的道地性内涵［D］．广
州：广州中医药大学，2015.

［40］周仲瑛，于文明．中医古籍珍本集成·外伤科卷·疡疡经验全书［M］．长
沙：湖南学技术出版社，2014.

［41］张介宾．景岳全书［M］．北京：中国中医药出版社，1994.

［42］缪希雍．神农本草经疏［M］．夏魁周，赵瑗校注．北京：中国中医药出版
社，1997.

［43］高蓓．广陈皮黄酮类化合物和挥发油成分及其活性研究［D］．武汉：华中
农业大学，2011.

［44］缪希雍．先醒斋广笔记［M］．张晋峰注．北京：人民军医出版社，2012.

［45］傅仁宇．审视瑶函［M］．上海：上海卫生出版社，1958.

［46］庄晓杰．福州市特色果业现状与产业发展研究［D］．福州：福建农林大
学，2014.

［47］顾元交．本草汇笺［M］．刘更生等校注．北京：中国中医药出版

社，2015.

[48] 闵钺. 本草详节 [M]. 北京：中国中医药出版社，2015.

[49] 王逊. 药性纂要 [M]. 北京：中国中医药出版社，2015.

[50] 汪昂. 本草备要 [M]. 陈赞育点校. 沈阳：辽宁科学技术出版社，1997.

[51] 张璐. 本经逢原 [M]. 北京：中国医药科技出版社，2011.

[52] 姚球. 本草经解要 [M]. 北京：中国中医药出版社，2016.

[53] 徐大椿. 徐大椿医书全集下 [M]. 北京：人民卫生出版社，1988.

[54] 黄元御. 长沙药解 [M]. 北京：中国中医药出版社，2016.

[55] 吴仪洛. 本草从新 [M]. 北京：中国医药科技出版社，2016.

[56] 黄宫绣. 本草求真 [M]. 北京：人民卫生出版社，1987.

[57] 林玉友. 本草辑要 [M]. 北京：中国中医药出版社，2015.

[58] 张德裕. 本草正义 [M]. 北京：中国中医药出版社，2015.

[59] 杨时泰. 本草述钩元 [M]. 上海：科技卫生出版社，1958.

[60] 凌奂. 本草害利 [M]. 北京：中医古籍出版社，1982.

[61] 周恒重，张其翰. 潮阳县志 [M]. 台北：成文出版社，1966.

[62] 钱雅乐. 汤液本草经雅正 [M]. 北京：中国中医药出版社，2015.

[63] 邹澍. 本经疏证 [M]. 北京：中国中医药出版社，2013.

[64] 吴其浚. 植物名实图考 [M]. 北京：商务印书馆，1957.

[65] 赵其光. 本草求原 [M]. 广州：广东科技出版社，2009

[66] 陆以湉. 冷庐杂识 [M]. 上海：上海古籍出版社，2012.

[67] 王洋. 不同采收期及贮存时间广陈皮药材主要成分含量的动态变化研究 [D]. 南京：南京中医药大学，2009.

[68] 陈淑均. 噶玛兰厅志 [M]. 台北：成文出版社，1983.

[69] 张靖年. 广陈皮等6种栽培型陈皮的品质评价研究 [D]. 广州：广州中医药大学，2017.

[70] 贾雒英，薛起蛟. 新会县志 [M]. 北京：书目文献出版社，1991.

[71] 王植. 广东历代方志集成. 乾隆新会县志 [M]. 广州：岭南美术出版社，2007.

[72] 史澄. 广州府志 [M]. 台北：成文出版社，1966.

[73] 林星章，黄培芳. 新会县志 [M]. 台北：成文出版社，1966.

[74] 阮元修，陈昌济. 广东通志 [M]. 上海：商务印书馆，1934.

[75] 张嗣衍，沈廷芳. 广州府志 [M]. 广州：岭南美术出版社，2007.

[76] 谭镳. 新会乡土志 [M]. 广州：粤东编译公司，1935.

[77] 余启谋. 开平县志 [M]. 台北：成文出版社，1966.

[78] 盧子骏. 潮连乡志 [M]. 南京：江苏古籍出版社，1992.

[79] 冯光越，刘明，刘俭，等. 中药材商品规格质量鉴别 [M]. 广州：暨南大学出版社，1995.

[80] 中国科学院中国植物志编辑委员会. 中国植物志 43-2 分册 [M]. 北京：科学出版社，1997.

[81] 周欣，孙素琴，黄庆华. 陈皮储存年限的分析与鉴定 [J]. 光谱学与光谱分析，2008，28（1）：72-73.

[82] 王子接. 绛雪园古方选注 [M]. 赵小青点校. 北京：中国中医药出版社，1993.

[83] 梅全喜，曾聪彦，田素英，等. 陈皮、广陈皮、新会陈皮炮制历史沿革及现代研究进展 [J]. 岭南药学，2019，6（1）：1-5.

[84] 鲍倩，夏荃，潘超美，等. 基于 Delphi 法对广陈皮商品规格等级划分 [J]. 中国实验方剂学杂志，2017，19（22）：1432-1433.

[85] 成树森，王武静，陈超志，等. 基于 ITS2 序列广陈皮基原植物及药材的 DNA 分子鉴定 [J]. 广东药科大学学报，2017，19（6）：719-722.

[86] 罗艳，柯雪红，黄可儿，等. 指纹图谱结合化学计量学评价及鉴别广陈皮与陈皮 [J]. 中药新药与临床药理，2018，29（1）：47-53.

[87] 王福，张鑫，卢俊宇，等. 陈皮"陈久者良"之黄酮类成分增加原因探究 [J]. 中国中药杂志，2015，40（24）：4890-4896.

[88] 柳宝诒选评. 柳选四家医案 [M]. 上海：上海科学技术出版社，1959.

[89] 梁希曾. 疬科全书 [M]. 上海：科技卫生出版社，1958.

[90] 陈仁山，蒋淼，陈思敏，等. 药物出产辨（十一）[J]. 中药与临床，2012，3（1）：64-65.

[91] 广州市卫生局药品检验所，中国科学院华南植物研究所. 广东中药 [M]. 广州：广东人民出版社，1963.

[92] 《广东中药志》编辑委员会. 广东中药志 [M]. 广州：广东科技出版社，1994.

[93] 国家中医药管理局《中华本草》编委会. 中华本草 [M]. 上海：上海科学技术出版社，1999.

[94] 江苏新医学院. 中药大辞典 [M]. 上海：上海科学技术出版社，1977.

[95] 马骥，张宏伟. 岭南本草集锦 [M]. 北京：科学出版社，2010.

[96] 梅全喜. 现代中药药理与临床应用手册 [M]. 3 版. 北京：中国中医药出版社，2016.

[97] 宋叶，张斌，梅全喜，等. 陈皮、广陈皮、新会陈皮的考证 [J]. 中药

材，2019，42（2）：453 – 458.

[98] 李皓翔，梅全喜，赵志敏，等．陈皮、广陈皮及新会陈皮的化学成分、药理作用和综合利用研究概况 [J]．时珍国医国药，2019，30（6）：1460 – 1463.

[99] 赖昌林，吴鸿，倪根金．中药广陈皮与新会皮药名出现年代考 [J]．中国中药杂志，2017，42（4）：789 – 794.

[100] 邓世民，黄儒楷，朱一清．关于江西古代乳柑的考证 [J]．农业考古，1989（2）：277 – 281.

[101] 韩彦直．橘录 [M]．徐建国校注．北京：中国农业出版社，2010.

[102] 梅全喜，林慧，宋叶，等．广陈皮的药理作用与临床研究进展 [J]．中国医院用药评价与分析，2019，19（8）：898 – 901.

[103] 广东省农业委员会科教处，广东省农业科学院果树研究所．广东柑桔图谱 [M]．广州：广东科技出版社，1996.

[104] 彭智祥．中药橘核和橘络的质量标准提高研究 [D]．昆明：云南中医学院，2017.

[105] 宋叶，梅全喜，赵志敏，等．广陈皮的古今应用 [J]．时珍国医国药，2019，30（7）：1726 – 1729.

[106] 胡林峰．陈皮药材质量标准控制存在的问题探讨 [J]．海峡药学，2011（5）：50 – 51.

[107] 周欣，孙素琴，黄庆华．FTIR 对不同产地陈皮的鉴别研究 [J]．光谱学与光谱分析杂志，2007，27（12）：2453 – 2455.

[108] 邹士玉，吴成顺，刘飞，等．不同产地陈皮油中 3 种多甲氧基黄酮含量及香气成分分析 [J]．广东农业科学，2015，42（22）：79 – 85.

[109] 吴愫青，叶莹，张俊．HPLC 测定不同产地陈皮橙皮苷的含量 [J]．中国现代中药，2008，10（8）：20 – 22.

[110] 蔡萍，张水寒，肖娟，等．HPLC 测定湖南道地药材陈皮中橙皮苷的研究 [J]．中医药导报，2006，12（4）：65 – 67.

[111] 孙冬梅，毕晓黎，胥爱丽，等．高效液相色谱法测定不同产地陈皮中辛弗林的含量 [J]．今日药学，2009，19（8）：3 – 4.

[112] 郑国栋，蒋林，杨得坡，等．HPLC 法同时测定不同产地广陈皮中 5 种活性黄酮成分 [J]．中草药，2010，41（4）：652 – 655.

[113] 史锐．芸香科柑桔属植物的质量研究 [D]．沈阳：辽宁中医药大学，2008.

[114] 林林，林子夏，莫云燕，等．不同年份新会陈皮总黄酮及橙皮苷含量动态分析 [J]．时珍国医国药，2008，19（6）：1432 – 1433.

[115] 黄爱东, 刘文粲, 王玫馨, 等. 广陈皮中辛弗林和 N - 甲基酪胺的含量测定 [J]. 中药材, 1994, 17 (9): 31 - 32.

[116] 郑国栋, 蒋林, 杨雪, 等. 不同贮藏年限广陈皮黄酮类成分的变化规律研究 [J]. 中成药, 2010, 32 (6): 977 - 980.

[117] 林乐维, 蒋林, 郑国栋. 不同产地和采收期广陈皮中三种黄酮类成分的含量测定 [J]. 中药材, 2010, 33 (2): 173 - 176.

[118] 邱蓉丽, 吴玉兰, 乐巍. 陈皮、青皮中 4 种黄酮成分的比较研究 [J]. 中成药, 2015, 1 (37): 149 - 153.

[119] 林乐维, 蒋林, 郑国栋, 等. 广陈皮基地生态环境质量评价 [J]. 今日药学, 2009, 19 (3): 42 - 44.

[120] 陈慈祥, 邱可发. 四会柑小考 [J]. 广东史志, 1996 (11): 78 - 79.

[121]《浙江药用植物志》编写组. 浙江药用植物志 (上册) [M]. 杭州: 浙江科学技术出版社, 1980.

[122] 贾晓斌, 施亚芳, 黄一平, 等. HPLC 测定苏州地区陈皮中辛弗林含量 [J]. 南京中医药大学学报, 1999, 15 (1): 27 - 28.

[123] 付春华, 陈方永, 邓秀新. 全国 7 省本地早橘基因组间相关性的 AFLP 分析 [J]. 遗传, 2006, 28 (3): 268 - 272.

[124] 封宇飞, 张宏武, 邹忠梅, 等. HPLC 法同时测定陈皮饮片中 5 种黄酮类化合物的含量 [J]. 药物分析杂志, 2009, 29 (1): 10 - 15.

[125] 程立方, 崔秀君, 程敬伦, 等. 远红外、微波、热风干燥陈皮的对比实验研究 [J]. 中国中药杂志, 1998, 23 (8): 472 - 473.

[126] 宋玉鹏, 陈海芳, 谭舒舒, 等. 不同陈皮来源药材中橙皮苷、川陈皮素、橘皮素和辛弗林的含量比较 [J]. 时珍国医国药, 2017, 28 (9): 2061 - 2063.

[127] 郑小吉, 詹晓如, 王小平. 陈皮道地性研究近况 [J]. 江西中医药, 2008, 39 (7): 71 - 72.

[128] 杨洋, 蒋林, 郑国栋, 等. 道地药材广陈皮的 HPLC 指纹图谱研究 [J]. 中药材, 2011, 34 (2): 191 - 195.

[129] 广东省质量技术监督局. 地理标志新会陈皮 [J]. 中国质量与标准导报, 2013 (6): 78 - 81.

[130] 林羡, 徐玉娟, 吴继军, 等. 广东省柑桔加工产业现状及展望 [J]. 广东农业科学, 2013, 40 (4): 84 - 87.

[131] 陈宜超, 娄兵海, 陈传武, 等. 广西大红柑产业现状调查及发展对策 [J]. 南方园艺, 2017 (2): 23 - 26.

[132] 钟永翠，巩珺，徐家能，等．基于 3 种黄酮类化合物含量比值鉴别广陈皮道地性 [J]．药物分析杂志，2017，37（1）：27 - 36.

[133] 张鹏，黄双建，李西文．南药广陈皮全球产地生态适宜性分析 [J]．济宁医学院学报，2017，40（4）：234 - 239.

[134] 魏裕涛，魏佳娜，庞玉思，等．浅谈道地广陈皮与普通陈皮之差别 [J]．中国民间疗法，2013，21（9）：52 - 53.

[135] 欧小群，王瑾，杨秀梅，等．新会茶枝柑果皮的挥发油指纹图谱建立和对比研究 [J]．时珍国医国药，2015，26（4）：895 - 897.

[136] 周志雄，王颖．新会陈皮古韵新姿 - 国家地理标志产品保护示范区（广东新会）巡礼 [J]．中国质量万里行，2016（9）：82 - 85.

[137] 金世元．道地"橘"的药用品种与质量 [J]．首都食品与医药，2005，12（4）：45 - 46.

[138] 陈有根，黄敏．不同贮存期的陈皮化学成分比较研究 [J]．中国药业，1998，7（9）：33 - 35.

[139] 严寒静．不同贮存时间广陈皮挥发油成分分析 [J]．时珍国医国药，2005，16（3）：217 - 219.

[140] 尹青娟．陈皮存放时间与内在质量关系论证 [J]．实用中医国药杂志，2001，17（6）：47.

[141] 易伦朝，谢培山．GC/MS 和 HPLC 对陈皮"陈久者良"的验证 [J]．中国药学杂志，2005，40（21）：1610.

[142] 程立芳，崔秀君．远红外、微波、热风干燥陈皮的对比实验研究 [J]．中国中药杂志，1998，23（8）：472.

[143] 魏莹，李文东，杨武亮．不同包装贮藏方式对广陈皮质量的影响 [J]．中医药信息，2016，33（4）：67 - 71.

[144] 唐式良．陈皮、枳壳用新鲜者为好 [J]．中药材，1983（5）：35.

[145] 王振财，赵宏伟．"陈皮非陈不能入药"质疑 [J]．长春中医学院学报，1998，14（6）：47.

[146] 曹臣，袁梦石，黄开颜．"陈皮须用隔年陈"之探讨 [J]．中医药导报，2006，12（6）：92 - 93.

[147] 范崔生，王爱素．江西樟头红和南丰橘皮的生药学研究 [J]．中国中药杂志，1989，14（10）：5 - 7.

[148] 周欣，黄庆华，莫云燕，等．对不同年份新会陈皮挥发油的分析 [J]．中药材，2009，32（1）：25 - 26.

第二章　新会陈皮的炮制与制剂研究

中药在临床使用前都必须经过特定的炮制处理，才能降低或消除毒副作用，从而符合临床治疗需要，充分发挥药效，达到最佳治疗效果。药物炮制是中药应用于临床治疗非常重要的一个环节，它是依据中医临床辨证施治用药的需要和药物自身性质，以及调剂、制剂的不同要求所采用的制药方法。陈皮亦是如此，不同的炮制方法和炮制效果将直接影响陈皮的临床疗效，因此，炮制对陈皮质量的影响是不言而喻的，历代医家对陈皮的炮制都十分重视。陈皮炮制品的不断丰富带来了陈皮制剂的不断研究开发，除应用历史悠久的丸剂、散剂、膏剂等传统剂型外，还有许多现代剂型如合剂、颗粒剂、片剂、胶囊剂、注射剂等也都用于陈皮制剂，从而充实了陈皮制剂的品种和剂型。

第一节　陈皮炮制的历史沿革

陈皮的药用历史较早，故其炮制方法也有较早的记载，自唐代孙思邈《备急千金要方》始有记载陈皮炮制方法以来，以后历代本草和医学专著等多有其炮制方法记载。

一、陈皮净制与切制的历史沿革

陈皮虽然以"橘柚"之正名、"橘皮"之异名始载于《神农本草经》，但在唐代以前就有橘皮整个使用的现象，未有净制、切制等炮制之说。古代文献中最早提及陈皮须净制的是唐代孙思邈《备急千金要方》，载有"去赤脉，去瓤"的净制方法，其后蔺道人则在《仙授理伤续断秘方》中指出"去白"的净制方法。进入宋元时期，陈皮的净制方法除基本沿袭了唐代的"去白""去瓤"外，还提出了"净洗"（《普济本事方》）、"洗去蒂"（《太平惠民和剂局方》）等，且对"去白""去瓤"方法描述更为具体，如"汤浸去白穰"（《类证活人书》）、"先以汤浸，磨去瓤"（《太平惠民和剂局方》）等。至明代医家在前人的基础上提出了"去灰土"（《普济方》）的陈皮净制方法，王肯堂则提到"去蒂及浮膜"（《证治准绳》）。现代对陈皮净制描述比较简单，基本没有沿袭以前的"去白"

"去瓤""去蒂及浮膜"等描述，如《中国药典》（2015年版）载陈皮只有"除去杂质"的净制要求。

在切制上，唐代王焘的《外台秘要》最早记载了陈皮须"切制"，其后咎殷的《食医心鉴》亦记载"切制"。至宋代，陈皮的切制有了更多具体的描述，如北宋王衮和钱乙分别提出"细切"和"锉细"，以及南宋朱佐提到的"锉大块"等，极大丰富了陈皮的切制方法。其后历代基本沿用了上述切制方法，包括明代朱橚的《普济方》和李时珍的《本草纲目》都用"锉碎"或"锉细"方法切制。明代另一医家龚廷贤则提出"切丝"方法，这也是现代对陈皮切制的最常用方法，如《中国药典》（2015年版）亦载有"喷淋水，润透，切丝"的要求。

二、陈皮炮炙的历史沿革

最早记载陈皮炮炙方法的是唐代《外台秘要》，载有"炙令黄焦香气出"之说，此后，咎殷《食医心鉴》增有炒制，《颅脑经》则增加醋制，满足了唐朝对陈皮炮制品的需求。至宋代，除沿用前人的方法之外，又发展了一些其他制法，如巴豆制、麸制、姜制、童便制、黑豆制、盐制等，且炮制方法描写更为具体，可操作性强，为陈皮炮制革新的鼎盛期。至金元时期，陈皮的炮制方法没有大的发展，大多只是沿袭前代的炮制方法。迄明代，陈皮的炮制工艺在宋代的基础上有了进一步的继承和创新，虽以净选、切制为主流，但炮制品种达数十种，新增了诸如煅制、蜜制、米泔水制、鲤鱼制、蒸制等方法。明《普济方》中有"麸炒""焙""烧"等多达十几种炮制方法，陈皮炮制工艺达到一个崭新的阶段。至清代，陈皮的炮制方法在秉承先人的制法上，又有质的突破，提出用香附、白矾、甘草合乌梅等多种辅料分别炮制陈皮，使陈皮炮制品种达到20多种，进一步丰富了陈皮的炮制品，满足了临床不同需求。现代炮制方法沿用了净选、切制及蒸制、麸炒、土炒、炭制、盐炙、蜜制等少数炮制方法，基于加热炮制对橙皮苷和挥发油等陈皮主要成分有影响的认识，简单的净制、切制与低温干燥成为目前陈皮的主流炮制方法。《中国药典》（2015年版）中记载陈皮炮制方法"除去杂质，喷淋水，润透，切丝，干燥"就是主流的简单炮制方法。其他蒸制、清炒、麸炒、土炒、炭制、盐炙、蜜炙等目前只在一些地方中药饮片炮制规范上有收载，如上海、广东、广西有蒸陈皮；重庆、山东、浙江、江苏有清炒陈皮；河南、山东有土炒陈皮；北京、天津、山东、河南、甘肃有陈皮炭；江西、四川有麸炒陈皮；福建、甘肃有盐炙、蜜炙陈皮。炮制品种总体有所精简，以前的鲤鱼制、巴豆制、米泔水制等陈皮炮制品未有再保留。

三、新会陈皮炮制的历史沿革

新会陈皮作为陈皮上品的一种，其出现时间比陈皮、广陈皮晚，药用记载始于明清时期。1695 年出版的《本经逢原》即为新会陈皮的始载本草，其炮制方法也是沿用了陈皮固有的一些传统炮制方法，载有蜜水制和醋拌炒这两种炮制方法。此后，新会陈皮多并入陈皮项，其炮制仍旧没有跳出陈皮炮制的范围。从 1960 年版的《北京市中药饮片炮制经验》到 1980 年版的《北京市中药炮制规范》虽然都将广东新会陈皮独立于陈皮编排，但对其炮制方法记载为"取原药材，除去杂质，刷去白浮膜，去柄，掰成碎块"，仍属于陈皮传统的净制与切制。其后，新会陈皮包括广陈皮都纳入陈皮项中，其炮制仍旧没有跳出陈皮、广陈皮炮制的范围。但作为地域特色明显、属于国家地理标志产品的新会陈皮，其采集、产地加工和贮存都非常讲究，有其一套独特的传统技艺。首先，新会陈皮非常讲究采收时期，农历立秋至秋分、秋分至立冬、立冬至冬至后三个采收时段，不同采收期加工出不同货式，有柑青皮、微红皮和大红皮等，不同货式用途不同。其次，新会陈皮的产地加工要求至细微："拣果考眼力，二三刀开皮。翻皮看门路，晒皮趁天气。"果以扁身油皮方为上品；刀以"对称二刀""正三刀"或"丁字二刀"方为正统；艺以"冬前好天气，失水软翻皮；自然陈晒制，晾晒不迟疑"为内行。最后，新会陈皮要求陈化是它的特色，往往需要在新会地区内陈化 3 年或 3 年以上，才能称之为"新会陈皮"，对少于 3 年存放的干果皮称新皮，或 1 年皮、2 年皮。其存放位置要求在地势较高、自然通风、干燥且三离（离地、离墙、离顶）的地方，同时要做好措施，适时防烧、防霉、防虫和防潮，旧皮定装定仓，适时返晒。传统一直流传着"贮皮需有道，伺理比心机""麻绳串灶尾熏，麻袋装阁楼放"等的存皮做法，是新会陈皮特色陈化过程的真实写照。

第二节　陈皮的炮制方法及理论

陈皮的古今炮制方法较多，据初步统计有 20 多种，但大多数炮制方法只是古代有记载而已，现今已不使用了。

一、古代陈皮炮制方法

将古代陈皮的炮制方法进行总结，归纳为以下几个方面。

（一）净制

去赤脉，去瓤（唐·《备急千金要方》）。去白（唐·《仙授理伤续断秘方》、宋·《博济方》、明·《证治准绳》）。汤浸去白瓤（宋·《太平圣惠方》）。浸去穰（宋·《博济方》）。洗（宋·《产育宝庆集》）。净洗（宋·《普济本事方》）。洗去蒂（宋·《太平惠民和剂局方》）。去穰，取仁（宋·《洪氏集验方》）。去穰，取红（宋·《洪氏集验方》）。去白膜一重（宋·《传信适用方》、明·《本草纲目》）。以水浸三时，久洗去黑（尘），掠去肉白筋与瓤（宋·《校正集验背疽方》）。去蒂及浮膜（明·《证治准绳》）。去灰土（明·《普济方》）。盐洗，去筋膜（清·《本草汇》）。

（二）切制

切（唐·《外台秘要》、宋·《圣济总录》、明·《证治准绳》）。细切（宋·《博济方》）。锉细（宋·《小儿药证直诀》、明·《本草纲目》）。切做条子（宋·《传信适用方》）。锉大块（《朱氏集验方》）。锉碎（明·《普济方》）。为末、切丝（明·《寿世保元》）。切作细条（清·《本草述》）。炒微黄为末（清·《握灵本草》）。

（三）炮炙

1. 清炒制

微炒（唐·《食医心鉴》）。此后，还有炒、略炒、炒令匀、炒令香熟、炒微黄、炒令黄色、炒赤黄色、热锅内炒焦、炒紫色、慢火炒令变紫黑色等提法。

2. 炙制

炙令黄焦香气出（唐·《外台秘要》）。

3. 焙制

焙（宋·《太平圣惠方》）。赤痢焙干，白炙，赤白者相半（宋·《传信适用方》）。白痢炙，赤痢焙，赤白痢半炙半生（明·《普济方》）。

4. 炭制

灯上烧黑（明·《普济方》）。此后，还有烧灰、烧炭等提法。

5. 清熬制

微熬（宋·《重修政和经史证类备用本草》）。

6. 清煮制

煮（明·《本草纲目》）。

7. 清蒸制

略蒸（明·《先醒斋广笔记》）。

8. 麸制

暴干麸炒（宋·《太平惠民和剂局方》）。

9. 蜜制

蜜在背上，火焙干（明·《滇南本草》）。此后，还有"蜜水制""蜜水炒""蜜炙""治顽颜蜜水炒"等提法。

10. 酒制

黄酒炒（明·《普济方》）。炒微黄为末（酒下），治妇人乳痈（清·《握灵本草》）。此外，还有酒浸、酒洗炒等提法。

11. 泔水制

泔浸一周（明·《奇效良方》）。五两，米泔浸一周时，去白取净三两（明·《证治准绳》）。

12. 醋制

①醋浸：二两酸醋二合浸两日晒干（唐·《颅卤经》）。醋浸一宿（宋·《圣济总录》）。②醋炒：醋炒（宋·《博济方》）。以后，还有"醋拌炒"的提法。③醋熬：米醋熬（宋·《三因极一病证方论》）。一斤，用水浸，去白，焙干，杵为细末，醋一斗熬成膏（明·《普济方》）。④醋煮：醋煮（元·《瑞竹堂经验方》）。⑤醋煎：二两，捣末，醋一斤煎膏（明·《普济方》）。⑥醋炙：醋炙（明·《普济方》）。

13. 童便制

肺燥者，童便浸晒（明·《医学入门》）。一斤，以童子小便浸一日，去白，用炭火半称（庄按：某书引为"拌秤"），烧地令赤，以酒一升洒于热地上，将橘皮铺在地上，着盆合一复（宋·《圣济总录》）。此后，还有"童便浸晒"以"治痰咳""治痰核""痰嗽"的说法。还有的提出"下气童便炒""治火痰童便利"。

14. 黑豆制

黑豆煮（宋·《传言适用方》）。

15. 姜制

一斤去白，用生姜一斤，同捣晒干（宋·《类编朱氏集验医方》）。以后又有"为末，取姜汁和为饼子"、生姜与陈皮"对下切片……晒炒"、"姜煮焙"、"姜汁洗"、"姜汁浸煮"等。

16. 盐制

盐水浸（宋·《类编朱氏集验医方》）。半斤，以水化盐三钱，拌令得体，煮干，焙燥（元·《丹溪心法》）。四两，切碎，用盐二钱入水中庄（张克庄按：疑为"压"字之误），浸一宿，晒干（明·《景岳全书》）。干霍乱腹痛，橘皮五钱，食盐五钱，以热锅炒烟出，以杓水沃之，候温饮之，非吐即下瘥（清·《握灵本草》）。

17. 巴豆制

巴豆炒焦，不用巴豆（明·《普济方》）。一钱，去白，巴豆半钱重，用同炒干，去巴豆（明·《普济方》）。

18. 鲤鱼皮制

鲤鱼皮裹一宿，至明取用（南朝·《雷公炮炙论》）。

19. 明矾制

二两，用明矾五钱同炒香，去矾不用（明·《证治准绳》）。白矾炒，治顽痰（清·《本草汇纂》）。

20. 米制

陈老米炒黄色，方入，同炒，微燥勿焦（明·《外科正宗》）。

21. 面制

干面炒黄（明·《济阴纲目》）。面炒微黄（清·《良朋汇集》）。

22. 土制

土炒（清·《握灵本草》）。此后，还有"土炒黄色起泡"的说法。

23. 香附制

香附炒（清·《时方妙用》）。

24. 甘草、乌梅制

生甘草、乌梅汁煮炒（清·《得配本草》）。

25. 法制

广陈皮一斤，青盐、五味子、甘草各四两，山茱萸（去核）、乌梅（去核）各二两。将陈皮在温水中浸一宿取出，将内白刮去晒干，将青盐等五味置砂锅底，陈皮在上，水可满陈皮，用文武火烧干，只用陈皮，任意嚼下。清气化痰（明·《鲁府禁方》）。陈皮一斤，清水泡七日，去净白，台党、甘草各六两，同煮一日，去参草，留陈皮。加川贝母两半研细，青盐三两，拌匀，再慢火煮一日夜，火干为度。消痰化气，生津止渴（清·《增广验方新编》）。

二、现代陈皮炮制方法

现代的陈皮炮制方法基本是古代炮制方法的延续与发展，并且因炮制地方流派不同而形成一些具有地方特色的炮制方法。

（一）净制

除去杂质（《中国药典》2015 年版）。将原药拣去杂质及变黑的果皮，筛去灰屑（《江苏省中药饮片炮制规范》1980 年版）。

（二）切制

喷淋水，润透，切丝，干燥（《中国药典》2015 年版）。抢水洗净，切丝，低温干燥（《浙江省中药饮片炮制规范》2005 年版）。抢水洗净，剪成三角块或切丝，低温干燥（《江西省中药饮片炮制规范》2008 年版）。取药材，净选，洗净，阴干或低温干燥，粉碎成中粉（《云南省中药饮片标准》2015 年版）。陈皮超微配方颗粒（《湖南中药饮片炮制规范》2010 年版）。

（三）炮炙

1. 清炒

将净陈皮置于锅中，文火加热，炒至药材颜色加深，香气逸出，取出晾凉（江苏、浙江、重庆、山东）。

2. 炒炭

将陈皮净制除杂切丝，置于锅中，武火加热，炒至药材黑褐色，喷淋少许清水以灭尽火星，取出，晾干凉透（北京、天津、山东、河南）。

3. 土炒

先将锅用文火加热，放入灶心土细粉，待翻动土粉呈较轻松状态时，倒入净陈皮丝，中火炒至药材表面挂匀土粉，微带焦黄色，及时取出，筛去土粉杂质，放凉（山东、河南）。

4. 麸炒

将陈皮净制后切制成丝或块，用麦麸炒至黄色为度（江西、四川）。

5. 蜜麸炒

取陈皮照麸炒法，用蜜炙麸皮拌炒至内表面呈黄色，筛去麸皮（上海）。

6. 蒸制

取陈皮生品置密闭容器内，加入陈皮质量 1～2 倍的水，室温闷润 1～3 小时，在温度为 70～100℃下，蒸制 20～90 分钟，取出，晾干，切丝（广东）。取陈皮，除去杂质，湿润后，照蒸法蒸透，取出，切丝，低温干燥（四川）。新鲜陈皮洗净，置蒸笼内蒸至上汽后半小时，取出，闷一夜，切丝或小块，干燥，筛去灰屑（广西）。取净陈皮，湿润后，蒸 3~4 小时，闷一夜，取出，切丝，低温干燥（广东）。

7. 蜜炙

取开水适量，稀释炼蜜，将净制后的陈皮切丝与炼蜜拌匀，闷润至尽，置锅内，用文火炒至药材表面黄色，同时不黏手为度。取出放凉（福建）。取净陈皮，剪成小方块，再取蜂蜜用文火炼成老蜜，将陈皮倒入，文火搅拌均匀，出锅，摊开，晾凉（甘肃）。

8. 盐制

将陈皮净制、切制成丝或块，用盐水拌匀，闷润至尽，置锅内，用文火炒干，取出放凉（福建、甘肃）。

9. 醋炙

取陈皮饮片，置容器内，加醋拌匀，闷润，吸尽。用文火炒干，外表面呈黄褐色至棕褐色，略有焦斑，取出，晾凉，筛去碎屑，即得（云南）。

10. 姜醋盐制

取陈皮丝，照煮法或蒸法至辅料汁（由醋、姜、盐熬制的）吸尽，干燥。每 100kg 陈皮，用醋 5kg、姜 5kg、盐 3kg（福建）。

11. 四制陈皮

先将干燥的陈皮放在缸中，用清水、童便各半浸没，高过药面三至五寸，次日捞出，以清水漂净，置阳光充足处，日晒夜露二至三天，以除去臭味为度。如遇阴雨天，要收进屋内，防止沾入生水腐烂。然后以平刀切成不规则的小方块，加入米醋、黄酒、盐水等，放在桶内拌匀，密闭阴干六小时，候吸尽液汁，再置于木蒸笼内，用强烈火力蒸至冒足热气，呈深紫色为度，取出晒干备用。

三、新会陈皮炮制方法

基于新会陈皮属于陈皮上品，是中国传统道地药材，是国家地理标志产品，其炮制方法除了有陈皮传统的一些净制、切制及蒸制等外，人们也不断深入研究其更新的炮制方法，以保证该品质量上乘，临床疗效更好。其中就有人研究出一种高效速香的新会陈皮炮制方法，其具体操作方法如下：①将出产于广东省新会市的新会柑果剥取鲜柑皮 10kg，晒干；②用喷雾器将白酒 380mL 均匀地喷洒于干柑皮两面，装入密封容器内恒温 40℃ 闷 1 小时；③将步骤②所得放入蒸笼，用 100℃ 蒸汽蒸 5 分钟，取出，晒干；④将步骤③所得放入密封容器内，于 30 ~ 33℃ 保存 1 年后便成为浓郁香醇的新会陈皮制品。

四、陈皮炮制理论

古代对陈皮炮制作用的最早认识是为了临床药用需求不同。"去赤脉"为陈皮最原始的炮制方法，传统理论始见于宋朝雷敩的《雷公炮炙论》中"留白则理脾健胃，去白则消痰止嗽"。历代医药方书记载陈皮，多数有去白之说，同时，人们对去白、不去白和不同炮制品功效相异，也进行明确的阐明。明《医宗粹言》曰："其味辛而气燥，要去白穰净而力气愈大，若中和补脾胃不必去白，惟去粗穰而已……"清《本草备要》曰："入补养药则留白，入下气消痰药则去白。"清《本草必用》明确指出："和中补胃，留白用；消痰理脾气，去白用。"这些独特的见解对当时指导临床合理选择陈皮炮制品具有重要意义，也影响了部分陈皮制剂原料的选择，如"宽中丸""平胃散""二陈汤""止嗽散"等所用陈皮均标注去白入药。此外，人们对陈皮的清炒、加辅料炒、炙等也有成熟的认识，《圣济总录》曰："治痰积，姜汁炒；治下焦，盐水炒。"《仁斋直指方》治反胃吐食载有："陈橘皮，以壁土炒香为末。"以土炒陈皮入药，为取其温中理气、化痰止呕之功。《普济方》中治疗大便秘结所用陈皮不去白，酒浸焙干为末，温酒调服，以增强行气血助通便之功。另外，治痰咳所用陈皮须用童便浸晒，去其劣性；治痰积，陈皮用姜汁炒；入下焦，陈皮须用盐水制，如"润下丸"中即用盐炙陈皮，使所制陈皮温而不燥，更具化痰、消胀理气开胃之功；麸炒陈皮，取其芳香之性能燥湿醒脾温胃，如"温胃散""佐关煎"中均以炒后陈皮入药，取其温而不燥，芳香以开胃醒脾，使寒去湿除，以祛邪安正。此外，白矾炒陈皮，可治顽痰；蜜水炒陈皮可治痰咳等。针对陈皮的各种加热炮制品，明《医宗粹言》和清《本草备要》分别提出了"炒则气耗而力微"及"芳香之品，不见火则力全也"等不同观点，另清《药品辨义》还提到"留白，取其入肺，取其陈久"。鉴此可明，明清时人们已初步认识到见火对其质量有影响，存放日久"质化"的陈皮质优，这与现代研究相吻合，即加热蒸制法对其挥发油和橙皮苷含量均有损失；不同贮存期的陈皮，时间愈久，橙皮苷含量愈高，挥发油的含量就越低。

第三节　陈皮炮制方法的改进及研究

为了改进陈皮炮制工艺，提高炮制质量，研究炮制工艺、作用和机理，不少医药工作者对此做了大量工作，取得了许多新的进展。

一、陈皮炮制方法的改进

陈皮炮制方法的改进主要有以下几种。

1. 烘干机烘干新会陈皮

在广东新会，一直以来都是采用自然晒制和自然界贮存法加工新会陈皮，所以新会陈皮质量对产区自然条件依赖非常高。针对传统的天然晒制方法受天气条件影响大这一缺陷，陈景怀等采用烘干机进行新会陈皮烘干试验，具体工艺流程为：原料的选取和验收→鲜果取皮→烘至果皮发软→果皮翻反整形→恒温烘干→入库贮存陈化。操作步骤为：①原料选取和验收：原料选用新会产正宗"新会柑"，要求无病斑，无病虫害，有光泽，质优。②鲜果取皮：用锋利小刀从鲜果底部纵向分割两刀（不伤果肉）呈不分离3等份后，剥落果肉留皮。③烘至果皮发软：将果皮放置在烘干箱内，并用自制方形网格分层隔开，低温干燥1小时，使果皮发软。④果皮翻反整形：从烘干机箱中将放在自制方形网格上的果皮取出，将果皮翻反（翻反过程要注意，不要将果皮折断，保持果皮完整，保证成品率）。⑤恒温烘干：将翻反过的果皮均匀地放置在自制的方形网格上，放入烘干箱中，将烘干机工作温度设定为45℃，恒温烘干7小时，抽取样本称重，果皮质量接近鲜果皮质量的25%，果皮含水量约15%为成品，在烘干过程中，要注意使果皮受热均匀，一般每隔2小时调换网格1次，调换原则为上下前后、对角互换。⑥入库贮存陈化：将已烘干的果皮放凉后装入麻袋，入库贮存。

采用以上方法烘干有4大优点：一是提高工作效率，有利于专业化、规模化生产；二是可减少机械污染，提高果皮品质；三是降低自然环境制约风险，减少天气变化因素带来的损失；四是可提高经济效益。

2. 陈皮压制饮片

中药配方历来采用传统饮片，外观粗糙，易吸潮，且调配效率低。随着定量小包装中药饮片的出现，上述问题得到了较好的解决。但是，在小包装饮片的推广和使用过程中相继出现了一些问题，例如，花类、全草类、叶类及部分质轻或不规则的皮类等饮片，因密度小、流动性差、体积大，增大了小包装饮片生产、包装、贮藏、运输、调剂等环节的困难和成本。为解决上述问题和困难，保证中药饮片质量，采用物理压制方法将花类、全草类、叶类及部分质轻或不规则的皮类等饮片压制成定量压制饮片。陈皮为临床常用中药，也是皮类药材的代表。研究采用传统煎煮法，以橙皮苷含量和干膏率为评价指标，考察陈皮压制饮片和普通饮片的煎煮溶出情况及二者在中药复方（研究采用的是一种临床经验方）中的煎煮溶出情况。结果陈皮压制前后单味、复方煎煮质量情况见表2-1。

表2-1 陈皮压制前后单味、复方煎煮质量比较

样品	单味		复方	
	橙皮苷含量, mg/g	干膏率,%	橙皮苷含量, mg/g	干膏率,%
传统饮片（压制前）	17.78	28.69	19.00	28.23
压制饮片（压制后）	20.54	31.88	21.54	31.25

结果显示，陈皮饮片压制后的总干膏率和橙皮苷的含量均高于压制前，但差异无统计学意义（$P > 0.05$），表明陈皮压制饮片煎煮质量不差于传统饮片。此外，对比不同时间点橙皮苷的溶出情况见表2-2。

表2-2 不同时间点橙皮苷的溶出情况（mg/g）

样品	5min	10min	15min	20min	30min	40min	50min	60min
传统饮片（压制前）	11.21	11.74	13.00	14.01	15.12	16.39	19.12	20.96
压制饮片（压制后）	14.42	14.15	15.00	15.79	16.76	16.68	21.53	22.30

结果显示，在相同煎煮时间内，压制后的陈皮饮片其橙皮苷含量均高于压制前，但差异无统计学意义（$P > 0.05$），表明压制饮片和传统饮片有效成分溶出行为相似。

综上所述，陈皮压制饮片不影响陈皮的煎煮溶出效果，且有效成分橙皮苷的含量较高，并具有易于运输、贮藏等优点，符合中药现代化的要求。

3. 加压蒸制陈皮

传统的蒸法蒸制时间过长、有效成分损耗较多，基于省时高效的理念，采用加压蒸制陈皮取得了较好的效果。

方法：取净陈皮，切丝，加100%水密闭闷润2小时，待液体辅料基本被吸净，置加压蒸制容器内，于115℃用流通蒸汽加热蒸制40分钟，取出，放凉。

在传统炮制的基础上采用加压蒸制的方法，与传统工艺相比较，加压蒸制工艺在有效成分含量没有减少、外观性状没有改变的情况下，大大节省了时间，且炮制品质量稳定。加压蒸制是中药炮制的新方法，具有周期短、操作简单和质量稳定等优点。

4. 面条机切制陈皮

目前，陈皮的切制方法一般是用手工切制和万能转盘切药机切制。手工切制耗工大，效率低；切药机切制的饮片粗细、大小很不均匀，在晾晒过程中，由于所需干燥时间不同，细小的饮片往往过于干燥，在收藏和使用中极易破碎，因而损耗多。采用面条机切制陈皮能很好解决以上问题。

方法：将陈皮拣去杂质，清水洗净，捞出，润透后置于面条机中，用0.6mm

刀口的刀切制，待干燥后包装。

采用面条机切制的陈皮丝粗细、大小均匀一致，损耗少，功效也高。

二、陈皮炮制的研究

陈皮炮制的现代研究主要集中在炮制工艺的比较研究和炮制对陈皮化学成分的影响两个方面，通过有效成分变化比较，探讨炮制机理，优选最佳炮制工艺，为合理加工炮制陈皮提供科学依据。

1. 炮制工艺优选

针对广东省用药特色，吴晓东等以《广东省中药炮制规范》（1984 年版）为炮制指导，《中国药典》（2010 年版）中陈皮含量指标为依据，橙皮苷、挥发油含量为主要评价指标综合评分。其中橙皮苷是陈皮中的有效成分，含量较高，则质量较佳，故将橙皮苷含量的加权系数定 70；而挥发油为其中的辛温燥烈成分，根据《广东省中药炮制规范》（1984 年版）陈皮炮制作用为减少辛燥之性，故含量低些较好，故将挥发油的加权系数定 - 30。选择加水量、闷润时间、蒸制温度、蒸制时间为考察因素，采用正交设计 $L_9(3^4)$，优选蒸制陈皮的最佳炮制工艺。结果四因素中影响橙皮苷和挥发油含量的主次顺序为加水量 > 蒸制时间 > 蒸制温度 > 闷润时间，但四个因素差异无统计学意义。综合分析，确立蒸制陈皮的最佳炮制工艺为：每 100kg 陈皮加 200kg 水，室温闷润 2 小时，在 70～80℃下蒸制 30 分钟。

针对《中国药典》（2015 年版）规定的陈皮饮片炮制工艺存在无客观可量化的参数、人为主观因素影响较大等弊端，张琳等对该炮制工艺润制过程中的加水量、闷润时间、闷润温度等因素进行了考察，采用层次分析法计算陈皮饮片中芸香柚皮苷、橙皮苷、川陈皮素、3,5,6,7,8,3',4' - 七甲氧基黄酮、橘皮素相关权重及复合权重，结合 Box - Behnken 设计 - 响应面法，优选陈皮饮片炮制工艺。实验结果表明，各因素对综合评分的影响顺序为加水量 > 闷润时间 > 闷润温度。根据模型拟合结果，得出陈皮最佳炮制工艺为每千克陈皮加水量 33%，闷润 64 分钟，闷润温度 45℃。

陈皮的干燥过程具有水分含量高、热敏度高、有效成分容易散失等特点，干燥工艺的关键是保持适当的温度和合理的干燥时间，否则会致有效成分的损失，降低药效。根据低温吸附干燥系统的工作原理，徐娓等研究了温度、相对湿度和风速对陈皮感观质量的影响，并与热风工况下陈皮干燥后的挥发油含量进行了定量比较。结果见表 2 - 3 和表 2 - 4。

表 2 −3　陈皮不同介质条件下干燥后感观质量比较

干燥条件	外表面颜色	气味	表面质量	形状保持
鲜橘皮	鲜橘红色	浓郁	外表面圆润饱满；内表面海绵状，柔软	完好
35℃吸附干燥	鲜橘红色	浓郁	外表面油室凹陷；内表面见筋络状维管束，稍脆	边缘略有翘起
较高温度下干燥	橘红色暗	略淡	外表面油室凹陷；内表面筋络突出，脆，较剧烈收缩变形	边缘翘曲
较高湿度下干燥	鲜橘红色	浓郁	外表面较光滑；内表面筋络明显，稍脆	较好
较高风速下干燥	鲜橘红色	略淡	外表面较光滑；内表面筋络明显，稍脆，较剧烈收缩变形	边缘较平整

表 2 −4　不同干燥条件下陈皮挥发油含量

干燥介质温度/℃	干燥工况	干燥时间/min	终含水率/%	挥发油含量/%
35℃	热风	240	4.5	3.09
	吸附	195	4.2	4.34
40℃	热风	220	4.7	2.95
	吸附	175	4.4	4.19
45℃	热风	205	4.9	2.86
	吸附	165	4.0	4.13
55℃	热风	130	3.7	3.35
	吸附	100	3.4	4.71

　　结果表明，不同介质条件下干燥对陈皮的感观质量影响各异，陈皮低温吸附干燥后能保持鲜艳的色泽，褐变不明显，在干燥应力的作用下会发生一定程度的体积收缩和变形现象。当干燥介质具有较低的温度、较高的相对湿度和较低的风速时，陈皮干燥后感观质量较好，其中温度的影响最为显著。而在相同的干燥介质温度下，低温吸附干燥工况下挥发油的损失比热风工况下分别降低 1.25%、1.24%、1.27% 和 0.52%；另外，两种工况下在干燥介质温度从 35℃ 升高到 45℃ 的过程中，随着温度的升高，干燥过程中挥发油损失增大，但温度升高到 55℃ 时，由于干燥周期大大缩短，挥发油的损失反而有所减少。这说明干燥温度和干燥时间都是影响陈皮干燥后挥发油含量的重要因素。为了避免陈皮中有效成分的过度损失，应在较低温度的环境下，迅速将陈皮干燥到安全含水率以下。低温吸附干燥系统提供的常温低湿度工况能在较低的温度下保持较高的干燥速率，缩短了干燥周期，故干燥后陈皮的质量好，挥发油含量高。故低温吸附干燥系统提供的常温低湿度工况有利于改善陈皮的干燥品质。

传统热风干燥和微波干燥存在能源消耗太大、干燥产品品质不好和污染环境等问题。龚丽等人比较了热泵和传统热风干燥方法对广陈皮干燥特性、外观及营养成分（挥发油、橙皮苷）的影响。热泵和热风干燥方法对广陈皮中挥发油和橙皮苷的含量影响见表2-5。

表2-5 不同干燥条件下广陈皮中挥发油和橙皮苷的含量

干燥条件	挥发油 （mg/100mL）	粗橙皮苷 样液吸光值	样液中橙皮苷的 浓度（mg/100mL）	干燥耗时 （h）
热风50℃，1.5m/s	1.393	0.105	0.625	3.5
热风60℃，1.5m/s	1.353	0.171	1.014	3.5
热泵50℃，1.5m/s	1.717	0.132	0.784	3.0
热泵60℃，1.5m/s	1.666	0.178	1.056	2.5

由表2-5可知，热泵与传统热风干燥，产品的挥发油含量随温度的升高而减少；在相同干燥条件下，由于挥发油有一定挥发性，温度升高其挥发性增强，且广陈皮热风干燥耗时长，因此，热泵干燥相比热风干燥挥发油的含量高。热泵干燥产品橙皮苷的含量比传统热风干燥高，适当地提高干燥温度，干燥耗时少，橙皮苷的损耗也更少。通过比较分析，可知热泵60℃，1.5m/s为最优干燥工艺参数。此外，对热泵干燥实验数据进行方差分析，得到影响陈皮的主要因素也是温度和风速；对干燥产品进行品质分析，应用极差分析法研究温度和风速对收缩率的影响，结果表明热泵干燥广陈皮的收缩率变化较大，收缩率较小。由于热泵干燥机具有将环境湿空气进行除湿的过程，除湿后单位体积空气（干燥介质）中的湿含量减少，干燥能力明显增强，果皮失水不均匀性大；而热风干燥机只对吸入的环境低温湿空气进行加热，得到高温高湿空气用于干燥物料，故热风干燥对收缩率影响不明显，但收缩率相对较大。

综合上述实验研究结果表明，广陈皮热泵干燥产品外观品质比传统热风好，主要表现为相同干燥条件下，广陈皮产品的有效成分（橙皮苷、挥发油）的保持率高和收缩率小，极差分析得到风速是产品收缩率的主要影响因素，且确定了最佳工艺参数：温度为60℃，风速为1.5m/s，优化条件下产品的收缩率为35.3%，橙皮苷和挥发油含量分别为1.692mg/100mL和1.085mg/100mL，干燥耗时为2.25小时。

吴霞等采用 $L_9(3^4)$ 正交试验法进行试验设计，以广陈皮水提物中有效成分橙皮苷、多甲氧基黄酮（川陈皮素和橘皮素）含量作为考察指标进行最优炮制工艺的优选试验。根据影响试验主要因素，以陈皮形状、烘烤温度、烘烤恒温时间作为考察条件。结果表明3个因素中陈皮形状对炮制结果影响最大，其次是烘烤温度，恒温时间影响最小。因此，以水提物中有效成分为考察指标时，优化工艺组合为广陈皮丝状，在烘烤温度 80℃ 下，恒温 2 小时。经优选工艺炮制得到的广陈皮中有效成分含量与炮制前相比较有了明显的增加。该炮制工艺在有效成分含量没有减少的前提下，与传统的炮制工艺相比，具有操作简便、省时和成本较低的优点，适宜应用于工业化生产，为广陈皮产品的开发利用提供了科学依据。

2. 炮制对陈皮化学成分的影响

黄酮类、挥发油类、生物碱类和一些微量元素是陈皮的主要有效成分，目前对陈皮炮制后黄酮类和挥发油类化学成分变化的研究较多。

为对比《中国药典》（以下简称药典标准）和《广东省中药炮制规范》（以下简称广东标准）中两种方法炮制的陈皮化学成分，为广东传统的陈皮炮制方法的可行性提供实验依据，郑文红等人采用 GC 和 HPLC 色谱分析法，对两种方法炮制的陈皮挥发油成分及不同溶媒提取液进行色谱分析。结果两种方法炮制的陈皮其 GC 和 HPLC 色谱图谱相似，说明两种炮制方法炮制的陈皮主要化学成分基本一致。另王蕾等还从全国收集 10 个陈皮样品，其中采用广东标准炮制和药典标准炮制的样品各 5 个，并以橙皮苷为指标，比较了这 5 个广东标准陈皮炮制品与 5 个药典标准陈皮炮制品质量差异，结果见表 2－6 和表 2－7。

表 2－6　10 个陈皮样品中橙皮苷的含量

样品	来源	橙皮苷（%）
1	山东百味堂（药典标准）	3.649
2	秦皇岛艾欣超市（药典标准）	3.467
3	汕头市恒青药店（广东标准）	3.473
4	广州南北行（广东标准）	3.560
5	北京同仁堂（药典标准）	4.875
6	舟山市万民大药房（药典标准）	3.888
7	汕头市龙湖区益群大药房（广东标准）	4.997
8	汕头市时针药行（广东标准）	3.851
9	广东康美药业（广东标准）	5.500
10	秦皇岛唐人医药店（药典标准）	5.408

表 2－7　两种炮制方法橙皮苷含量的比较

分组	样品编号	橙皮苷平均量（%）	S	t	P
广东省炮制品	3，4，7，8，9	4.276	0.916	0.030	2.306
药典法炮制品	1，2，5，6，10	4.257	0.842		

实验结果表明，按药典标准生产的陈皮中橙皮苷的含量以秦皇岛唐人医药店

的样品含量最高，秦皇岛艾欣超市的样品含量最低。按广东标准炮制的 5 个样品虽然按地方标准炮制规范生产，但与其他样品在含量上并未有较大区别；而在 5 个样品之间却有差异，最高为 5.500%，最低为 3.473%，由此反映出饮片内在质量的不同。《中国药典》（2015 年版）对陈皮饮片中橙皮苷的含量做出不得少于 2.5% 的规定，本次 10 个样品都符合要求。对两种炮制方法橙皮苷含量比较可知，广东标准陈皮炮制品中的橙皮苷含量平均值为 4.276%，药典标准炮制陈皮的橙皮苷含量平均值为 4.257%，两种方法差异无显著性意义。提示广东标准陈皮炮制品的质量符合国家标准，广东传统的陈皮炮制方法是可行的。

为比较不同炮制方法制陈皮炭中总黄酮含量的变化，罗向华等以烘法和传统炮制法分别炮制陈皮炭，采用紫外分光光度法，以橙皮苷作为总黄酮含量测定的参照物，对不同温度和时间陈皮烘制品和传统陈皮炭进行测定。结果见表 2-8。

表 2-8　陈皮生品和不同炮制品的总黄酮含量

测定项	电烘品							生品	陈皮炭
	185℃（min）			200℃（min）			215℃（min）		
	5	10	15	5	10	15	5		
吸光度（A）	0.578	0.590	0.542	0.487	0.499	0.414	0.348	0.263	0.711
含量（%）	8.342	8.529	7.782	6.956	7.113	5.790	4.764	3.441	10.412

实验结果表明，以 185℃ 烘制 10 分钟的陈皮炭总黄酮含量最高。随着温度的增高，黄酮的含量有降低的趋势。结合外观性状及粉末显微特征观察，根据炮制炭药须"留有存性"来讨论，初步认为，以 185℃ 烘制 10 分钟的陈皮炭为佳，该成品的外观性状比传统炮制品较好，但含量低于传统炮制品，两种方法之间所测含量差异是否有意义还需进一步探讨。另外陈皮炭在用于咳嗽出血方面，其止血作用是否为黄酮类化学成分，也还有待进一步研究。

为分析陈皮不同炮制品种中橙皮苷含量，楼一层等采用紫外分光光度法，对常见的麸炒陈皮、土炒陈皮、生陈皮、盐炙陈皮、甘草汁炙陈皮、童便制陈皮及蜂蜜、乌梅汁和姜汁制陈皮等九种炮制品的橙皮苷进行了含量测定，结果见表 2-9。

表 2-9　陈皮各种炮制品中橙皮苷的含量

品名	取样量（g）	吸收值	含量（%）
生陈皮	1.0021	0.1831	7.26
土炒陈皮	1.0004	0.2257	10.16
麸炒陈皮	1.0013	0.1752	6.95
蜜炙陈皮	1.0005	0.1669	6.63

续表

品名	取样量（g）	吸收值	含量（%）
甘草炙陈皮	0.9999	0.1605	6.37
童便制陈皮	0.9971	0.1518	6.05
姜汁炙陈皮	0.9985	0.1451	5.77
盐炙陈皮	1.0015	0.1068	4.24
乌梅汁炙陈皮	0.9991	0.1415	5.63

实验结果表明，土炒陈皮的含量最高（10.16%），提示土炒炮制后能显著提高橙皮苷浸出量，这点与其土炒能增强药物健脾温中、化痰止呕之效是相符的。

梁永枝等采用分光光度计法，分别测定陈皮生品经清炒、麸炒、土炒炮制后各样品溶液的吸光度，根据标准曲线计算各样品溶液中黄酮类成分和橙皮苷含量。结果测得生品陈皮、炒陈皮、麸炒陈皮和土陈皮所含黄酮的含量分别为25.20%、23.14%、23.54%和24.01%。测得生品陈皮、炒陈皮、麸炒陈皮和土陈皮所含橙皮苷的含量分别为10.68%、11.21%、11.89%和13.76%。此结果表明，陈皮炮制前后黄酮类成分基本相同，生品陈皮黄酮含量最高，而经清炒法、麸炒法、土炒法炮制后各样品含量均有所下降；对橙皮苷含量的测定中发现，陈皮经炮制后含量均比生品高，土炒陈皮含量最高。念其滨对陈皮丝生品、炒陈皮、麸炒陈皮、土炒陈皮等不同炮制品中黄酮类成分进行分析，得出与上述相似结果，即生品总黄酮含量最高，各炮制品均有所下降，而橙皮苷含量却相反，尤其土炒陈皮比生品高出38%，说明临床用土炒陈皮治病是有道理的。

吴梓春等采用紫外分光光度法，对常见的清蒸陈皮、麸炒陈皮等7种炮制品的橙皮苷进行含量测定。结果表明，橙皮苷在不同炮制品中的含量排序为陈皮生品＞蜜炙陈皮＞姜汁炙陈皮＞清蒸陈皮＞麸炒陈皮＞盐炙陈皮＞土炒陈皮，其中以生品含量最高。此结果与楼一层等人研究结果不一致，有待进一步探讨。橙皮苷是中药陈皮中的主要有效成分，陈皮在经过高温加热炮制后的制品中橙皮苷的含量产生了变化，《中国药典》通过逐步优化将陈皮的炮制简单化，采用了净制的方法，将陈皮切丝后入药，一方面避免了橙皮苷的损失，另一方面也节省了炮制的时间，降低了敷料的应用，从而简化了炮制工艺。邓超澄对陈皮不同炮制品中橙皮苷含量进行了研究，结果表明，陈皮经炮制后，其橙皮苷的含量依次为生品＞蜜制品＞盐制品＞麸制品＞土制品＞炭制品，也以生品含量最高。另外，何清英以《中国药典》方法和《上海市中药饮片炮制规范》方法对陈皮饮片加工炮制，并测定各炮制品的挥发性成分和橙皮苷含量。结果表明，以《上海市中药饮片炮制规范》加热切制的陈皮饮片，与《中国药典》法不加热淋润切丝的饮片相比较，其挥发油外观性状、相对密度、折光率、旋光度等物理常数及薄层色谱斑点、气相色谱最大吸收主峰（d－柠檬烯）均基本不变；但挥发油与橙皮苷含量则有6%～20.6%的损失，建议以传统方法炮制陈皮为好。

现代饮片系将中药材粉碎为适宜粒度的粉末后制成颗粒并压制成片的一种新型中药饮片。郑为骞等分别以现代陈皮饮片和传统陈皮饮片在不同时间点的煎出液中橙皮苷含量和干膏收率为指标，对比研究了陈皮现代饮片和传统饮片煎出效果。结果见表2－10。

表2－10 陈皮现代和传统饮片不同时间点橙皮苷含量和干膏收率测定结果

样品编号	煎煮时间（min）	传统饮片		现代饮片	
		橙皮苷含量（mg·g^{-1}）	干膏收率（%）	橙皮苷含量（mg·g^{-1}）	干膏收率（%）
1	5	9.54 ± 0.22	13.39 ± 0.82	12.24 ± 0.45	28.53 ± 1.10
2	10	9.76 ± 0.27	15.57 ± 0.91	12.55 ± 0.36	29.86 ± 1.11
3	15	9.93 ± 0.32	17.29 ± 0.79	12.98 ± 0.40	30.03 ± 1.37
4	20	10.11 ± 0.28	19.63 ± 1.06	13.47 ± 0.52	31.06 ± 0.98
5	30	10.37 ± 0.29	21.43 ± 1.15	14.50 ± 0.31	31.16 ± 1.29
6	30 + 5	16.02 ± 0.41	24.66 ± 0.92	18.68 ± 0.62	33.04 ± 0.95
7	30 + 10	16.26 ± 0.47	24.79 ± 1.24	18.73 ± 0.58	33.79 ± 1.02
8	30 + 15	16.51 ± 0.39	24.84 ± 1.05	18.98 ± 0.49	34.25 ± 0.92
9	30 + 20	16.57 ± 0.55	24.99 ± 0.83	19.04 ± 0.67	34.69 ± 1.24
10	30 + 30	16.65 ± 0.42	25.18 ± 1.27	19.15 ± 0.58	35.15 ± 1.07

实验结果表明，经过相同时间煎煮，陈皮现代饮片的橙皮苷含量和干膏收率均高于传统饮片。再对上述两种陈皮饮片煎出效果进行综合加权评分，结果相同的煎煮时间下，陈皮现代饮片的煎出效果高于传统饮片，其煎出效果评分在1.24～1.57倍之间。

为探讨陈皮炮制前后挥发性化学成分的变化，高明等以水蒸气蒸馏法提取陈皮炮制品中的挥发油，采用GC－MS联用技术对所提取挥发油的化学成分进行比较分析研究。结果陈皮蒸制后挥发油含量有所减少，由生品的1.13%减少到1.06%，陈皮生品中共检测出33个峰，可鉴定化合物有24种；制陈皮中共检测出30个峰，可鉴定物质有24种。在已鉴定化合物中，蒸制前后共有的有15种，蒸制后未检出的有9种，新检出的有9种。炮制前后共有的化学成分主要有α－侧柏烯、α－蒎烯、β－月桂烯、柠檬烯、α－松油烯、4－松油醇等；经炮制后消失的化合物有4－莰烯、壬醛、橙花醇、香茅醇、麝香草酚等；经过炮制后新增的化合物有桧烯、α－水芹烯、γ－松油烯、3－莰烯、香茅醇、古巴烯等；炮制前后共有的15种物质中，有4种化合物相对含量增加，10种化合物相对含量减少。其中最突出的是生品陈皮挥发油中均以柠檬烯为相对含量最高的成分，炮制后相对含量明显增高（68.8% ~ 76.9%）；陈皮生品中相对含量第二的 α - 松油烯（9.3%），炮制后几乎损失殆尽；制品中新检出的 γ - 松油烯（10.8%）成为制陈皮挥发油中相对含量仅次于柠檬烯的化合物，是炮制后又一个明显的变化特征。可见陈皮蒸制前后挥发油中化学成分有一定差异，组分及含量都发生了一系列的变化，这为陈皮炮制后药性改变和不同的临床应用提供了一定的理论依据。

为比较烘干法与晒干法的陈皮质量，李宝贵对晒干陈皮和不同温度烘干陈皮的挥发油进行含量测定，并对挥发油薄层分析，挥发油含量测定结果见表 2 - 11。

表 2 - 11　不同干燥方法挥发油含量测定结果

样品		含测次数			平均含量
		1	2	3	
晒干品		1.16	1.12	1.16	1.15
烘干品	50℃	1.16	1.14	1.12	1.14
	60℃	1.12	1.10	1.14	1.12
	70℃	1.14	1.12	1.12	1.13
	80℃	1.10	1.12	1.14	1.12

挥发油薄层层析分别精取上述挥发油配成 2% 石油醚溶液备用。层析，吸附剂为硅胶 G 板。点样系用微量进样器定量吸取 30μL，以石油醚 - 乙酸乙酯（9:1）饱和 5 分钟上行展开，取出，晾干，喷 1% 香草醛浓硫酸溶液，显色 10 分钟。结果：晒干与不同温度的烘干品层析图谱均显 12 个斑点，横向各斑点 R_f 值完全相同，且颜色深浅也基本一致。

上述实验结果表明，晒干法与烘干法炮制的陈皮温度不超过 80℃ 挥发油含量无明显变化，且晒干品与烘干的挥发油组分及含量无显著改变。提示陈皮烘干温度控制在 70 ~ 80℃，挥发油不会有更多损失，做好烘干法的温度控制，可替代晒干法。

冯敬群等对陈皮的生品、炮制品（麸炒、蜜炙）中挥发油含量以及通过物理常数测定、薄层分析对三者挥发油及其醇浸液中各化学组分进行比较，结果见表 2 - 12 和表 2 - 13。

表 2 – 12　陈皮生品、炮制品挥发油含量测定表

样品		取样量（g）	提取挥发油量 （mL）	挥发油平均含量 （mL/100g）	挥发油外观
生陈皮	1	51. 10	0. 46	0. 904 ± 0. 053	浅黄绿色，透明
	2	49. 99	0. 41		
	3	50. 32	0. 48		
	4	50. 00	0. 45		
	5	50. 00	0. 48		
	6	50. 00	0. 45		
蜜陈皮	1	54. 31	0. 41	0. 821 ± 0. 015	黄绿色，透明
	2	55. 00	0. 40		
	3	55. 00	0. 41		
	4	55. 00	0. 42		
	5	55. 00	0. 40		
	6	55. 00	0. 41		
麸陈皮	1	44. 59	0. 41	0. 840 ± 0. 017	稍浅黄绿色，透明
	2	44. 40	0. 42		
	3	44. 62	0. 43		
	4	44. 49	0. 42		
	5	44. 50	0. 43		
	6	44. 50	0. 41		

表 2 – 13　陈皮生品、炮制品挥发油物理常数测定表

样品	比重 d（g/mL）	折光率	比旋度
生陈皮	0. 7807	1. 4726	+ 102. 47°
蜜陈皮	0. 8113	1. 4729	+ 90. 35°
麸陈皮	0. 8210	1. 4722	+ 88. 31°

　　结果表明，与生品比较，麸炒、蜜炙陈皮挥发油的颜色加深，比重增大，挥发油含量、比旋度降低明显，折光率变化不大；而炮制品间比较，挥发油含量、颜色、物理常数均无明显差异。说明炮制对挥发油的物理性质、含量有较大的影响。陈皮生品、炮制品中挥发油含量及理化性质的不同是导致其生品、炮制品功效各有侧重的重要因素。说明陈皮的炮制是合理的，其目的是为了扩大用药范围，更好地适应临床需要。

　　王其献等对陈皮不同炮制品的挥发油含量、物理常数和浸出物进行了测定分

析，实验结果见表 2 – 14。

表 2 – 14　陈皮不同炮制品挥发油含量、物理常数和浸出物含量

陈皮样品	挥发油			浸出物含量（%）
	含量（mL/g）	折光率（n_D^{20}）	比重（g/mL）	
清蒸	0.76	1.4710	0.831	24.68
制	0.63	1.4708	0.833	25.85
麸炒	0.87	1.4708	0.846	25.49
炭	0.43	1.4711	0.851	31.23
盐炙	0.68	1.4713	0.839	27.46
蜜炙	0.65	1.4710	0.844	29.13
土炒	0.78	1.4710	0.847	23.45
生品	0.91	1.4708	0.845	22.35

　　同时对上述 8 种炮制品挥发油进行组分分析，具体方法与结果为：取硅胶 G 以 0.5% 的 CMC – Na 水溶液调匀，按 1∶25 比例混合后铺板，自然干燥后，于烘箱中 105℃ 活化 30 分钟，放入干燥器中冷却；分别取上述 8 种挥发油，用微量进样器点样，以石油醚 – 乙酸乙酯（9∶1）为展开剂，上行展开约 15 分钟，取出，挥去溶剂，喷 5% 香草醛浓硫酸溶液显色，结果薄层层析图谱斑点一致，各斑点 R_f 值相同，且颜色深浅也基本一致。

　　以上实验结果表明，陈皮不同炮制品的挥发油化学组分基本无变化，折光率、比重略有不同，含量变化较为明显，以炒炭含量最低，次低为制陈皮及蜜炙、盐炙陈皮。浸出物含量测定表明，生品较其他炮制品为低。

　　现代药理研究表明，陈皮具有较好的升压、抗休克等作用，而发挥这一作用的主要药效成分是其所含的生物碱类成分辛弗林（对羟福林）。为探讨广陈皮炮制前后辛弗林的含量变化，徐小飞等以微波光波法分别提取陈皮生品（按 2010 年版《中国药典》中的陈皮炮制方法炮制）和炮制品（按 1984 年版《广东省中药炮制规范》中广陈皮的炮制方法炮制）中的辛弗林，并采用 HPLC 法对所提取辛弗林的含量进行测定。结果见表 2 – 15。

表 2 – 15　广陈皮炮制前后辛弗林含量测定结果

样品	批次	药材重（g）	含量/%	平均值/%	RSD/%
陈皮生品	1	0.2074	0.4203	0.4172	1.08
	2	0.2026	0.4120		
	3	0.2022	0.4192		

续表

样品	批次	药材重（g）	含量/%	平均值/%	RSD/%
制陈皮	1	0.2066	0.4849	0.4887	0.67
	2	0.2007	0.4902		
	3	0.1983	0.4909		

结果表明，广陈皮经炮制后辛弗林含量有所增加，由生品的 0.42% 增加到 0.49%，这对临床合理选择陈皮炮制品具有一定的指导意义。

为比较不同贮存期的陈皮及陈皮炮制品质量，张穗对不同贮存期的陈皮及陈皮炮制品的外观性状进行观察，并对其有效成分橙皮苷和挥发油进行定性定量测定，结果见表 2－16。

表 2－16　不同贮存期陈皮及陈皮炮制品的外观性状及橙皮苷、
挥发油含量与挥发油折光率测定结果

样品	不同贮存期的陈皮					陈皮炮制品	
	当年收	1 年	2 年	3 年	4 年	红陈皮丝	黑陈皮丝
外观性状	橙红色，气香，味辛、苦	橙红色，气香，味辛、苦	暗橙红色，气香，味微辛、苦	棕色，气香淳，味微辛、苦	橙红色，气香，味辛、苦	橙红色，气香，味辛、苦	棕黑至黑色，气香，味微辛、苦
橙皮苷含量（%）	5.07	5.14	5.45	6.03	6.86	5.38	5.53
挥发油含量（%）	1.81	1.74	1.43	1.25	0.83	1.58	0.36
挥发油折光率	1.4630	1.4630	1.4630	1.4634	1.4636	1.4630	1.4649

实验结果表明，不同贮存期的陈皮外观性状不完全相同，贮存期越长，其颜色越深，香气越淳而辛、苦味渐减。从陈皮醇提液的薄层层析来看，贮存不同年限的陈皮以及陈皮的炮制品所含的黄酮类成分基本相同。但含量测定表明其主要有效成分橙皮苷含量相差较大，且陈皮贮存的时间越长，其橙皮苷含量越高。这与经验认为陈皮越陈，其效果越好相吻合。陈皮的挥发油含量测定以及薄层层析和折光率测定结果表明，陈皮越陈，其挥发油含量也就越低，而且挥发油的成分和折光率也改变。两种炮制品与未炮制品比较，所含的橙皮苷等黄酮类成分从质到量变化不大，均符合《中国药典》（2015 年版）规定大于 3.5% 的要求。至于挥发油的含量，红陈皮丝变化不大，黑陈皮丝则明显减少。

罗琼以陈皮苷、挥发油含量为指标，考察了贮存时间及炮制方法对陈皮质量的影响。不同贮存期陈皮及其不同炮制品的橙皮苷含量、挥发油含量及折光率见表 2－17。

表2-17 不同贮存期陈皮及其不同炮制品的橙皮苷含量、挥发油含量及折光率测定结果

样品	橙皮苷含量（%）	挥发油含量（%）	挥发油折光率
当年收陈皮	4.12	1.81	1.4730
一年收陈皮	4.21	1.69	1.4730
二年收陈皮	4.29	1.51	1.4734
三年收陈皮	4.38	1.25	1.4736
四年收陈皮	5.01	1.12	1.4739
生品陈皮	4.23	1.73	1.4672
蒸制陈皮	4.42	0.41	1.4734
盐制陈皮	3.90	1.44	1.4736
麸制陈皮	4.18	1.27	1.4734
蜜制陈皮	4.12	1.32	1.4736
土制陈皮	3.87	0.89	1.4735
炭制陈皮	2.74	0.36	1.4740

注：各炮制品已折算成生品时的重量百分比。

陈皮挥发油及醇提取物的薄层分析如下：

挥发油的薄层层析：取挥发油含量测定所得的挥发油各2μL，点于同一硅胶G板上，以石油醚-乙酸乙酯（9∶1）为展开剂，展开约15cm，取出，挥去溶剂，喷5%香草醛浓硫酸溶液显色。结果不同贮存期的陈皮及不同的陈皮炮制品的色谱图基本相同，不同的是斑点的大小及斑点颜色的深浅。当年收陈皮、一年存期陈皮、生品陈皮的色谱斑点大且颜色深；而蒸制陈皮、土制陈皮，尤其是炭制陈皮，色谱斑点小且颜色浅。

醇提取物的薄层层析：取不同贮存期的陈皮炮制品粉末各0.03g，加甲醇10mL，加热回流20分钟，过滤，各取滤液5mL，浓缩至约1mL，作为样品供试液。另取橙皮苷对照品加甲醇制成饱和溶液，作为对照品溶液。用毛细管分别吸取橙皮苷对照液、不同贮存期陈皮及不同陈皮炮制品的样品供试液各2μL，分别点于同一块硅胶G碱板上，以醋酸-甲酸-水（100∶17∶13）为展开剂，展开约3cm，取出，晾干，再以甲苯-乙酸乙酯-甲酸-水（20∶10∶1∶1）的上层溶液为展开剂，展至约8cm，取出，晾干，喷以三氯化铝试液，置于紫外灯（365nm）下检视。结果各样品的斑点基本一致，并与橙皮苷对照品的斑点具有相同 R_f 值。供试品色谱图中，在与对照品色谱图相应的位置上，显相同颜色的荧光斑点。所不同的是随着贮存时间的增加，不同贮存年限的陈皮其橙皮苷斑点逐渐增大且斑点的颜色也加深。陈皮炮制品中蒸制陈皮橙皮苷的斑点较大，颜色也较深，而炭制陈皮橙皮苷斑点最小，颜色也最浅。

综上所述，陈皮放置的时间越长，其挥发油的含量也就越低。挥发油的薄层层析和折光率的测定结果也显示，随着贮存时间的增长，其挥发油含量及折光率也都有所改变。经过炮制的陈皮，其挥发油含量与生品陈皮相比均有不同程度降低，尤其是炭制陈皮，其挥发油含量远远低于生品陈皮。从陈皮醇提取液的薄层层析来看，层析斑点相同，大小不同，说明不同贮存期的陈皮以及不同陈皮炮制品所含的黄酮类成分基本相同，但主要成分橙皮苷的含量则相差较大，实验表明，陈皮放置的时间越长，橙皮苷的含量增加越明显。陈皮炮制品中橙皮苷含量与生品相比，均有不同程度的改变，尤其炭制陈皮的橙皮苷含量降低较多，仅为 2.74%。

由此可见，陈皮生品与陈皮炮制品的功效是有所侧重的，尽管陈皮生品中挥发油的含量及黄酮类成分的含量均较高，但功效却有一定偏性。而炮制则是辅料与有效成分作用综合的结果，故应在保证有效成分的前提下，根据不同的治疗需要对陈皮进行适当炮制。

第四节　新会陈皮的制剂

陈皮制剂最早见于东汉张仲景《金匮要略》，该书"呕吐哕下利病脉证治"中载有橘皮汤和橘皮竹茹汤，以陈皮配生姜等制成汤剂内服，治疗呃逆证。其后，陈皮的制剂就比较普遍了，除汤剂广泛应用外，先后有丸剂、散剂等多种传统制剂应用于临床。到了现代，随着其药理、药化和临床研究以及中药剂型改革工作的深入开展，陈皮剂型不断增多，而且许多新的剂型也都用于陈皮制剂，比如合剂、胶囊剂、片剂、茶剂、酊剂等，从而为提高陈皮疗效、降低副作用、方便使用等发挥了重要作用。现将陈皮制剂分为传统制剂和现代制剂两大部分综合介绍如下。

一、陈皮的传统制剂

（一）汤剂

汤剂是用单味陈皮或以陈皮为主的复方饮片加水煎煮或浸泡后，去渣制成的液体制剂。此剂型是陈皮应用最早也是最多的剂型。

1. 独味陈皮汤（《简便单方》）

处方：陈皮三钱。

制服法：水煎热服。

主治：痰膈气胀。

2. 橘皮汤（《金匮要略》）

处方：橘皮（陈皮）四两，生姜半斤。

制服法：上二味，以水七升，煮取三升，温服一升，下咽即愈。

主治：干呕哕，手足厥冷者。

3. 陈皮甘草汤（《本草纲目》）

处方：陈皮一两，甘草一钱。

制服法：水煎服。

主治：产后吹奶。

4. 橘皮竹茹汤（《金匮要略》）

处方：橘皮（陈皮）二升，竹茹二升，大枣三十枚，生姜半斤，甘草五两，人参一两。

制服法：上六味，以水一斗，煮取三升，温服一升，日三服。

主治：胃虚有热之呃逆。呃逆或干呕，虚烦少气，口干，舌红嫩，脉虚数。

5. 橘皮枳实生姜汤（《金匮要略》）

处方：橘皮（陈皮）一斤，枳实三两，生姜半斤。

制服法：上三味，以水五升，煮取二升，分温再服。

主治：胸痹，胸中气塞短气。

6. 二陈汤（《太平惠民和剂局方》）

处方：半夏（汤洗七次）、橘红（陈皮）各五两，白茯苓三两，甘草（炙）一两半。

制服法：上药㕮咀，每服四钱，用水一盏，生姜七片，乌梅一个，同煎六分，去滓，热服，不拘时候。

主治：湿痰证。咳嗽痰多，色白易咳，恶心呕吐，肢体困倦，胸膈痞闷，肢体困倦，或头眩心悸，舌苔白滑或腻，脉滑。

7. 十味温胆汤（《世医得效方》）

处方：半夏（汤洗七次）、枳实（去瓤，切，麸炒）、陈皮（去白）各三两，白茯苓（去皮）一两半，酸枣仁（微炒）、大远志（去心，甘草水煮，姜汁炒）各一两，北五味子、熟地黄（切，酒炒）、条参各一两，粉草五钱。

制服法：上锉散，每服四钱，水盏半，姜五片，枣一枚，水煎，不拘时服。

主治：心胆虚怯，痰浊内扰证。心胆虚怯，触事易惊，或梦寐不祥，或短气心悸，四肢浮肿，饮食无味，心悸烦闷，坐卧不安，舌淡苔腻，脉沉缓。

8. 厚朴温中汤（《内外伤辨惑论》）

处方：厚朴（姜制）、橘皮（去白）各一两，甘草（炙）、草豆蔻仁、茯苓

（去皮）、木香各五钱，干姜七分。

制服法：合为粗散，每服五钱，水二盏，生姜三片，煎至一盏，去滓温服，食前温服。

主治：脾胃气滞寒湿证。脘腹胀满或疼痛，不思饮食，舌苔白腻，脉沉弦。

（二）丸剂

丸剂系指将单味陈皮或以陈皮为主的复方粉碎成细粉，加适宜的黏合剂或其他辅料制成的球形或类球形制剂。

1. 橘皮丸（《外台秘要》）

处方：橘皮四分，牙子、芜荑各六分。

制服法：上三味捣筛，蜜丸如梧子，以浆水下三十丸，先食，日再服。

主治：寸白虫。

2. 橘姜丸（《圣济总录》）

处方：陈橘皮（陈皮）、生姜、豆豉，等份。

制服法：和丸梧桐子大，每服二十丸。

主治：食鱼中毒。

3. 橘连丸（《小儿药证直诀》）

处方：陈橘皮一两，黄连一两五钱（去须，米泔浸一日）。

制服法：上为细末，研入麝香五分，用猪胆七个，分药入在胆内，浆水煮，候临熟，以针微扎破，以熟为度，取出以粟米粥和丸绿豆大，每服十丸至二三十丸，米饮下，量儿大小与之，无时。

主治：疳瘦。

4. 宽中丸（《鸡峰普济方》）

处方：黄橘皮（陈皮）四两，白术二两。

制服法：上为细末，酒糊为丸，如梧桐子大。煎木香汤下三十丸，食前。

主治：脾胃不调。冷气暴折，客乘于中，寒则气收聚，聚则壅遏不通，是以胀满，其脉弦迟。

5. 橘皮枳术丸（《兰室秘藏》）

处方：橘皮（陈皮）、枳实（麸炒）各一两，白术二两。

制服法：上为极细末，荷叶裹烧饭为丸，如绿豆一倍大。每服五十丸，白汤下，量所伤加减服之。

主治：元气虚弱，饮食不消，或脏腑不调，心下痞闷。

6. 润下丸（《本草纲目》引丹溪方）

处方：陈橘皮（入砂锅内，下盐五钱，化水淹过，煮干）半斤，粉甘草（去皮，蜜炙）二两。

制服法：各取净末，蒸饼和丸梧桐子大，每服百丸，白汤下。

主治：湿痰因火泛上，停滞胸膈，咳唾稠黏。

7. 枣膏丸（《古今医统》）

处方：陈皮、苦桔梗、甜葶苈（炒），等份。

制服法：上为末，煮枣肉为丸如梧桐子大。每服五十丸，米饮下。

主治：肺积在右胁下如杯，发为痈。

8. 三神丸（《普济方》）

处方：橘皮（陈皮）二两，玄胡索（醋煮去皮）、当归（去芦，酒锉、炒）各一两。

制服法：上为细末；酒煮米糊为丸如梧桐子大。每服七十丸，加至一百丸，空心艾汤下，米饮亦得。

主治：室女血气相搏，腹中刺痛引心端，经行涩少，或经事不调，以致疼痛。

9. 二陈丸（《中国药典》2015 年版一部）

处方：陈皮 250g，半夏（制）250g，茯苓 150g，甘草 75g。

制法：以上四味，粉碎成细粉，过筛，混匀。另取生姜 50g，捣碎，加水适量，压榨取汁，与上述粉末泛丸，干燥，即得。

用法用量：口服，1 次 9 ~ 15g，1 日 2 次。

功能主治：燥湿化痰，理气和胃。用于痰湿停滞导致的咳嗽痰多，胸脘胀闷，恶心呕吐。

10. 清金理嗽丸（《卫生部药品标准·中药成方制剂第十册》）

处方：陈皮、黄芩、胆南星各 250g，枳壳、桔梗、桑白皮（制）、苦杏仁各 125g，知母（制）、麦冬、百部（制）、甘草各 62.5g，朱砂 39.1g。

制法：以上十二味，除朱砂水飞或粉碎成极细粉外，其余陈皮等十一味粉碎成细粉，过筛，混匀，每 100g 粉末加炼蜜 80 ~ 95g 制成小蜜丸或大蜜丸。用朱砂包衣，干燥，即得。

用法用量：口服，小蜜丸 1 次 6g；大蜜丸 1 次 2 丸，1 日 2 次。

功能主治：清热，祛痰，止咳。用于肺热咳嗽，痰多，气急呕吐，口燥。

11. 二陈调气丸（《山东省医疗机构制剂规范》）

处方：陈皮、清半夏、茯苓、枳实、生姜、六神曲、紫苏叶、黄连、甘草等十二味药。

制法：以上十二味，取陈皮、茯苓、枳实、六神曲、紫苏叶、黄连、紫苏叶粉碎成细粉，混匀，过筛，备用；将其余清半夏（除生姜外）等五味，加水煎煮两次，第 1 次 3 小时，第 2 次 2 小时，合并煎液，滤过，滤液浓缩成清膏；生姜捣烂取汁。将上述细粉、清膏、姜汁充分混匀，用水泛丸，干燥，即得。

用法用量：口服，1 次 6g，1 日 3 次。

功能主治：燥湿化痰，理气和胃。用于慢性胃炎、慢性胆囊炎属痰湿阻滞、气机不畅引起的上腹部胀闷不适、食欲不振、恶心呕吐、体困乏力等。

（三）散剂

散剂系指将单味陈皮或以陈皮为主的复方饮片经粉碎、均匀混合而制成的干燥粉末状制剂。

1. 五皮散（《华氏中藏经》）

处方：生姜皮、桑白皮、陈橘皮、大腹皮、茯苓皮各等份。

制服法：上为粗末，每服三钱，水一盏半，煎至八分，去滓，不拘时候温服。

主治：水停气滞之皮水证。一身悉肿，肢体沉重，心腹胀满，上气喘急，小便不利，以及妊娠水肿等，苔白腻，脉沉缓。

2. 益黄散（《幼科类萃》）

处方：陈橘皮一两，青橘皮、诃子肉、甘草（炙）各半两。

制服法：上为粗末，每服二钱，水一盏，煎至六分，食前温服。

主治：小儿脾疳泄泻。

3. 通气散（《济阴纲目》）

处方：陈皮、苏叶、枳壳（麸炒）、木通各等份。

制服法：上锉散，每服四钱，水煎温服，立通。

主治：产后大小便不通。

4. 通秘散（《世医得效方》）

处方：陈皮、香附子、赤茯苓各等份。

制服法：上锉散，每服三钱，水煎，空心服。

主治：血淋，痛不可忍。

5. 蛇胆陈皮散（《中国药典》2015 年版一部）

处方：蛇胆汁 100g，陈皮（蒸）600g。

制法：以上二味，陈皮粉碎成细粉，与蛇胆汁混匀，干燥，粉碎，过筛，即得。

用法用量：口服。1 次 0.3～0.6g，1 日 2～3 次。

功能主治：理气化痰，祛风和胃。用于痰浊阻肺，胃失和降，咳嗽，呕逆。

6. 蛇胆陈皮化痰散（《卫生部药品标准·中药成方制剂第九册》）

处方：陈皮（蒸）3859g，蛇胆汁 8g，朱砂 722g，僵蚕（制）772g，琥珀 77g，地龙（炭）772g。

制法：以上六味，除陈皮、蛇胆汁外，朱砂、琥珀分别水飞或粉碎成极细粉；其余僵蚕等二味粉碎成细粉，过筛；陈皮粉碎成粗粉，与蛇胆汁及浸泡蛇胆的白酒拌匀，干燥，粉碎成细粉，过筛，再与上述粉末配研，过筛，混匀，即得。

用法用量：用开水或清茶送服，1 次 0.6g，未满 4 岁的儿童服 0.3g；1 日 2～3 次。

功能主治：祛风化痰，消热安神。用于痰热发狂，神志不宁，咳痰喘促。

7. 复方蛇胆陈皮末（《卫生部药品标准·中药成方制剂第七册》）

处方：陈皮 750g，蛇胆汁 12.5g，朱砂 150g，僵蚕（制）150g，琥珀 15g，地龙（炒）150g。

制法：以上六味，琥珀、朱砂分别水飞或粉碎成极细粉；陈皮、僵蚕、地龙粉碎成细粉，过筛，混匀；蛇胆汁加白酒适量稀释后与上述粉末混匀，再加入琥珀、朱砂混匀，干燥，过筛，制成 1000 瓶（每瓶 1.25g），即得。

用法用量：口服，1 次半瓶，4 岁以下小儿减半。

功能主治：祛风除痰，镇惊。用于痰多咳嗽，惊风抽搐。

8. 不换金正气散（《卫生部药品标准·中药成方制剂第一册》）

处方：陈皮（制）、厚朴（姜制）、广藿香、半夏（制）、苍术（米泔水漂）、甘草（蜜炙）各 100g。

制服法：以上六味，粉碎成最粗粉；过筛，混匀，即得。

用法用量：取生姜、大枣少许炖汤送服，1 次 15g，1 日 1～2 次。

功能主治：燥湿化痰，理气和中。用于脾胃不和，痰湿中阻，胸膈痞闷，寒热往来，霍乱吐泻，山岚瘴气。

二、陈皮的现代制剂

（一）合剂

合剂是指单味陈皮或以陈皮为主的复方饮片用水或其他溶剂，采用适宜方法提取制成的口服液体制剂。合剂是在汤剂的基础上改进和发展起来的一种中药剂型（单剂量灌装者也称为"口服液"）。

1. 二陈合剂（《卫生部药品标准·中药成方制剂第七册》）

处方：陈皮 325g，半夏（姜制）325g，茯苓 195g，甘草（蜜炙）97.5g，生姜 65g。

制法：以上五味，半夏用 70% 乙醇作溶剂，进行渗漉，漉液回收乙醇；陈皮蒸馏提取挥发油；药渣与其余茯苓等三味加水煎煮三次，合并煎液，滤过，滤液浓缩至适量，与漉液合并。静置，滤过，再浓缩至约 1000mL，加入防腐剂适量，放冷，加入上述挥发油，加水至 1000mL，搅匀，即得。

用法用量：口服，1 次 10～15mL，1 日 3 次，用时摇匀。

功能主治：燥湿化痰，理气和胃。用于咳嗽痰多，胸脘胀闷，恶心呕吐。

2. 复方春砂蜜合剂（《广东省医疗机构制剂规范》）

处方：陈皮 61g，砂仁 30g。

制法：以上二味，加水浸渍 2 小时，煎煮 2 次，每次 2 小时，另器收集挥发油，备用；煎液滤过，合并滤液，浓缩至 650mL，加苯甲酸 1g、羟苯乙酯 0.45g，搅拌使溶解，静置 5 天，取上清液，加蜂蜜 50g、蔗糖 180g，加热搅拌使溶解，煮沸 30 分钟，放凉，加入挥发油，混匀滤过，加水至 1000mL，搅匀，即得。

用法用量：口服。1 次 10～20mL，1 日 3～4 次。

功能与主治：理气健脾，化湿开胃。用于脾胃虚寒、食滞胀满、呕吐泄泻、呃逆反胃。

3. 蛇胆陈皮口服液（《国家药品监督管理局国家药品标准》）

处方：蛇胆汁、陈皮（蒸）。

制法：由蛇胆汁、陈皮经加工制成口服液。

用法用量：口服，1 次 10mL，1 日 2～3 次。小儿酌减或遵医嘱。

功能主治：顺气化痰，祛风健胃。用于风寒咳嗽，痰多呃逆。

4. 温肺化痰口服液（《广东省医疗机构制剂规范》）

处方：法半夏 30g，陈皮 30g，茯苓 100g，炙甘草 30g，党参 100g，莱菔子 50g，紫苏子 50g，芥子 50g，六神曲 30g。

制法：以上 9 味，加水煎煮（莱菔子、紫苏子、芥子包煎）3 次，第 1 次 1.5 小时，第 2 次 1 小时，第 3 次 40 分钟，煎液滤过，合并滤液，减压浓缩至相对密度为 1.03（60℃），放冷，加乙醇使含醇量为 45%，静置 48 小时，取上清液回收乙醇，滤过，灭菌，室温放置 7 天以上，取上清液，加入单糖浆 100g，加水至 1000mL，混匀，滤过，灌封，灭菌，即得。

用法与用量：口服。1 次 10 ~ 20mL，1 日 3 次。或遵医嘱。

功能与主治：健脾益气，化痰平喘。用于肺虚久咳、慢性支气管炎、肺气肿等。

5. 解酒肝胃康口服液（《山东省医疗机构制剂规范》）

处方：陈皮、五味子、泽泻等八味药。

制法：以上八味，加十倍量水煎煮三次，第一次 4 小时，后两次分别煎煮 1 小时，煎煮的同时收集蒸馏液备用。将三次煎煮液合并，沉淀，滤过，浓缩成稠膏状（相对密度 1.18 ~ 1.22，80℃），放凉，再按水提醇沉法加入 95% 乙醇沉淀，使含乙醇量达 70% 左右，取上清液，回收乙醇，加入蒸馏液，加苯甲酸钠，冷藏，滤过，再加入糖浆适量，混匀，分装，灭菌，即得。

用法与用量：口服。1 次 20mL，1 日 3 次。

功能与主治：解酒化浊，清肝和胃。用于酒毒湿热、肝胃不和证所致的胸胁胀满、呕吐、烦渴、头痛头晕；酒精性脂肪肝、酒精性肝炎、酒精性肝硬化。

（二）糖浆剂

糖浆剂是指单味陈皮或以陈皮为主的复方饮片，用水或其他溶剂采用适宜方法提取制成的浓蔗糖［含蔗糖量应不低于 45%（g/ mL）］水溶液。

1. 百咳静糖浆（《中国药典》2015 年版一部）

处方：陈皮、黄芩、黄柏各 96g，麦冬、前胡、苦杏仁（炒）、清半夏、桑白皮、麻黄（蜜炙）、葶苈子（炒）、紫苏子（炒）、桔梗、瓜蒌子（炒）、甘草各 48g，百部（蜜炙）72g，天南星（炒）32g。

制法：以上十六味，紫苏子、瓜蒌子粉碎成粗粉，装入药袋内，与陈皮等十四味加水煎煮两次，第一次 2 小时，第二次 1 小时，合并煎液，滤过，静置，取上清液浓缩成相对密度为 1.20 的清膏（60℃），另取蔗糖 650g 制成单糖浆，与上述清膏混匀，加入羟苯乙酯 0.1g，香精 1mL，搅匀，加水至 1000mL，混匀，即得。

用法用量：口服。1 ~ 2 岁 1 次 5mL；3 ~ 5 岁 1 次 10mL；成人 1 次 20 ~ 25mL，1 日 3 次。

功能主治：清热化痰，止咳平喘。用于外感风热所致的咳嗽、咳痰；感冒，急性、慢性支气管炎，百日咳见上述证候者。

2. 陈枇止咳糖浆（《湖北省医疗机构制剂规范》2011 年版）

处方：陈皮 150g，法半夏 150g，茯苓 150g，桑白皮 150g，紫菀 150g，甘草 75g，枇杷叶 225g。

制法：以上七味，加水煎煮 2 次，每次 1 小时，合并煎液，滤过，滤液静置

24 小时，取上清液浓缩至适量，加入蔗糖 450g 与羟苯乙酯 0.3g，煮沸使溶解，滤过，加水至 1000mL，搅匀，即得。

用法用量：口服，1 次 20mL，1 日 2 次。

功能主治：清肺化痰，止咳。用于热邪蕴肺所致痰多咳嗽，气逆喘急；支气管炎、肺炎见上述证候者。

（三）片剂

片剂指单味陈皮或以陈皮为主的复方饮片提取物、提取物加部分饮片细粉或饮片细粉与适宜辅料混匀压制或用其他适宜方法制成的圆片状或异形片状的制剂。

1. 蛇胆陈皮片（《中国药典》2015 年版一部）

处方：蛇胆汁 26g，陈皮 156g。

制法：以上二味，陈皮粉碎成细粉，过筛，与蛇胆汁混匀，干燥，研成细粉，加糊精等适量，干燥，制成颗粒，压制成 1000 片；或压制成 500 片，包薄膜衣，即得。

用法用量：口服。1 次 2~4 片或 1~2 片（薄膜衣片），1 日 3 次。

功能主治：理气化痰，祛风和胃。用于痰浊阻肺，胃失和降，咳嗽，呕逆。

2. 陈香露白露片（《卫生部药品标准·中药成方制剂第八册》）

处方：陈皮 100g，川木香 38.2g，大黄 8.3g，石菖蒲 9.2g，甘草 100g，次硝酸铋 110g，碳酸氢钠 67g，碳酸镁 33.7g，氧化镁 33.7g。

制法：以上九味，甘草、陈皮、川木香、大黄、石菖蒲粉碎成细粉，过筛，与次硝酸铋等四味药混匀，制粒，约制成 1000 片（片重 0.5g）或 1660 片（片重 0.3g），即得。

用法用量：口服。1 次 3~5 片（0.5g）或 5~8 片（0.3g），1 日 3 次。

功能主治：健胃和中，理气止痛。用于胃酸过多，急慢性胃炎引起的胃脘痛。

3. 复方陈香胃片（《中国药典》2015 年版一部）

处方：陈皮 84g，木香 20g，石菖蒲 11g，大黄 20g，碳酸氢钠 17g，重质碳酸镁 17g，氢氧化铝 84g。

制法：以上七味，陈皮、木香、石菖蒲、大黄粉碎成细粉；氢氧化铝、碳酸氢钠、重质碳酸镁分别过 100 筛，与上述细粉及适量的蔗糖、淀粉、糊精、二氧化硅、硬脂酸镁混匀，制颗粒，压制成 1000 片或 500 片，即得。

用法用量：口服。1 次 4 片（每片重 0.28g）或 1 次 2 片（每片重 0.56g），1 日 3 次。

功能主治：行气和胃，制酸止痛。用于脾胃气滞所致的胃脘疼痛、脘腹痞满、嗳气吞酸；胃及十二指肠溃疡、慢性胃炎见上述证候者。

4. 橘红枇杷片（《卫生部药品标准·中药成方制剂第四册》）

处方：化橘红 14g，陈皮 76g，枇杷叶 222g，桔梗 21g，紫苏子 69g，甘草 14g。

制法：以上六味，陈皮、化橘红先提取挥发油，药渣与其余各药混合，加水煎煮二次，合并煎液，滤过，浓缩成稠膏，加蔗糖 200g 和辅料适量，混匀，制成颗粒，干燥，喷加陈皮等挥发油，混匀，压制成 1000 片，即得。

用法用量：口服。1 次 2~3 片，1 日 3~4 次。

功能主治：止咳祛痰。用于咳嗽痰多。

5. 温胆片（《广东省医疗机构制剂规范》）

处方：法半夏 550g，陈皮 165g，茯苓 550g，甘草 165g 等。

制法：以上七味，取茯苓 100g 粉碎成细粉；剩余茯苓及竹茹等六味加水煎煮 2 次，第一次 1.5 小时，第二次 1 小时，同时收集挥发油备用，煎液滤过，合并滤液，浓缩成稠膏，放冷，加入乙醇使含醇量达 65%，静置过夜，滤过，滤液回收乙醇，浓缩成稠膏，加入上述细粉，混匀，干燥，粉碎，加糊精适量，混匀，制成颗粒，干燥，喷入上述挥发油，密闭过夜，加干颗粒量的 0.5%~1% 硬脂酸镁及 2%~3% 滑石粉，压制成 1000 片，即得。

用法与用量：口服。1 次 4 片，1 日 3 次。

功能与主治：理气化痰，清胆和胃。用于胆胃不和痰热内扰证、眩晕呕吐、虚烦、失眠、惊悸癫痫等。

（四）口含片

口含片系以新会陈皮为主药，按照中药片剂制备方法制备，含于口腔中缓慢溶化产生局部或全身治疗作用的片剂。

复方新会陈皮口含片（江门市新会区中医院研制）

处方：新会陈皮，蛇胆汁 12mL，甘草 80g，桔梗 80g。

制法：取新会陈皮干燥粉碎成细粉，过 100 目筛，加入糊精拌匀，备用。取甘草、桔梗，加水适量，分别煎煮 2 次（60 分钟、30 分钟），合并煎煮液，浓缩至 80mL，加入氯化钠搅拌使溶解，冷却。另取白糖加水加热至完全溶解，加至上述冷却的药液中，搅拌，冷却。将混合液和药粉制成颗粒，干燥，加入 4% 薄荷脑乙醇液，密闭 30 分钟，加入适量硬脂酸镁，混匀，压制成 1000 片，即得。

用法用量：含服。1 次 1 片，1 日 4~6 次。

功能主治：化痰止咳，宣肺利咽，理气健脾。用于风寒咳嗽，痰多呕逆。

（五）胶囊剂

胶囊剂系指将单味陈皮或以陈皮为主的复方饮片用适宜方法加工后，填充于空心胶囊或密封于软质囊材中的制剂。

蛇胆陈皮胶囊（《中国药典》2015 年版一部）

处方：蛇胆汁 49g，陈皮（蒸）295g。

制法：以上二味，陈皮粉碎成细粉，与蛇胆汁混匀，干燥，粉碎，过筛，装入胶囊，制成 1000 粒，即得。

用法用量：口服。1 次 1~2 粒，1 日 2~3 次。

功能主治：理气化痰，祛风和胃。用于痰浊阻肺，胃失和降，咳嗽，呕逆。

（六）茶剂

茶剂系指将单味陈皮或以陈皮为主的复方饮片或提取物（液）与茶叶或其他辅料混合制成的内服制剂。

理气降脂茶（《广东省医疗机构制剂规范》）

处方：红参须，陈皮，荷叶，泽泻，枳实等。

制法：以上药味，红参须和陈皮粉碎成中粉，备用；其余荷叶等加水煎煮 3 次，第一次 1 小时，第二次、第三次各 40 分钟，煎液滤过，滤液合并，浓缩，放冷，加入乙醇搅匀，放置 24 小时以上，滤过，滤液回收乙醇并浓缩至稠膏，加入上述红参须和陈皮中粉，混匀，干燥，粉碎成粗粉，制成 1000g 分装，即得。

用法用量：开水焗泡。1 次 1~2 包，1 日 3 次。

功能主治：补气化气，升清降浊。用于高脂血症，肥胖症，脂肪肝。

（七）软膏剂

软膏剂系指将单味陈皮或以陈皮为主的复方饮片提取物、饮片细粉与适宜基质均匀混合制成的半固体外用制剂。

陈术健脾软膏（《广东省医疗机构制剂规范》）

处方：陈皮 21g，木香 21g，羌活 10g，苍术 21g，荷叶 43g，白术 21g，山楂 65g，槟榔 21g，广藿香 21g，广东神曲 65g，乌药 21g，茯苓 43g，赤芍 43g，黄芩 21g，防风 21g，冰片 14g。

制法：以上十六味，广东神曲、茯苓、荷叶加水浸泡半小时，煎煮三次，每次半小时，合并煎液，滤过，滤液浓缩至相对密度为 1.20~1.24（25℃）的稠膏，备用。冰片加乙醇 140mL 使溶解。其余木香等十二味粉碎成极细粉，过筛，加上述稠膏和甘油100g，研磨分散；加入溶融的凡士林适量，搅匀，放冷；加入冰片的乙醇溶液，搅匀，制成1000g，分装，即得。

用法用量：外用。贴于肚脐（神阙穴），1次1贴，1日1次。

功能主治：健脾祛湿，消滞。用于脾虚湿盛或食滞引起的纳呆腹胀、大便不爽等症。

（八）酊剂

酊剂系指将单味陈皮或以陈皮为主的复方饮片用规定浓度的乙醇提取或溶解而制成的澄清液体制剂。

陈皮酊（《中国人民解放军医疗机构制剂规范》2002年版）

处方：陈皮粗粉100g。

制法：用60%乙醇作溶剂，按渗漉法，浸渍24小时后，以每分钟3～5mL的速度缓缓渗漉，至渗漉液达1000mL，滤过即得。

功能主治：芳香性苦味健胃药。一般作为制剂的芳香矫味剂。

用法用量：口服。1次2～5mL，1日3次。

（九）其他陈皮保健品制剂

1. 九制陈皮（《农村新技术》）

处方：陈皮、甘草等。

制法：①制坯：以每100kg陈皮加50kg梅卤（腌梅子的卤水）、0.5kg明矾，一起放入缸内浸渍。经48小时后，捞出陈皮，在沸水中烫漂2分钟，立即在冷水中漂洗24小时后，将陈皮沥干，再以50%的食盐及30%的梅卤（指原料重量的百分数），盐渍20天，捞出干燥，即成陈皮坯。②熬汁：将甘草煮水，沥去渣滓并浓缩。加入适量砂糖及糖精，溶解制成原汁待用。③浸渍、干燥：将陈皮坯放入缸中，用煮沸的甘草汁倒入缸中并加盖，焖渍2小时后，取出陈皮及部分汁料，一起放在烘盘中，送入烘房干燥。待干燥后，再加入原汁，可重复连续多次。最后一次加料干燥后，出烘房即加入成品重量1%的甘草粉拌匀，即成九制陈皮。

用法：开袋即食。

功能主治：止咳生津，理气开胃。主要用于咳嗽痰多、消化不良等。

2. 陈皮露（《适用技术市场》）

成分：陈皮3g，甘草0.5g，冰糖12g。

制法：先将陈皮末和片状甘草混合后加冰糖和净化水，100℃水解30分钟，静置过滤。在滤液里依次加入防腐剂，搅匀，然后加柠檬酸、香料，混合均匀后，装罐密封，即得。

用法：开盖即饮。

功能主治：理气健脾，和胃止呕，燥湿化痰。主要用于支气管炎和饱腹胀胃。

3. 玫瑰花陈皮复合饮料（《农业科技与装备》）

成分：玫瑰花、陈皮、柠檬酸等。

制法：①陈皮汁的制备：取适量干净无霉变陈皮，清洗干净，按料液比 1∶30（g/mL，质量体积比）配制，置于 100℃ 水浴锅中，浸提 2 次，每次 1 小时，用纱布过滤得到陈皮汁，冷藏备用。②玫瑰花汁的制备：选取优质的玫瑰花清洗、捣碎，按料液比 1∶40 配制，置于 80℃ 水浴锅中，浸提 60 分钟，用纱布过滤得到玫瑰花汁，冷藏备用。③混合调配：按玫瑰汁 30%、陈皮汁 15%、柠檬酸0.15%、白砂糖 14% 的比例混合调配。④灭菌、分装：溶液混匀后进行高温消毒，最后灌装成成品，即得。

用法：开盖即饮。

功能主治：具有提神、理气健脾、调中化瘀及化痰利尿等保健作用。

4. 陈皮沐浴液（《牡丹江医学院学报》）

处方：陈皮、硬脂酸、三乙醇胺、液体石蜡、白凡士林、椰油脂肪酸二乙醇酰胺、柠檬酸等。

制法：采用超临界 CO_2 萃取陈皮挥发油备用。按陈皮挥发油 5g、硬脂酸/三乙醇胺 1.5g/0.5mL、液体石蜡/白凡士林 12mL/6g、椰油脂肪酸二乙醇酰胺2.65g、柠檬酸 0.235g 配比，加水至 100mL，即得。

用法：使用方法与普通沐浴液相同。

功能主治：沐浴时陈皮的清爽香味会刺激皮肤，促使毛细血管的血液循环加快，消除肌肤表面的疲劳，使内脏器官活跃起来，能使疼痛、酸疼、冻疮、湿疹、瘙痒等症状通过良好的血液循环来得到改善，并能使皮肤细胞活化，使干燥的肌肤恢复湿润，恢复皮肤的健美。

在保健品的开发方面，现在市场上已开发出陈皮系列保健食品，如陈皮与普洱或其他茶叶共同开发的陈皮茶、陈皮与柠檬等开发出的陈皮酱、陈皮与其他中药开发的陈皮饮料以及陈皮养生酒等。近年来，特别是以新会陈皮为主要原料开发的新会陈皮茶、新会陈皮普洱茶、新会陈皮红茶、新会柑普茶等陈皮茶系列，以及由新会陈皮研制的陈皮凉果、陈皮酒、陈皮酵素等保健食品受到市场普遍欢迎。

参考文献

［1］ 张炳鑫. 中药炮制品古今演变评述［M］. 北京：人民卫生出版社，2011.

［2］ 王其献，朱满洲，庞国兴，等. 陈皮炮制的历史沿革研究［J］. 中药材，
1998，21（3）：127 – 130.

［3］ 陈学兰，高月来，赵怀英，等. 陈皮炮制研究进展［J］. 时珍国医国药，
1999，10（3）：223 – 224.

［4］ 张华，徐凌川. 陈皮药理及炮制研究进展［J］. 基层中药杂志，2000，14
（6）：44 – 45.

［5］ 郑小吉，詹晓如，王小平. 陈皮研究进展［J］. 中国现代中药，2007，9
（10）：30 – 33.

［6］ 张理平. 陈皮研究新进展［J］. 光明中医，2005，20（1）：40 – 42.

［7］ 张依欣，谭玲龙，于欢，等. 陈皮的炮制研究进展［J］. 江西中医药，
2018，49（7）：66 – 69.

［8］ 张群智. 浅述陈皮的药理及炮制研究［J］. 中国药业，2002，11（5）：
71 – 72.

［9］ 陈景怀，钟伟文. 新会陈皮烘干技术［J］. 现代农业装备，2007（7）：69.

［10］ 郑为骞，傅超美，胡慧玲，等. 陈皮现代饮片与传统饮片煎出效果对比研
究［J］. 中药与临床，2011，2（3）：36 – 39.

［11］ 贺宝莹，王聪颖，唐安玲，等. 陈皮压制饮片的煎煮质量评价［J］. 中国
药房，2014，25（47）：4467 – 4469.

［12］ 孙佳彬，覃艺，张红玲，等. 陈皮加压蒸制工艺研究［J］. 时珍国医国
药，2018，29（1）：69 – 72.

［13］ 史东恒. 切制陈皮［J］. 中国中药杂志，1992，17（8）：477.

［14］ 宋辉，陈友国. 用正交试验探讨陈皮炮制方法［J］. 中药材，1993，16
（9）：23 – 25.

［15］ 廖乾坤. 漫谈陈皮的炮制［J］. 中成药研究，1985（1）：18.

［16］ 张琳，周欣，闫丹，等. 基于 CRITIC – AHP 权重分析法结合 Box – Be-
hnken 设计 – 响应面法优选陈皮饮片炮制工艺［J］. 中草药，2018，49
（16）：3829 – 3834.

［17］ 徐娓，丁静，赵义，等. 低温吸附干燥新技术及其在陈皮干燥中的应用
［J］. 现代中药研究与实践，2007，22（2）：52 – 55.

［18］ 罗向华，禹建春，吴昌枝. 不同方法炮制陈皮炭总黄酮含量的比较研究
［J］. 山东中医药大学学报，2014，38（2）：168 – 170.

[19] 郑文, 蓝义琨, 陈淑映, 等. 不同炮制方法陈皮的色谱图谱分析 [J]. 江西中医药, 2012, 43 (4): 71 – 72.

[20] 楼一层, 范传新. 不同炮制方法对陈皮中橙皮甙的影响 [J]. 中国医院药学杂志, 1988, 8 (1): 40 – 41.

[21] 吴梓春, 王华, 何兆锦. 不同炮制方法对陈皮中有效成分橙皮苷的影响 [J]. 临床合理用药杂志, 2015, 8 (11B): 94 – 95.

[22] 邓超澄. 陈皮不同炮制品化学成分分析 [J]. 广西中医学院学报, 2000, 17 (4): 60 – 61.

[23] 念其滨. 陈皮不同炮制品中黄酮类成分的变化 [J]. 现代中西医结合杂志, 2009, 18 (19): 2332 – 2333.

[24] 梁永枝, 唐卫东. 对陈皮不同炮制品中黄酮类成分变化的研究 [J]. 亚太传统医药, 2010, 6 (5): 34 – 35.

[25] 崔新群. 陈皮的炮制方法改进与临床疗效 [J]. 中国药师, 2003, 6 (5): 321 – 322.

[26] 冯敬群, 王喆, 赵高潮. 陈皮炮制的初步研究 [J]. 陕西中医学院学报, 1994, 17 (2): 30 – 32.

[27] 高明, 徐小飞, 陈康, 等. 陈皮炮制前后挥发性成分的比较研究 [J]. 中药材, 2012, 35 (7): 1046 – 1048.

[28] 陈幼鸿. 胆星、陈皮、豆豉的炮制法介绍 [J]. 福建中医药, 1963 (6): 37.

[29] 李宝贵. 关于陈皮饮片干燥方法的研究 [J]. 中医药学刊, 2006, 24 (4): 741.

[30] 吴霞, 叶勇树, 王国才, 等. 广陈皮炮制工艺研究 [J]. 内蒙古中医药, 2015, 34 (1): 114 – 115.

[31] 龚丽, 龙成树, 刘清化, 等. 广陈皮热泵干燥工艺参数优化研究 [J]. 食品工业科技, 2015, 36 (17): 220 – 223.

[32] 王蕾, 郭丽冰. 广东标准与中国药典陈皮炮制品中橙皮苷含量的比较 [J]. 广东药学院学报, 2007, 23 (2): 126 – 129.

[33] 何清英. 加热炮制对陈皮饮片质量的影响 [J]. 中成药, 1994, 16 (6): 22 – 23.

[34] 李建修. 介绍宋子陈皮的炮制方法 [J]. 中国中药杂志, 1990, 15 (1): 29.

[35] 王其献, 程曙光, 张腾, 等. 陈皮不同炮制品挥发油、浸出物的研究 [J]. 安徽中医学院学报, 1998, 17 (6): 49 – 50.

[36] 徐小飞，陈康，汪金玉. 广陈皮和青皮炮制前后辛弗林含量比较研究 [J].
     河南中医，2011，31（7）：807 - 808.

[37] 张穗. 不同贮存期的陈皮及陈皮炮制品质量比较 [J]. 中成药，1993，15
     （6）：20 - 21.

[38] 罗琼. 贮存时间及炮制方法对陈皮质量的影响 [J]. 中医药学报，2003，
     31（1）：27 - 28.

[39] 吴晓东，林楠，陈华师. 蒸制陈皮炮制工艺的研究 [J]. 中国药师，
     2011，14（9）：1265 - 1267.

[40] 郑小吉，詹晓如，胡小玲. 陈皮制剂研究进展 [J]. 卫生职业教育，
     2008，26（12）：154 - 155.

[41] 杜华碧. 陈皮制剂的研究概况 [J]. 医学信息，2010，23（4）：1147 -
     1149.

[42] 贾生平. 九制陈皮制作法 [J]. 农村新技术，1994（10）：41.

[43] 周小琴. 保健饮料陈皮露的研制 [J]. 适用技术市场，1995（9）：17.

[44] 祁冰洁. 玫瑰花陈皮复合饮料的研制 [J]. 农业科技与装备，2016（6）：
     47 - 50.

[45] 孟繁钦，雷涛，关会林. 中药陈皮沐浴液的研制 [J]. 牡丹江医学院学
     报，2008，29（3）：94 - 96.

[46] 何金兰，廖弈胜，何继朝. 陈皮柠檬酱的研制 [J]. 农村科技开发，2000
     （9）：28.

[47] 汪建国. 陈皮养生黄酒的研制开发 [J]. 中国酿造，2005（6）：62 - 63.

第三章　新会陈皮的化学成分研究

陈皮的化学成分复杂，其药效作用、临床疗效与所含化学物质有密切关系。现代药理作用和临床研究表明，陈皮在心血管系统、免疫、抗氧化、抗菌及抗肿瘤等方面具有良好的药用价值。陈皮中化学成分主要包括挥发油类和黄酮类成分，此外还有少量柠檬苦素类、生物碱类、多糖类及微量元素等。

第一节　新会陈皮的挥发油类成分

挥发油成分是新会陈皮中非常重要的活性物质，是陈皮主要的药用成分。研究表明其挥发油直接作用于肠道平滑肌，可降低正常家兔肠道收缩频率，对气管平滑肌有抑制作用、抗氧化作用。陈皮中挥发性成分的组成和含量因药材产地、采收期、贮藏时间、提取方式等的不同而变化。

一、新会陈皮的挥发油成分

新会陈皮挥发油成分有多达数十种，主要有柠檬烯、α-松油烯、γ-松油烯、α-蒎烯、β-蒎烯、石竹烯、伞花烃、α-松油醇以及β-月桂烯等。新会陈皮挥发油中含特有的2-甲氨基-苯甲酸甲酯成分，而这一成分的存在可明显地将新会陈皮与其他产地陈皮区分开来。几种主要挥发性成分的结构式见图3-1。新会陈皮中的特有成分2-甲氨基-苯甲酸甲酯的结构式见图3-2。

柠檬烯（limonene）　　　β-月桂烯（β-myrcene）

α-/β-蒎烯（α-/β-pinene）

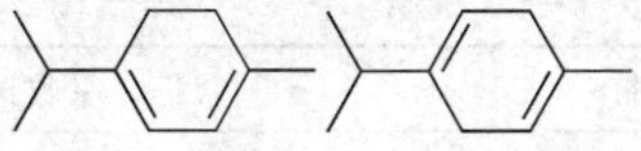

α-/γ-松油烯（α-/γ-terpinene）

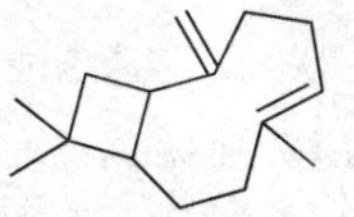

石竹烯（caryophallene）

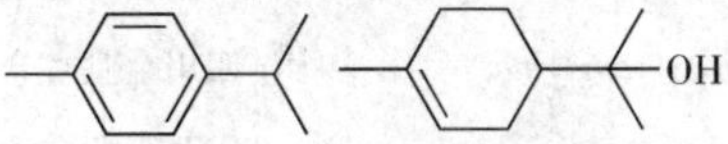

伞花烃（p-cymene）　α-松油醇（α-terpineol）

图3-1　陈皮挥发油中几种主要成分的化学结构式

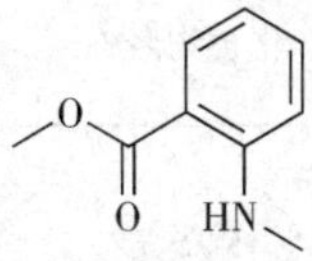

图3-2　新会陈皮中特有成分2-甲氨基-苯甲酸甲酯的化学结构式

二、不同产地、不同品种陈皮挥发油的成分分析

我国幅员广阔、物品繁多，同一中药常常来自几种不同来源品种。陈皮系多基原且品种来源较为复杂的中药之一，从基原地域上来看，福橘、大红袍和温州蜜柑等产于四川、浙江、福建、湖南、江西等多个省份，广陈皮来源主要有（新会产）茶枝柑、（四会产）行柑、甜柑、八月橘、十月橘、（紫金县产）榕林甜橘、（汕头市产）蕉柑、（清远产）年橘等8种。其中又以新会陈皮为道地药材，质量最优。

产地和品种的不同会使其挥发油在组成、含量、功效上有一定的差异。欧小群等收集包括广陈皮（茶枝柑）、陈皮（红橘）和金橘等11种品种鲜果皮，比较分析了样品中的挥发油成分，11种陈皮及其近缘品种样品信息见表3-1，成分统计见表3-2，主成分测定结果见表3-3。

表3-1　11种陈皮及其近缘品种样品信息

编号	品种	采收地点	采集量/kg	果皮厚度/cm
1	茶枝柑 *Citrus reticulata* 'Chachi'	广东新会双水镇	2	0.10~0.15
2	寿柑 *Citrus reticulata* Blanco	四川彭山江口镇	2	0.13~0.21
3	椪柑 *Citrus reticulata* Blanco var. Ponkan	四川金堂五凤镇	2	0.30~0.50

续表

编号	品种	采收地点	采集量/kg	果皮厚度/cm
4	贡柑 Citrus reticulata Blanco var. gonggan	广东德庆马圩镇	2	0.24 ~ 0.40
5	砂糖橘 Citrus reticulata cv. Shatangju	广东四会黄田镇	2	0.12 ~ 0.26
6	奉节脐橙 Citrus sinensis Osbeck	重庆奉节白帝镇	2	0.70 ~ 0.90
7	朋娜脐橙 Citrus sinensis Osbeck cv. Skagg's Bonanza	江西信丰安西镇	2	0.68 ~ 0.90
8	纽荷尔脐橙 Citrus sinensis Osbeck cv. Newhall	四川雷波南田乡	2	0.82 ~ 0.95
9	冰糖橙 Citrus sinensis 'Bingtang'	湖南麻阳兰里镇	2	0.30 ~ 0.45
10	红橘 Citrus reticulata Blanco cv. tangerina	四川金堂官仓镇	2	0.16 ~ 0.25
11	金橘 Fortunella margarita (Lour). Swingle	广西阳朔白沙镇	2	0.05 ~ 0.10

表 3 - 2　11 种陈皮及其近缘品种挥发油中成分统计

峰号	保留时间/min	化合物名称	分子式	相对分子质量
1	5.436	3 - 侧柏烯　3 - thujene	$C_{10}H_{16}$	136
2	5.706	α - 蒎烯　α - pinene	$C_{10}H_{16}$	136
3	6.156	莰烯　camphene	$C_{10}H_{16}$	136
4	7.145	桧烯　sabenene	$C_{10}H_{16}$	136
5	7.325	β - 蒎烯　β - pinene	$C_{10}H_{16}$	136
6	7.955	月桂烯　myrcene	$C_{10}H_{16}$	136
7	8.045	2 - 侧柏烯　2 - thujene	$C_{10}H_{16}$	136
8	8.584	正辛醛　octanal	$C_8H_{16}O$	128
9	9.304	α - 萜品烯　α - terpinene	$C_{10}H_{16}$	136
10	10.294	柠檬烯　limonene	$C_{10}H_{16}$	136
11	11.193	7,13 - 二甲基 - 1,3,6 - 十八烷三烯 7,13 - dimethyl - 1,3,6 - octatriene	$C_{10}H_{16}$	136
12	11.283	罗勒烯　ocimene	$C_{10}H_{16}$	136
13	11.823	萜品烯　γ - terpinene	$C_{10}H_{16}$	136
14	12.992	正辛醇　1 - octanol	$C_8H_{18}O$	130
15	13.802	异松油烯　terpinolene	$C_{10}H_{16}$	136
16	14.971	芳樟醇　linalool	$C_{10}H_{18}O$	132
17	16.410	1 - 甲基 - 4 - (1 - 甲基乙基) - 2 - 环己烯醇 2 - cyclohexen - 1 - ol, 1 - methyl - 4 - (1 - methylethyl) - trans -	$C_{10}H_{18}O$	132
18	17.220	波斯菊萜　cosmene	$C_{10}H_{14}$	134
19	17.760	氧化柠檬烯　limonene oxide	$C_{10}H_{16}O$	152

续表

峰号	保留时间/min	化合物名称	分子式	相对分子质量
20	18.029	樟脑 campho	$C_{10}H_{16}O$	152
21	18.749	1 - (1,4 - 二甲基 - 3 - 环己烯 - 1 - 基) 乙酮 1 - (1,4 - dimethyl - 3 - cyclohexen - 1 - yl) - ethanone	$C_{10}H_{16}O$	152
22	19.289	香茅醛 citronellal	$C_{10}H_{18}O$	154
23	21.268	4 - 萜品醇 4 - terpineol	$C_{10}H_{18}O$	154
24	22.707	α - 松油醇 α - terpineol	$C_{10}H_{18}O$	154
25	23.696	未鉴定出	—	—
26	24.416	癸醛 decanal	$C_{10}H_{20}O$	156
27	25.405	乙酸辛酯 octyl acetate	$C_{10}H_{20}O_2$	172
28	25.945	香芹醇 *cis* - carveol	$C_{10}H_{16}O$	152
29	27.204	橙花醇 nerol	$C_{10}H_{18}O$	154
30	27.564	香茅醇 citronellol	$C_{10}H_{20}O$	156
31	27.834	2 - 异丙基 - 5 - 甲基茴香醚 2 - methoxy - 4 - methyl - 1 - (1 - methylethyl) - benzene	$C_{11}H_{16}O$	148
32	28.554	橙花醛 *cis* - citral	$C_{10}H_{16}O$	152
33	31.162	香叶醇 geraniol	$C_{10}H_{18}O$	154
34	32.601	紫苏醛 perilla aldehyde	$C_{10}H_{14}O$	150
35	33.141	柠檬醛 citral	$C_{10}H_{16}O$	152
36	33.861	环辛烷 cyclooctan	C_8H_{16}	112
37	33.951	1 - 乙基 - 2 - 庚基环丙烷 1 - ethyl - 2 - heptylcyclopropane	$C_{12}H_{24}$	168
38	35.570	紫苏醇 perillyl alcohol	$C_{10}H_{16}O$	152
39	36.020	百里香酚 thymol	$C_{10}H_{14}O$	150
40	37.009	α - 萜品烯 α - terpinene	$C_{10}H_{16}$	136
41	37.909	2,6 - 二甲基 - 2,6 - 辛二烯 2,6 - octadiene, 2,6 - dimethyl -	$C_{10}H_{18}$	138
42	38.268	未鉴定出	—	—
43	38.808	榄香烯 elemene	$C_{15}H_{24}$	204
44	38.898	丁酸辛酯 octyl butyrate	$C_{12}H_{24}O_2$	200
45	39.258	2 - 甲氨基 - 苯甲酸甲酯 2 - (methylamino) - benzoate	$C_9H_{11}NO_2$	165
46	39.438	未鉴定出	—	—
47	39.797	香叶烯 B germacrene B	$C_{15}H_{24}$	204

续表

峰号	保留时间/min	化合物名称		分子式	相对分子质量
48	40.157	α-石竹烯	α-caryophyllene	$C_{15}H_{24}$	204
49	40.697	吉马烯 D	germacrene D	$C_{15}H_{24}$	204
50	40.787	未鉴定出		–	–
51	40.967	α-古芸烯	α-gurjunene	$C_{15}H_{24}$	204
52	41.237	未鉴定出		–	–
53	42.586	马兜铃烯	aristolene	$C_{15}H_{24}$	204
54	44.205	橙花叔醇	nerolidol	$C_{15}H_{26}O$	222
55	44.565	未鉴定出		–	–
56	46.274	未鉴定出		–	–
57	48.073	9,17-十八碳二烯醛	9,17-octadecadienal	$C_{18}H_{32}O$	264

表 3-3　11 种陈皮及其近缘品种挥发油主成分的面积归一值结果

峰号	保留时间/min	相对百分含有量（%）										
		样品1	样品2	样品3	样品4	样品5	样品6	样品7	样品8	样品9	样品10	样品11
1	5.436	0.73	–	0.30	–	0.32	–	–	–	–	0.16	–
2	5.706	0.58	0.13	0.41	0.06	0.39	0.14	–	0.15	0.21	0.17	–
3	6.156	0.01	–	–	–	–	–	–	–	–	–	–
4	7.145	–	0.12	–	0.74	–	0.91	1.42	0.33	–	–	0.12
5	7.325	1.19	–	–	–	1.24	–	–	–	–	–	–
6	7.955	0.02	–	–	–	–	–	–	–	–	1.19	–
7	8.045	1.49	1.33	1.72	1.33	1.57	1.57	1.83	1.55	1.86	–	1.74
8	8.584	0.22	1.18	0.56	0.34	0.48	0.80	1.30	0.87	1.05	0.37	0.08
9	9.304	0.57	0.06	0.23	0.12	0.28	0.11	0.14	0.07	0.07	0.14	–
10	10.294	69.86	88.35	84.41	88.11	76.98	88.47	87.99	91.64	91.61	86.74	94.62
11	11.193	–	0.27	–	–	–	0.11	–	–	0.12	–	–
12	11.283	0.05	–	0.10	0.07	0.16	0.10	–	0.08	0.06	–	0.01
13	11.823	15.79	0.67	6.19	0.17	9.43	0.19	0.21	0.16	0.14	4.62	0.09
14	12.992	–	0.32	0.15	0.17	0.30	0.35	0.57	0.34	0.14	–	–
15	13.802	0.80	0.09	0.41	0.08	0.48	0.09	0.16	0.13	0.19	0.25	0.04
16	14.971	0.58	2.74	1.82	3.80	3.37	1.90	1.70	1.34	1.06	3.96	0.10

续表

峰号	保留时间/min	相对百分含有量（%）										
		样品1	样品2	样品3	样品4	样品5	样品6	样品7	样品8	样品9	样品10	样品11
17	16.410	0.05	0.04	0.04	0.07	0.03	0.05	0.05	0.04	0.03	–	0.05
18	17.220	–	0.06	–	–	–	–	–	–	–	–	–
19	17.760	0.03	0.04	0.09	0.08	0.02	0.05	0.05	0.07	0.04	–	0.04
20	18.029	0.05	–	–	–	0.02	–	–	–	–	–	–
21	18.749	0.04	–	–	–	–	–	–	–	–	–	–
22	19.289	0.23	0.33	0.24	0.46	0.05	0.11	0.06	0.05	0.09	0.17	–
23	21.268	0.80	–	0.30	0.67	0.39	0.51	0.55	0.25	0.23	0.16	0.04
24	22.707	0.99	0.49	0.53	0.58	0.55	0.54	0.53	0.33	0.47	–	0.06
25	23.696	–	–	–	0.06	–	0.04	0.04	0.03	–	–	0.07
26	24.416	0.25	0.85	0.33	0.22	0.42	0.42	0.49	0.27	0.17	0.23	–
27	25.405	–	0.11	–	–	–	–	–	–	–	–	0.15
28	25.945	0.02	–	0.03	–	–	–	–	0.03	0.03	–	0.05
29	27.204	–	–	–	0.20	–	0.16	0.12	0.10	0.13	–	–
30	27.564	0.48	0.27	0.42	0.69	0.18	0.22	0.12	0.12	0.16	–	–
31	27.834	–	–	–	–	–	–	–	–	0.42	–	–
32	28.554	0.05	0.11	0.08	0.14	–	0.39	0.24	0.16	0.31	–	–
33	31.162	–	–	–	0.07	–	0.23	0.15	0.14	0.17	–	–
34	32.601	0.14	0.19	0.09	0.11	0.07	0.07	0.04	–	0.05	–	–
35	33.141	–	0.08	0.05	0.13	–	0.43	0.27	0.19	0.36	–	–
36	33.861	–	–	–	–	–	0.21	0.18	0.14	–	–	–
37	33.951	–	0.11	0.06	0.06	0.09	–	–	–	0.04	–	–
38	35.570	0.06	–	–	–	0.04	–	–	–	–	–	–
39	36.020	0.39	0.05	–	–	0.76	–	–	–	0.14	–	–
40	37.009	–	0.08	0.06	0.02	0.14	–	–	–	–	0.05	0.12
41	37.909	0.04	–	0.05	0.02	0.03	–	–	0.02	0.04	0.04	0.05
42	38.268	0.05	–	0.04	0.14	0.05	0.07	0.04	0.06	0.08	0.04	0.05
43	38.808	0.06	0.14	0.06	0.14	0.11	–	–	–	0.08	–	0.15
44	38.898	–	–	–	–	–	0.27	0.25	0.18	–	–	–
45	39.258	3.14	–	–	–	–	–	–	–	–	–	–
46	39.438	–	0.27	0.07	0.08	0.09	0.13	–	0.16	0.12	–	0.12
47	39.797	–	–	–	–	–	–	–	–	–	0.03	–

续表

峰号	保留时间/ min	相对百分含有量（%）										
		样品1	样品2	样品3	样品4	样品5	样品6	样品7	样品8	样品9	样品10	样品11
48	40.157	–	–	–	–	–	–	0.04	0.04	0.03	–	–
49	40.697	–	0.20	–	–	–	–	–	–	–	–	–
50	40.787	–	–	0.18	0.16	0.40	–	–	–	–	0.13	1.19
51	40.967	0.18	–	–	–	–	0.29	0.23	0.22	0.12	–	–
52	41.237	0.22	0.08	0.04	0.09	1.25	–	–	–	0.03	–	–
53	42.586	–	–	–	–	–	–	–	–	–	–	0.07
54	44.205	–	–	–	–	–	–	0.13	0.11	0.08	–	–
55	44.565	0.41	0.25	0.11	0.19	0.02	0.18	0.20	0.10	0.07	0.25	–
56	46.274	0.04	0.04	0.01	0.02	0.02	0.02	0.02	0.01	0.01	0.04	0.02
57	48.073	–	0.06	0.01	0.03	0.01	–	0.03	–	–	0.02	–

注："–"表示未检测出。

由实验数据结果显示，从11批样品挥发油中共鉴定出50种化合物，寿柑、椪柑和红橘化合物数量与茶枝柑相当。所有品种鲜皮的挥发油均含有柠檬烯、萜品烯、异松油烯和芳樟醇、萜烯烃类化合物，其中柠檬烯的相对百分含量最高，达到69.86%～94.62%，新会陈皮（茶枝柑）中柠檬烯含量（69.86%）是11批果皮中最低的，而β-蒎烯（1.19%）、萜品烯（15.79%）和α-松油醇（0.99%）含量却较高，并且具有特有成分2-甲氨基-苯甲酸甲酯（3.14%）。

杨元丰等通过GC-MS对《中国药典》中"陈皮"项下收载的四个品种：茶枝柑 *Citrus reticulata* 'Chachi'（广陈皮）、大红袍 *Citrus reticulata* 'Dahongpao'、温州蜜柑 *Citrus reticulata* 'Unshiu'、福橘 *Citrus reticulata* 'Tangerina' 的不同产地共80批陈皮挥发油进行测定，结果表明四个品种陈皮样品挥发油的化学成分组成基本相似，挥发油的平均得率分别为：茶枝柑4.54%、大红袍3.47%、温州蜜柑3.57%、福橘6.14%。不同产地的陈皮样品由于受地理和人为等因素的影响，其化学成分的种类与含量也存在差异，但样品中均含有D-柠檬烯，且其在挥发油中的峰面积归一化结果均高于75%。通过对结果进一步进行聚类分析，可将80批陈皮样品分为两大类：一类由江西地区的大红袍、温州蜜柑、南丰蜜橘，福建福州地区的福橘和广西梧州的砂糖橘样品组成，另一类由新会地区3个产地的茶枝柑样品组成。第一类下又可分为江西地区的大红袍、南丰蜜橘、温州蜜柑，福建福州地区的福橘和广西梧州地区的砂糖橘样品两小类，而江西新干地区大红袍、南昌地区产的温州蜜柑、南丰蜜橘及其他陈皮样品无明显分类，表明陈皮挥发油可能与栽培品种的地理环境、气候等因素有关。

三、不同采收期陈皮挥发油的成分分析

中药材的采收期对保证药材质量有重要意义，适宜的采收期可保证药用部位的产量和有效成分的含量都达到较高水平。在广陈皮的主产区广东新会，果农往往于5、6月间，采收自落的幼果，晒干后加工成"个青皮"；7~8月采收未成熟的果实，纵剖四瓣至基部相连，除尽果瓤晒干，加工成"四化青皮"；10~12月逐批采收成熟果实的果皮，分别加工成"柑青皮""微红皮"和"大红皮"。

潘靖文等人对分别于2009年5月、6月、8月、9月、10月、11月采收的新会陈皮挥发油进行测定分析比较，得到不同采收期广陈皮挥发油得率分别为1.95%（5月）、2.12%（6月）、6.93%（8月）、8.94%（9月）、6.84%（10月）、5.76%（11月），共定性鉴别出21种成分，分别占不同月份样品挥发油总量的97.889%~99.819%。挥发油以萜类成分为主，其中单萜类成分有2-甲基-5-异丙基-二环［3,1,0］-2-己烯、α-蒎烯、β-蒎烯、α-松油烯、柠檬烯、1-甲基-4-异丙基-1,4-环己二烯、异松油烯、4-松油醇、α-松油醇、4-甲基-2-甲氧基-1-异丙基苯、百里香酚；倍半萜类成分有石竹烯、Z,Z,Z-1,5,9,9-四甲基-1,4,7-环十一碳三烯、4a,8-二甲基-2-异丙烯基-1,2,3,4,4a,5,6,8a-8氢萘、α-法尼烯、（$1S-cis$）-4,7-二甲基-1-异丙基-1,2,3,5,6,8a-六氢萘；单萜含量高于倍半萜。此外，还有芳香族挥发油成分1-甲基-2-异丙苯、3-甲基-4-异丙基苯酚、2-甲氨基苯酸甲酯、2-甲胺基-苯甲酸乙酯。不同采收期新会陈皮挥发油中分离得到的组分变化不明显，但在成分含量上有较大差异。挥发油中相对百分含量较高的成分有柠檬烯和1-甲基-4-异丙基-1,4-环己二烯，但柠檬烯含量随采收期延迟明显增高（24.419%→54.979%→59.497%→63.863%→68.822%→69.308%）；1-甲基-4-异丙基-1,4-环己二烯则随采收期延迟含量明显降低（41.756%→23.615%→21.350%→20.320%→19.445%→18.629%）。此外，α-蒎烯、β-蒎烯、1-甲基-2-异丙苯、4-松油醇、百里香酚、2-甲氨基苯酸甲酯、石竹烯、Z,Z,Z-1,5,9,9-四甲基-1,4,7-环十一碳三烯、4a,8-二甲基-2-异丙烯基-1,2,3,4,4a,5,6,8a-8氢萘、α-法尼烯、（$1S-cis$）-4,7-二甲基-1-异丙基-1,2,3,5,6,8a-六氢萘、4-甲基-2-甲氧基-1-异丙基苯等12种成分随采收期延迟含量略有降低；β-月桂烯随采收期延迟含量略有增加，表现出较好的规律性。

乐巍等人也分析了不同采收期（5月、8月、9月、10月、11月、12月）新会陈皮的挥发油得率，结果表明5月至10月采收的新会陈皮中挥发油得率逐渐上升（2.65%→2.90%→6.85%→9.55%），10月达到最高，以后随采收期延

迟，又呈下降趋势（9.55%→8.70%→7.85%）。

四、不同贮藏年份陈皮挥发油的成分分析

陈皮为中药"六陈"之一，自陶弘景《名医别录》就提出"陈皮疗气大胜，以东橘为好，西江者不如，须陈久者为良"。贮藏年份的不同，会影响陈皮有效成分的改变，从而影响陈皮临床疗效发挥。

传统认为，陈皮在存放过程中，挥发性成分多已挥发，使得其他成分能更好地发挥药理作用，但王坚等人测定了6批不同年份（4年、10年、15年、20年、25年、30年）新会陈皮中的挥发性成分，发现随着贮藏年限的延长，挥发油的得率并未降低，结果见表3-4。

表3-4　不同贮藏年限新会陈皮挥发油成分定性定量结果（%）

编号	化学成分	相对含量					
		4年	10年	15年	20年	25年	30年
1	α-侧柏烯 α-thujene	1.010	1.098	1.604	1.018	1.388	1.561
2	α-蒎烯 α-pinene	2.977	3.569	4.622	3.654	4.379	4.586
3	莰烯 camphene	0.034	0.037	0.062	0.048	0.064	0.072
4	桧烯 sabinene	0.175	0.267	0.215	0.183	0.219	0.228
5	β-蒎烯 β-pinene	2.595	2.492	3.464	2.739	2.953	3.140
6	β-月桂烯 β-myrcene	3.124	3.157	3.386	2.814	2.974	3.782
7	α-水芹烯 α-phellandrene	0.163	0.117	0.141	0.106	0.162	0.199
8	α-萜品烯 α-terpinene	0.624	0.324	0.292	0.395	0.734	0.543
9	对伞花烃 p-cymene	2.961	8.848	13.074	9.844	3.701	3.284
10	右旋柠檬烯 D-limonene	49.775	59.822	51.373	53.289	56.147	58.145
11	β-反式-罗勒烯 β-trans-ocimene	0.082	0.088	0.071	0.079	0.130	0.093
12	γ-萜品烯 γ-terpinene	18.361	12.138	10.776	15.660	20.121	16.007
13	异松油烯 terpinolene	1.877	1.090	1.129	1.347	1.715	1.549
14	芳樟醇 linalool	0.165	0.062	0.094	0.091	0.066	0.074
15	1,3,8-对-薄荷三烯 1,3,8-p-menthatriene	0.071	0.054	0.078	0.055	0.048	0.028
16	反式-对-薄荷-2,8-二烯醇 trans-p-mentha-2,8-dienol	0.068	0.093	0.181	0.054	0.067	0.061
17	顺式-对-薄荷-2,8-二烯-1-醇 cis-p-mentha-2,8-dien-1-ol	0.059	0.085	0.144	0.065	0.047	0.064
18	反式-氧化柠檬烯 limonene oxide, trans	0.052	0.095	0.144	0.053	0.040	0.022

续表

编号	化学成分	相对含量					
		4 年	10 年	15 年	20 年	25 年	30 年
19	4 - 松油醇 terpinen - 4 - ol	0.565	0.216	0.479	0.334	0.234	0.359
20	对伞花烃 - 8 - 醇 p - cymen - 8 - ol	0.111	0.072	0.203	0.072	0.026	0.053
21	α - 松油醇 α - terpineol	0.724	0.173	0.370	0.318	0.248	0.357
22	反式 - 二氢香芹酮 trans - dihydrocarvone	0.047	0.082	0.197	0.069	-	0.063
23	癸醛 decanal	0.167	0.121	0.096	0.076	0.120	0.103
24	顺式 - 香芹醇 cis - carveol	0.116	0.223	0.525	0.116	0.041	0.087
25	β - 香茅醇 β - citronellol	0.077	0.033	0.067	0.035	0.014	0.026
26	反式 - 香芹醇 trans - carveol	0.056	0.080	0.202	0.041	0.009	0.027
27	百里香酚甲醚 methyl thymyl ether	0.055	0.042	0.047	0.034	0.029	0.048
28	（ + ） - 香芹酮 (+) - carvone	0.084	0.171	0.392	0.054	0.020	0.061
29	紫苏醛 perillaldehyde	0.163	0.071	0.071	0.027	0.018	0.042
30	百里香酚 thymol	0.141	0.034	0.130	0.107	0.029	0.061
31	香芹酚 carvacrol	0.549	0.111	0.300	0.255	0.084	0.131
32	对百里香酚 p - thymol	0.309	0.086	0.189	0.233	0.086	0.116
33	2 - 甲氧基 - 4 - 乙烯基苯酚 2 - methoxy - 4 - vinylphenol	0.144	0.020	0.059	0.070	0.020	0.039
34	香茅醇乙酸酯 citronellol acetate	0.033	0.022	0.034	0.050	0.019	0.029
35	乙酸橙花醇酯 nerol acetate	0.040	0.021	0.031	0.040	0.024	0.025
36	古巴烯 copaene	0.126	0.089	0.114	0.153	0.057	0.086
37	β - cubebene β - 荜澄茄油烯	0.080	0.061	0.061	0.046	0.042	0.035
38	2 - 甲胺基 - 苯甲酸甲酯 benzoic acid, 2 - (methylamino) - , methyl ester	5.400	1.379	2.170	2.416	1.209	1.586
39	石竹烯 caryophyllene	0.781	0.366	0.386	0.442	0.357	0.354
40	α - 石竹烯 α - caryophyllene	0.080	0.035	0.053	0.060	0.033	0.044
41	香叶烯 D germacrene D	0.051	0.023	0.018	0.025	0.021	0.032
42	α - 芹子烯 α - selinene	0.222	0.113	0.089	0.155	0.060	0.080
43	α - 金合欢烯 α - farnesene	1.177	0.557	0.474	0.801	0.629	0.447
44	δ - 荜澄茄烯 δ - cadinene	0.190	0.098	0.110	0.209	0.087	0.133
45	氧化石竹烯 caryophyllene oxide	0.051	0.044	0.120	0.094	0.009	0.026
46	α - 甜橙醛 α - sinensal	1.787	0.628	0.350	0.476	0.262	0.455

续表

编号	化学成分	相对含量					
		4 年	10 年	15 年	20 年	25 年	30 年
47	十六酸甲酯 hexadecanoic acid，methyl ester	0.087	0.012	0.004	0.020	0.022	0.015
48	2,6,11,15 - 四甲基 - 十六烷 - 2,6,8, 10,14 - 五烯 2,6,11,15 - tetramethyl - hexadeca - 2,6,8,10,14 - pentaene	0.024	0.020	0.031	0.041	0.029	0.032
49	正十六酸 n - hexadecanoic acid	0.246	0.019	0.006	0.092	0.018	0.011
50	亚油酸甲酯 linoleic acid，methyl ester	0.064	0.024	—	0.016	—	—
51	亚麻酸甲酯 linolenic acid，methyl ester	0.056	—	0.006	0.008	0.010	0.013

注："-"表示未检出。

由表 3 - 4 可以看出，从 6 批不同贮藏年限新会陈皮样品中共鉴定出 51 个化学成分，其中含量最高的物质均为 D - 柠檬烯（49.775% ~ 59.822%）；其他含量较高的物质有 γ - 萜品烯（10.776% ~ 20.121%）、2 - 甲胺基 - 苯甲酸甲酯（1.209% ~ 5.400%）、对伞花烃（2.961% ~ 13.074%）、α - 蒎烯（2.977% ~ 4.622%）。而来源于其他柑橘变种的陈皮挥发油中未检出或检出含量较低的化合物 2 - 甲胺基 - 苯甲酸甲酯，在来源于茶枝柑的新会陈皮中的含量却较高。从物质的种类看，6 批新会陈皮拥有几乎相同的物质基础，只是含量或多或少都有一定的差异，其中，化合物伞花烃的含量随着贮藏年限的增加显著升高，随后又降低。贮藏 4 年新会陈皮与后 5 批贮藏年限更长的新会陈皮有显著性差异，后 5 批样品中总单萜烯类化合物含量（90.287% ~ 94.735%）有所升高；而总含氧化合物含量（2.771% ~ 6.601%）明显降低；后 5 批样品之间的差异并不显著，在各类成分及主要成分的含量变化上呈现一定的反复性，但并未显现出一致（如一致升高、一致降低）的变化趋势。这表明，挥发油类成分仍是新会陈皮发挥药效的重要物质基础。

丘芷柔等人采用顶空固相微萃取结合气相色谱质谱联用仪对三批不同年份（1978 年、2000 年、2013 年）新会陈皮的挥发性成分进行提取分析，结果见表 3 - 5。

表 3-5　3 种不同贮藏年份新会陈皮挥发性成分及相对百分含量（%）

保留时间（min）	化合物	2013 年	2000 年	1978 年
6.2654	对二甲苯	-	0.09	-
7.4485	3 - 侧柏烯		0.22	0.10

续表

保留时间（min）	化合物	2013 年	2000 年	1978 年
7.7192	α – 蒎烯	0.28	0.90	0.61
8.9071	β – 蒎烯	0.23	0.65	0.43
9.0687	β – 月桂烯	2.25	3.00	1.87
9.667	波斯菊萜	–	0.23	0.14
9.701	1,5,8 – 对 – 薄荷三烯	–	–	0.80
10.076	松油烯	0.29	–	0.11
10.323	邻异丙基甲苯	4.39	14.29	11.82
10.371	p – 伞花烃	–	–	2.32
10.523	D – 柠檬烯	48.36	45.01	49.37
11.359	萜品烯	2.99	2.32	1.57
12.257	异松油烯	0.42	0.30	0.24
12.423	2,4 – 二甲基苯乙烯	0.81	0.62	2.57
21.807	α – 荜澄茄烯	–	–	0.18
21.812	α – 古巴烯	–	0.13	–
22.192	β – 榄香烯	0.31	–	–
23.213	石竹烯	0.62	0.61	0.12
23.997	金合欢烯	2.23	–	–
24.914	姜黄烯	3.06		
25.475	α – 芹子烯	–	–	0.35
25.532	α – 法尼烯	3.40	2.68	0.15
25.703	1 – b – 红没药烯	5.95	–	–
26.050	d – 杜松烯	0.37	0.27	0.16
26.639	cis – α – 红没药烯	2.05		
烃类（共25种）				
	烃类物质总含量	78.01	71.32	72.91
15.550	邻甲基苯乙酮	–	–	0.23
15.968	二氢香芹酮	–	–	0.78
16.139	癸醛	1.32	0.45	0.22
17.483	右旋香芹酮	0.21	0.45	3.39
醛酮类（共4种）				
	醛酮类物质总含量	1.53	0.90	4.62
15.435	4 – 萜烯醇	–	0.16	0.27

保留时间（min）	化合物	2013 年	2000 年	1978 年
15.887	松油醇	-	0.20	-
16.633	cis - 香芹醇	-	-	1.70
17.070	L - 香芹醇	-	-	0.71
19.265	紫苏醇	-	-	0.19
20.695	柠檬烯醇	-	-	0.49
醇类（共 6 种）				
	醇类物质总含量	0.00	0.36	3.36
18.562	2,3,5,6 - 四甲基苯酚	-	-	0.43
18.861	百里酚	0.59	0.36	-
19.151	香芹酚	3.11	0.33	0.40
酚类（共 3 种）				
	酚类物质总含量	3.70	0.69	0.83
20.586	邻氨基苯甲酸甲酯	-	0.44	0.46
21.042	乙酸橙花酯	-	0.19	-
21.650	乙酸香叶酯	-	0.17	-
22.681	2 - 甲氨基 - 苯甲酸甲酯	12.21	18.56	9.51
36.674	棕榈酸甲酯	-	0.28	0.27
38.284	棕榈酸乙酯	-	0.46	0.18
酯类（共 6 种）				
		12.21	20.10	11.25

综合表 3 - 5 中三种贮藏年份的新会陈皮挥发性成分含量数据可以看出，相对含量较高的组分有 D - 柠檬烯、β - 月桂烯、邻异丙基甲苯、萜品烯、α - 法尼烯、香芹酚、2 - 甲氨基 - 苯甲酸甲酯。三个贮藏年份共同含有的挥发性物质有 16 种，随着陈皮贮藏年限的延长，挥发性物质种类明显增多，烃类、醛酮类和酚类等物质的相对总量变化程度较大，这说明物质之间发生了相互转化。分析认为新会陈皮挥发性香气物质中有 3 种同分异构体，分别为百里酚、4 - 异丙基 - 3 - 甲基苯酚和香芹酚，在 1978 年的陈皮中未检出百里酚，说明三个同分异构体之间发生了转化，百里酚可能是香气物质转变的中间体。

从外观性状观察不同贮藏年份（2012、2010、2008、2005、2003、2000、1998、1995、1993、1988、1983 年 11 个贮藏年份，每个年份各 2 批样品）新会陈皮发现，随贮藏年份的增加，新会陈皮外表面颜色由青色和橘红色混杂逐渐加深变为深棕色，果皮内侧颜色也由白色逐渐加深变褐色，内侧碳水化合物明显减少、脱落，但各年份新会陈皮仍然芳香。为了能够准确反映不同年份新会陈皮中挥发油类各成分的含量变化，胡继藤等人采用 GC – MS 法分析测定不同贮藏年份新会陈皮中的挥发性成分，由结果可以看出不同贮藏年份新会陈皮样品之间主要成分含量差异较大，但含量最高的成分均为柠檬烯，其次为 γ – 松油烯，其他含量较高的物质还有甜橙醛以及广陈皮所特有的成分 2 – 甲氨基 – 苯甲酸甲酯。通过对比各主要成分的含量变化发现，有的成分如柠檬烯、β – 月桂烯等含量变化较为稳定，总体含量在波动中呈现略微增加的趋势，还有的成分如 2 – 甲氨基 – 苯甲酸甲酯，开始含量较高，之后随贮藏年份增加含量逐渐下降，经历一段波动后含量总体呈现下降趋势。除 2 – 甲氨基 – 苯甲酸甲酯外，新会陈皮主要挥发性成分的含量在长期贮藏过程中没有明显变化趋势。可能药材采收并炮制后，挥发性成分含量已经下降到稳定水平，在果皮浅表的挥发性成分损失后，包埋于干燥组织结构内部的挥发性成分在随后长时间贮藏中较难损失。

通过对比陈皮挥发性成分含量变化难以对陈皮"陈久者良"理论加以佐证，但挥发性成分随贮藏时间增加损失不显著，也说明陈久的陈皮中仍然保留了挥发性药效物质。综上可知，就挥发油类成分而言，陈皮确实需要"陈"，但"陈"也是有限度的，"陈"到一定程度即达到最佳。

五、提取方法对陈皮挥发性成分的影响

提取陈皮挥发油的方法有很多，除了较为传统的水蒸气蒸馏提取法（steam distillation，SD）外，还有顶空固相微萃取法（head – space solid – phase micro – extraction，HSPME）、蒸馏萃取法（simultanecous distillation extraction，SDE）、超临界 CO_2 流体萃取法（supercritical – CO_2 fluid extraction，SFE – CO_2）等。不同提取工艺对陈皮挥发性成分也有很大影响，高婷婷等人采用 HS – SPME 和 SDE 两种方法提取广陈皮的挥发性成分，结合 GC – MS 进行分离鉴定，结果见表 3 – 6。

表 3 – 6 HS – SPME 和 SDE 两种方法提取的陈皮挥发油成分及相对含量

保留时间/ min	化合物名称	分子式	相对分子质量	相对含量/%	
				SDE	HS – SPME
5.24	α – 蒎烯 α – pinene	$C_{10}H_{16}$	136	2.50	1.56
6.32	莰烯 camphene	$C_{10}H_{16}$	136	0.02	–
7.35	β – 蒎烯 β – pinene	$C_{10}H_{16}$	136	0.92	0.49
7.70	β – 水芹烯 β – phellandrene	$C_{10}H_{16}$	136	–	0.35
9.38	2 – 崖柏烯 2 – thujene	$C_{10}H_{16}$	136	3.96	4.38
10.89	D – 柠檬烯 D – limonene	$C_{10}H_{16}$	136	56.20	53.43

保留时间/min	化合物名称	分子式	相对分子质量	相对含量/% SDE	相对含量/% HS－SPME
11.21	1,3,8－对－孟三烯 1,3,8－p－menthatriene	$C_{10}H_{14}$	134	－	0.12
11.95	反－β－罗勒烯 trans－beta－ocimene	$C_{10}H_{16}$	136	－	0.03
12.28	γ－松油烯 γ－terpinene	$C_{10}H_{16}$	136	7.29	6.61
12.53	β－罗勒烯 β－ocimene	$C_{10}H_{16}$	136	0.18	0.63
13.11	对－伞花烯 p－cymene	$C_{10}H_{14}$	134	1.97	2.31
13.61	萜品油烯 terpinolene	$C_{10}H_{16}$	136	1.73	0.73
14.32	4－蒈烯 4－carene	$C_{10}H_{16}$	136	0.22	－
17.25	反,顺－2,6－二甲基－2,4,6－辛三烯 (E,Z)－2,6－dimethyl－2,4,6－octatriene	$C_{10}H_{16}$	136	0.05	0.04
19.71	1－甲基－4－（1－甲基乙烯基）苯 1－methyl－4－（1－methylethenyl）－benzene	$C_{10}H_{12}$	132	－	0.32
20.16	反,反－2,6－二甲基－1,3,5,7－辛四烯 E,E－2,6－dimethyl－1,3,5,7－octatetraene	$C_{10}H_{14}$	134	－	0.09
20.58	α－荜澄茄油烯 α－cubebene	$C_{15}H_{24}$	204	－	0.55
21.11	δ－榄香烯 δ－elemene	$C_{15}H_{24}$	204	0.21	1.43
21.51	β－榄香烯 β－elemene	$C_{15}H_{24}$	204	0.78	0.38
21.87	α－古巴烯 α－copaene	$C_{15}H_{24}$	204	0.18	1.15
23.73	β－荜澄茄油烯 β－cubebene	$C_{15}H_{24}$	204	0.06	0.40
25.04	β－依兰烯 β－ylangene	$C_{15}H_{24}$	204	0.19	0.52
25.75	（1R,2R,4S）－1－乙烯基－1－甲基－2,4－二（2－丙烯基）环己烷 （1R,2R,4S）－1－ethenyl－1－methyl－2,4－bis（1－methylethenyl）－cyclohexane	$C_{15}H_{24}$	204	0.82	3.15
26.69	2－异丙基－5－甲基－9－亚甲基双环［4.4.0］－1－癸烯 2－isopropyl－5－methyl－9－methylenebicyclo［4.4.0］dec－1－ene	$C_{15}H_{24}$	204	－	0.14
27.22	δ－杜松烯 δ－cadinene	$C_{15}H_{24}$	204	－	0.17

续表

保留时间/ min	化合物名称	分子式	相对分子 质量	相对含量/%	
				SDE	HS－SPME
27.25	(1*S*)－2,6,6－三甲基双环［3.1.1］－2－庚烯 (1*S*)－2,6,6－trimethylbicyclo［3.1.1］hept－2－en	$C_{10}H_{16}$	136	1.16	－
27.61	γ－榄香烯 γ－elemene	$C_{15}H_{24}$	204	0.58	0.79
27.91	2－异丙烯基－4*a*,8－二甲基－1,2,3,4,4*a*,5,6,7－八氢化萘 2－isopropenyl－4*a*,8－dimethyl－1,2,3,4,4*a*,5,6,7－octahydronaphthalene	$C_{15}H_{24}$	204	0.13	－
28.61	α－石竹烯 α－caryophyllene	$C_{15}H_{24}$	204	0.41	1.25
28.96	γ－芹子烯 γ－selinene	$C_{15}H_{24}$	204	0.07	1.22
28.98	α－古芸烯 α－gurjunene	$C_{15}H_{24}$	204	－	0.51
29.59	γ－依兰油烯 γ－muurolene	$C_{15}H_{24}$	204	1.29	0.46
30.34	大根香叶烯 germacrene	$C_{15}H_{24}$	204	－	1.27
30.71	香树烯 alloaromadendrene	$C_{15}H_{24}$	204	0.24	－
30.73	α－芹子烯 α－selinene	$C_{16}H_{26}$	218	－	1.26
30.88	8－（1－亚异丙基）双环［5.1.0］辛烷 8－（1－methylethylidene）－bicyclo［5.1.0］octane	$C_{11}H_{18}$	150	0.46	
32.35	α－金合欢烯 α－farnesene	$C_{15}H_{24}$	204	1.01	5.16
33.49	α－杜松烯 α－cadinene	$C_{15}H_{24}$	204	－	0.31
37.03	α－卡拉烯 α－calacorene	$C_{15}H_{20}$	200	0.05	－
39.89	β－绿叶烯 β－patchoulene	$C_{15}H_{24}$	204	0.09	
40.71	1,2,3,4,4*a*,7－六氢－1,6－二甲基－4－异丙基萘 1,2,3,4,4*a*,7－hexahydro－1,6－dimethyl－4－（1－methylethyl）naphthalene	$C_{15}H_{24}$	204	0.06	0.03
44.21	β－瑟林烯 β－selinene	$C_{15}H_{24}$	204	0.44	－
47.35	8,9－脱氢环异长叶烯 8,9－dehydrocycloisolongifolene	$C_{15}H_{22}$	202	－	0.08

续表

保留时间/min	化合物名称	分子式	相对分子质量	相对含量/% SDE	相对含量/% HS－SPME
47.87	1,5－二乙烯基－3－甲基－2－亚甲基环己烷 (1R,3R,5S)－1,5－diethenyl－3－methyl－2－methylenecyclohexane	$C_{12}H_{18}$	162	0.04	－
	烯烃类（44种）			80.73	91.32
5.67	2－甲基－3－丁烯－2－醇 2－methyl－3－buten－2－ol	$C_5H_{10}O$	86	0.87	－
15.39	3－甲基－2－丁烯－1－醇 3－methyl－2－buten－1－ol	$C_5H_{10}O$	86	0.13	－
24.51	芳樟醇 3,7－dimethyl－1,6－octadien－3－ol	$C_{10}H_{18}O$	154	0.65	0.30
26.38	4－萜烯醇 terpinen－4－ol	$C_{10}H_{18}O$	154	0.64	－
29.16	1－甲基－4－异丙烯基－2－环己烯－1－醇 1－methyl－4－（1－methylethenyl）－2－cyclohexen－1－ol	$C_{10}H_{16}O$	152	0.07	－
30.30	α－萜品醇 α－terpineol	$C_{10}H_{18}O$	154	1.29	－
32.58	顺－3,7－二甲基－2,6－辛二烯醇 (Z)－3,7－dimethyl－2,6－octadien－1－ol	$C_{10}H_{18}O$	154	0.24	－
34.69	顺－香苇醇 cis－carveol	$C_{10}H_{16}O$	152	0.24	－
39.43	紫苏醇 perillyl alcohol	$C_{10}H_{16}O$	152	0.09	－
41.08	α－榄香醇 α－elemol	$C_{15}H_{16}O$	222	0.16	－
	醇类（10种）			4.38	0.30
13.90	辛醛 octanal	$C_8H_{16}O$	128	－	0.28
15.03	香茅醛 citronellal	$C_{10}H_{18}O$	154	0.14	－
18.09	壬醛 nonanal	$C_9H_{18}O$	142	0.12	0.35
19.41	反－2－辛烯醛 (E)－2－octenal	$C_8H_{14}O$	126	－	0.03
20.79	糠醛 furfural	$C_5H_4O_2$	96	0.87	0.57
22.34	癸醛 decanal	$C_{10}H_{20}O$	156	－	1.04
22.96	苯甲醛 benzaldehyde	C_7H_6O	106	－	0.17
26.43	十一醛 undecanal	$C_{11}H_{22}O$	170	－	0.33
32.79	2－（4－甲基－3－环己烯基）丙 2－（4－methyl－cyclohex－3－enyl）propionaldehyde	$C_{10}H_{16}O$	152	0.06	

续表

保留时间/min	化合物名称	分子式	相对分子质量	相对含量/%	
				SDE	HS – SPME
33.10	紫苏醛 perilla aldehyde	$C_{10}H_{14}O$	150	0.29	0.50
	醛类（10 种）			1.48	3.27
39.40	苯酚 phenol	C_6H_6O	94	–	0.09
41.09	对甲酚 p – cresol	C_7H_8O	108		0.11
41.26	间甲酚 3 – methylphenol	C_7H_8O	108	0.03	0.03
42.60	间甲酚 3 – methylphenol	$C_{10}H_{14}O$	150	0.24	–
43.00	4 – 乙基苯酚 4 – ethylphenol	$C_8H_{10}O$	122	–	0.12
43.25	3 – 叔丁基苯酚 m – tert – butylphenol	$C_{10}H_{14}O$	150		0.13
43.36	2 – 甲氧基 – 4 – 乙烯基苯酚 2 – methoxy – 4 – vinylphenol	$C_9H_{10}O_2$	150	1.02	–
43.80	香芹酚 carvacrol	$C_{10}H_{14}O$	150	0.41	0.15
	酚类（8 种）			1.70	0.63
31.46	乙酸橙花酯 neryl acetate	$C_{12}H_{20}O_2$	196	0.30	0.40
32.60	乙酸香叶酯 geranyl acetate	$C_{12}H_{20}O_2$	196		0.34
32.78	水杨酸甲酯 methyl salicylate	$C_8H_8O_3$	152	0.04	0.37
41.54	顺 – 4 – 羟基 – 3 – 甲基癸酸内酯 cis – 4 – hy-droxy – 3 – methyldecanoic acid lactone	$C_{11}H_{16}O_2$	180		0.08
45.98	二氢猕猴桃内酯 dihydroactinidiolide	$C_{11}H_{16}O_2$	180	0.04	0.05
49.52	邻苯二甲酸二异丁酯 phthalic acid diisobutyl ester	$C_{16}H_{22}O_4$	278	0.08	0.01
51.95	邻苯二甲酸二丁酯 dibutyl phthalat	$C_{16}H_{22}O_4$	278	0.03	–
	酯类（7 种）			0.49	1.25
15.83	6 – 甲基 – 5 – 庚烯 – 2 – 酮 6 – methyl – 5 – hepten – 2 – one	$C_8H_{14}O$	126	0.01	0.02
22.91	1 – （1,4 – 二甲基 – 3 – 环己烯基）乙酮 1 – （1,4 – dimethyl – 3 – cyclohexen – 1 – yl）ethanone	$C_{10}H_{16}O$	152	0.08	
37.70	反 – β – 紫罗酮 $trans$ – beta – ionone	$C_{13}H_{20}O$	192	–	0.03
49.04	圆柚酮 nootkatone	$C_{15}H_{22}O$	218	0.30	0.03
	酮类（4 种）			0.39	0.08
14.46	十三烷 tridecane	$C_{13}H_{28}$	184	–	0.02
18.50	十四烷 tetradecane	$C_{14}H_{30}$	198	–	0.04

续表

保留时间/min	化合物名称	分子式	相对分子质量	相对含量/% SDE	相对含量/% HS - SPME
19.21	2,3 - 二氢 - 2 - 甲基苯并呋喃 2,3 - dihydro - 2 - methylbenzofuran	$C_9H_{10}O$	134	0.03	0.02
34.10	十八烷 octadecane	$C_{18}H_{38}$	254	-	0.07
34.73	4 - 异丙基 - 1,6 - 二甲基 - 1,2,3,4 - 四氢化萘 4 - isopropyl - 1,6 - dimethyl - 1,2,3,4 - tetrahydronaphthalene	$C_{14}H_{20}$	188	-	0.33
52.23	十四酸 tetradecanoic acid	$C_{14}H_{28}O_2$	228	0.14	-
	其他（6种）			0.17	0.48
	总计（89种）			89.34	97.33

由表 3 - 6 可看出，从广陈皮中共鉴定出 89 种挥发性物质，其中鉴定出烯烃类 44 种，醇类 10 种，醛类 10 种，酚类 8 种，酯类 7 种，酮类 4 种和其他物质 6 种。SDE 萃取物经 GC - MS 分析鉴定出 60 种成分，占色谱总馏出的 89.34%，其中相对含量较高的有 D - 柠檬烯（56.20%）、γ - 松油烯（7.29%）、2 - 崖柏烯（3.96%）、α - 蒎烯（2.50%）、对 - 伞花烯（1.97%）、萜品油烯（1.73%）、α - 萜品醇（1.29%）、γ - 依兰油烯（1.29%）、2 - 甲氧基 - 4 - 乙烯基苯酚（1.02%）和 α - 金合欢烯（1.01%）。HS - SPME 萃取物经 GC - MS 分析鉴定出 63 种成分，占色谱总流出的 97.33%，其中相对含量较高的有 D - 柠檬烯（53.43%）、γ - 松油烯（6.61%）、α - 金合欢烯（5.16%）、2 - 崖柏烯（4.38%）、对 - 伞花烯（2.31%）、α - 蒎烯（1.56%）、δ - 榄香烯（1.43%）、大根香叶烯（1.27%）、α - 石竹烯（1.25%）、α - 芹子烯（1.26%）、α - 古巴烯（1.15%）和癸醛（1.04%）。这两种方法共同鉴定出的成分有 34 种，主要包括 α - 蒎烯、β - 蒎烯、2 - 崖柏烯、D - 柠檬烯、γ - 松油烯、对 - 伞花烯、萜品油烯、δ - 榄香烯、α - 金合欢烯、α - 古巴烯和圆柚酮等。同时烯烃类物质的相对含量最高，SDE 和 HS - SPME 萃取物中分别达到 80.73% 和 91.32%。而魏永生等通过 HS - SPME 法共鉴定出 21 个组分，其中烯烃类物质占总馏出物的 93.78%。采用 HS - SPME 法的温度要低于 SDE 法的温度，不利于醇类物质的提取；另外，采用 SDE 进行提取时，原料在沸水中进行浸泡，有的烯烃可能会与水反应生成了醇类，所以，HS - SPME 法萃取物中鉴定的醇类远少于 SDE 法萃取物中鉴定出的醇类数量。

刘发宝等研究了超临界 CO_2 流体萃取技术（SFE 法）与传统水蒸气蒸馏法

（SD 法）提取陈皮中的挥发性有效成分，运用 GC－MS 进行化学成分的分析，共鉴定出 54 个成分，其中超临界 CO_2 萃取法提取挥发油被鉴定的成分有 39 个，水蒸气蒸馏法提取挥发油被鉴定的成分有 24 个，两者共有成分 9 个，包括右旋柠檬烯、α－蒎烯、2－甲基－4－乙烯基愈疮木酚、β－月桂烯、γ－松油烯、正－罗勒烯、芳樟醇、α－松油醇、2－羟基－$\alpha,\alpha,4$－三甲基－3－环己烯－1－甲醇，占 SFE 法提得挥发油成分的 64.1%，占 SD 法提得挥发油成分的 97.5%。SFE 法在低温下进行萃取，有利于热不稳定以及易氧化的挥发油物质的提取，减少了成分的损失，但两者提取的成分各有不同，SFE 法不可完全替代 SD 法。

第二节　新会陈皮的非挥发类成分

新会陈皮除了含有大量的挥发油成分外，还含有黄酮、生物碱、多糖、柠檬苦素、微量元素及其他非挥发性成分。这些成分大多具有药理活性，现就其化学成分综述如下。

一、黄酮类成分

黄酮类化合物是陈皮中含有的另一类活性成分，主要包括黄酮、异黄酮、黄烷酮、黄酮醇等，其中以黄烷酮居多，且多以糖苷的形式存在。新会陈皮中主要的黄酮类成分有橙皮苷、6,8－Di－C－β－葡糖基芹菜苷、芸香柚皮苷、川陈皮素、橘皮素（橘红素）、橘皮黄素、3,5,6,7,8,3′,4′－七甲氧基黄酮、5－羟基－6,7,8,3′,4′－五甲氧基黄酮、柚皮苷－4′－O－葡萄糖苷、芹菜素－6,8－二－C－葡萄糖苷、金圣草黄素－6,8－二－C－葡萄糖苷、香叶木素－6,8－二－C－葡萄糖苷、圣草次苷、新圣草次苷、柠檬黄素－3－O－（3－羟基－3－甲基戊二酸）－葡萄糖苷及其异构体、香风草苷、橙皮素、柚皮黄素－3－O－（5－葡萄糖苷－3－羟基－3－甲氧基戊二酸）－葡萄糖苷、柚皮黄素－3－O－葡萄糖苷、柚皮黄素－3－O－（3－羟基－3－甲氧基戊二酸）－葡萄糖苷、异橙黄酮、橙黄酮、3,5,6,7,3′,4′－六甲基黄酮、四甲基－O－异黄芩素、8－羟基－3,5,6,7,3′,4′－六甲氧基黄酮、6,7,8,4′－四甲氧基黄酮、5－羟基－3,7,3′,4′－四甲氧基黄酮、3,6,7,8,2′,5′－六甲氧基黄酮、5,4′－二羟基－3,6,7,8,3′－五甲氧基黄酮、5－羟基－3,6,7,8,3′,4′－六甲氧基黄酮、2′－羟基－3,4,4′,5′,6′－五甲氧基查尔酮、2′－羟基－3,4,3′,4′,5′,6′－六甲氧基查尔酮、7－羟基－3,5,6,3′,4′－五甲氧基黄酮、5,6,7,8,3′,4′－六甲氧基黄酮、5,7,8,4′－四甲氧基黄酮、5,6,7,4′－四甲氧基黄酮、7－羟基－3,5,6,8,3′,4′－六甲氧基黄酮。陈皮中含有的多甲氧基黄酮类化合物是柑橘类所特有的成分。化合物名称及结构如下。

1. 橙皮苷 hesperidin，分子式为 $C_{28}H_{34}O_{15}$，相对分子质量为610。结构式见图3-3。

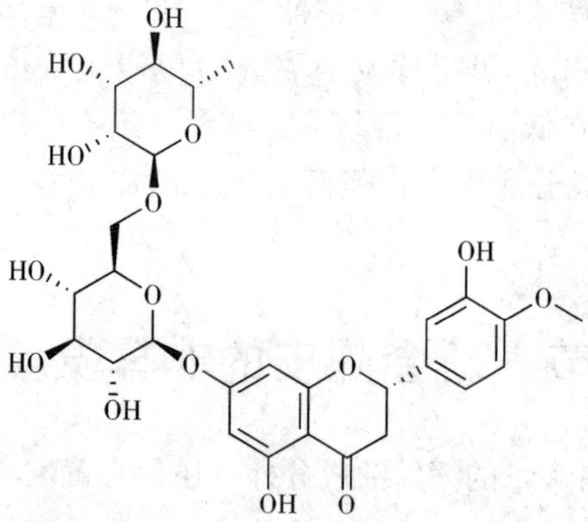

图3-3 橙皮苷的结构式

2. 6,8-Di-C-β-葡糖基芹菜苷 vicenin-2，分子式为 $C_{27}H_{30}O_{15}$，相对分子质量为594。结构式见图3-4。

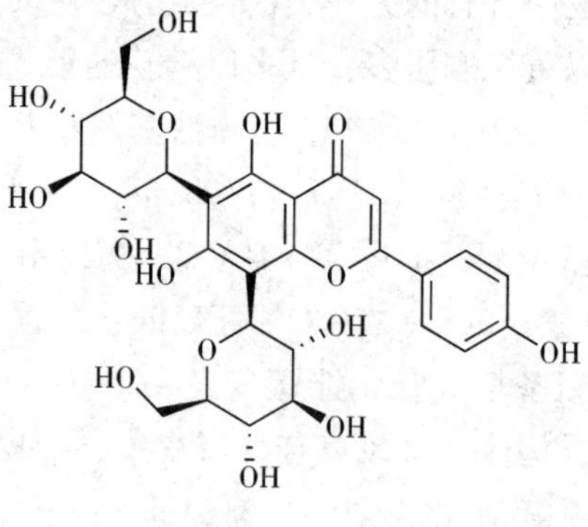

图3-4 6,8-Di-C-β-葡糖基芹菜苷的结构式

3. 芸香柚皮苷 narirutin，分子式为 $C_{27}H_{32}O_{14}$，相对分子质量为580。结构式见图3-5。

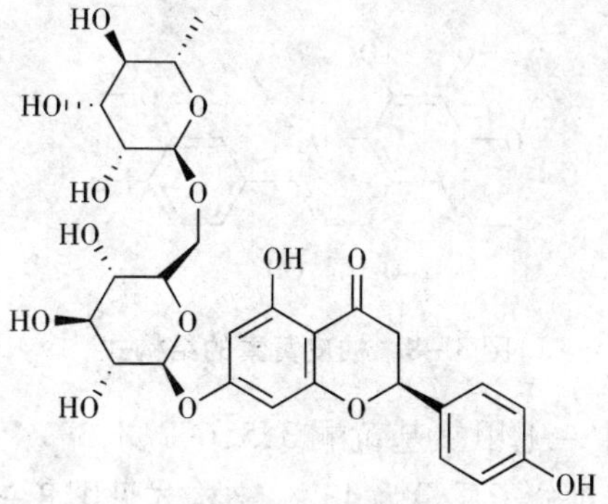

图 3 − 5　芸香柚皮苷的结构式

4. 川陈皮素 nobiletin，分子式为 $C_{21}H_{22}O_8$，相对分子质量为 402。结构式见图 3 − 6。

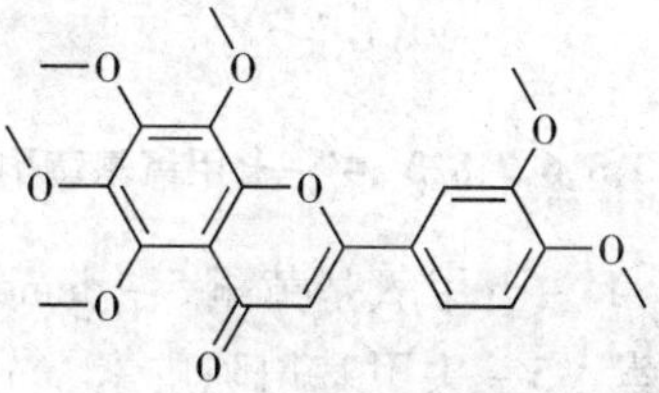

图 3 − 6　川陈皮素的结构式

5. 橘皮素 tangeretin，亦称橘红素、桔红素、红橘素，分子式为 $C_{20}H_{20}O_7$，相对分子质量为 372。结构式见图 3 − 7。

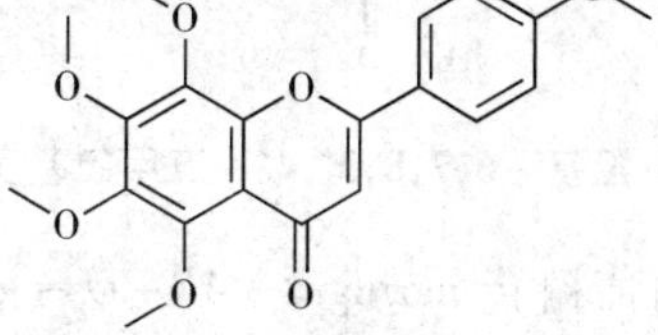

图 3 − 7　橘皮素的结构式

6. 柚皮黄素 natsudaidain，分子式为 $C_{21}H_{22}O_9$，相对分子质量为 418。结构式见图 3 − 8。

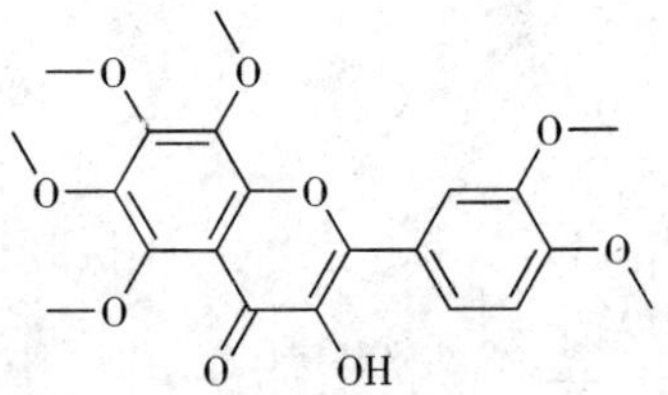

图 3 – 8　柚皮黄素的结构式

7. 3,5,6,7,8,3′,4′ – 七甲氧基黄酮 3,5,6,7,8,3',4' – heptamethonyflavone，分子式为 $C_{22}H_{24}O_9$，相对分子质量为 432。结构式见图 3 – 9。

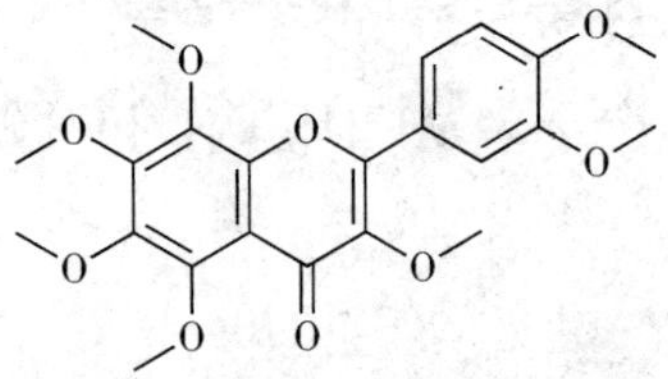

图 3 – 9　3,5,6,7,8,3′,4′ – 七甲氧基黄酮的结构式

8. 5 – 羟基 – 6,7,8,3′,4′ – 五甲氧基黄酮 5 – demethylnobiletin，又名 5 – 去甲川陈皮素、5 – 羟基川陈皮素、5 – 去甲基川陈皮素，分子式为 $C_{20}H_{20}O_8$，相对分子质量为 388。结构式见图 3 – 10。

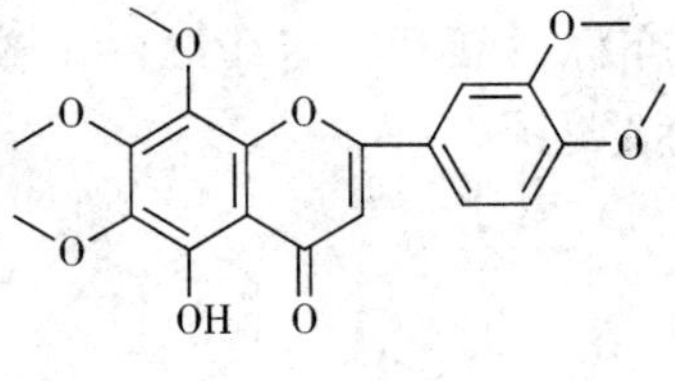

图 3 – 10　5 – 羟基 – 6,7,8,3′,4′ – 五甲氧基黄酮的结构式

9. 柚皮素 – 4′ – O – 葡萄糖苷 naringin – 4' – O – glucoside，分子式为 $C_{33}H_{42}O_{19}$，相对分子质量为 742。结构式见图 3 – 11。

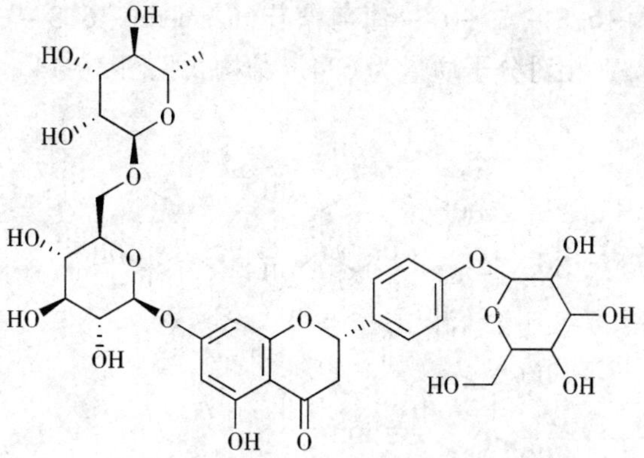

图3-11　柚皮素-4′-O-葡萄糖苷的结构式

10. 芹菜素-6,8-二-C-葡萄糖苷 apigenin-6,8-di-C-glucoside，分子式为 $C_{27}H_{30}O_{15}$，相对分子质量为594。结构式见图3-12。

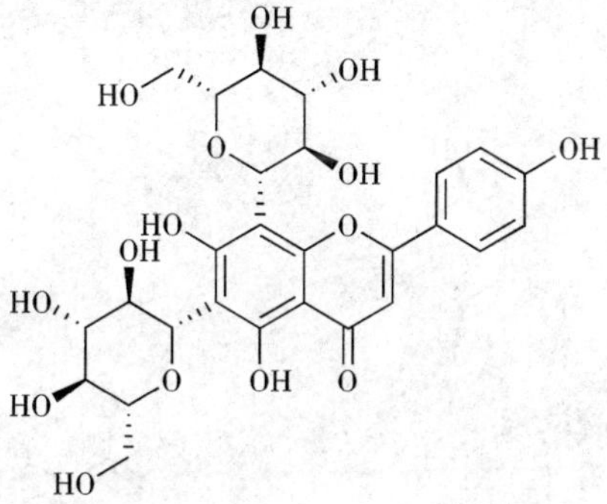

图3-12　芹菜素-6,8-二-C-葡萄糖苷的结构式

11. 金圣草黄素-6,8-二-C-葡萄糖苷 chysoeriol-6,8-di-C-glucoside，分子式为 $C_{28}H_{32}O_{16}$，相对分子质量为624。结构式见图3-13。

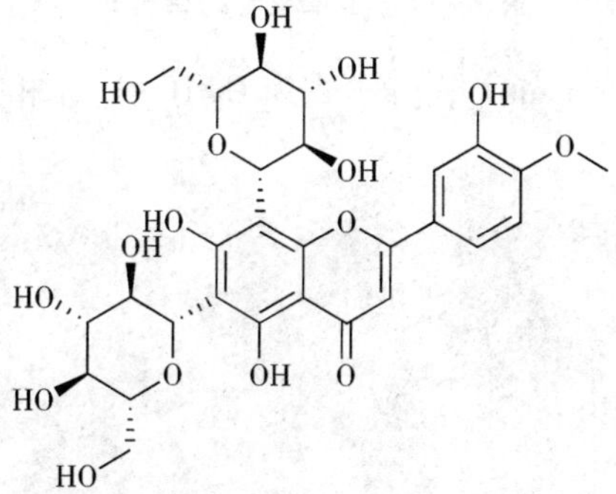

图3-13　金圣草黄素-6,8-二-C-葡萄糖苷的结构式

12. 香叶木素 $-6,8-$ 二 $-C-$ 葡萄糖苷 diosmetin $-6,8-$ di $-C-$ glucoside，分子式为 $C_{28}H_{32}O_{16}$，相对分子质量为 624。结构式见图 3 -14。

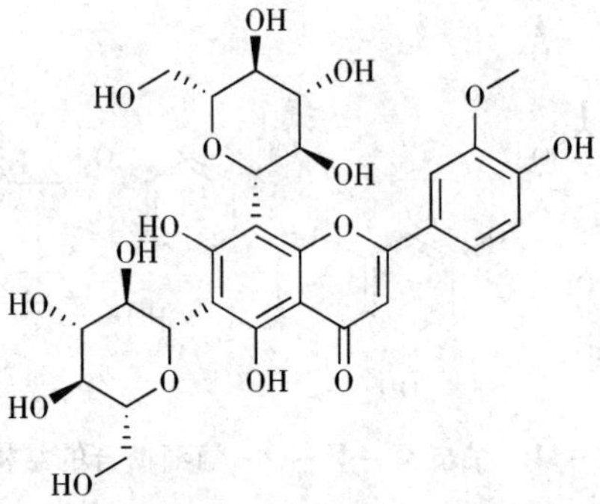

图 3 -14　香叶木素 $-6,8-$ 二 $-C-$ 葡萄糖苷的结构式

13. 圣草次苷 eriocitrin，分子式为 $C_{27}H_{32}O_{15}$，相对分子质量为 596。结构式见图 3 -15。

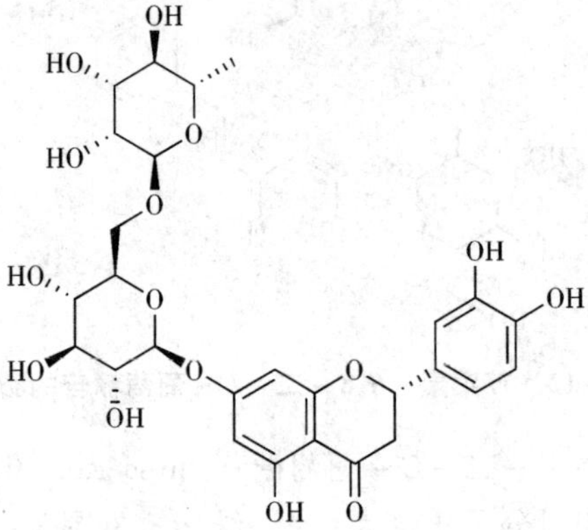

图 3 -15　圣草次苷的结构式

14. 新圣草次苷 neoeriocitrin，分子式为 $C_{27}H_{32}O_{15}$，相对分子质量为 596。结构式见图 3 -16。

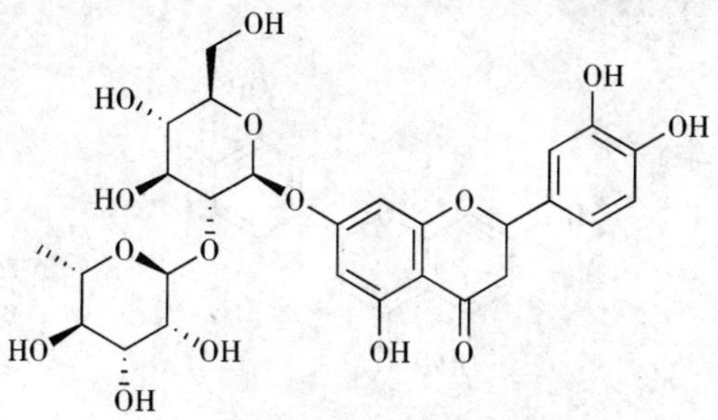

图 3 – 16　新圣草次苷的结构式

15. 柠檬黄素 – 3 – O – （3 – 羟基 – 3 – 甲基戊二酸）– 葡萄糖苷及其异构体 limocitrin – 3 – O – （3 – hydroxy – 3 – methylglutarate）– glucoside or isomers，分子式为 $C_{29}H_{32}O_{17}$，相对分子质量为 652。结构式见图 3 – 17。

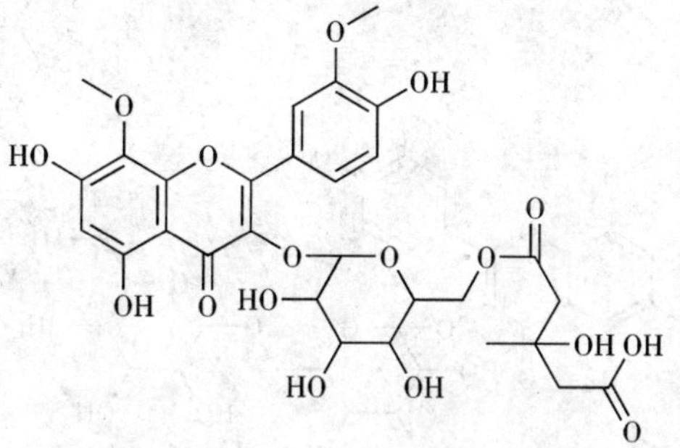

图 3 – 17　柠檬黄素 – 3 – O – （3 – 羟基 – 3 – 甲基戊二酸）– 葡萄糖苷及其异构体的结构式

16. 香风草苷 didymin，分子式为 $C_{28}H_{34}O_{14}$，相对分子质量为 594。结构式见图 3 – 18。

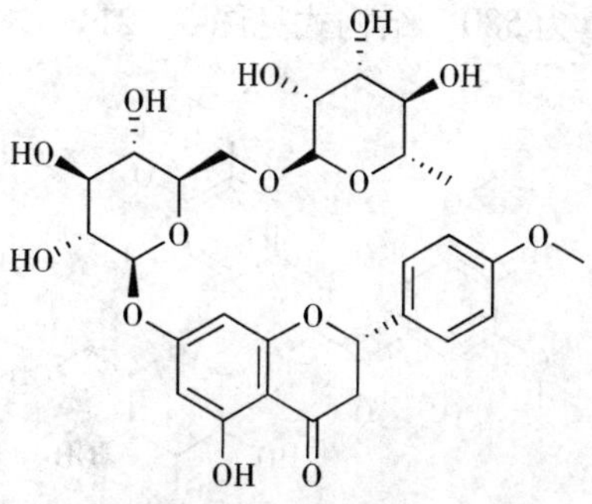

图 3 – 18　香风草苷的结构式

17. 橙皮素 hesperitin，分子式为 $C_{16}H_{14}O_6$，相对分子质量为 302。结构式见

图 3 – 19。

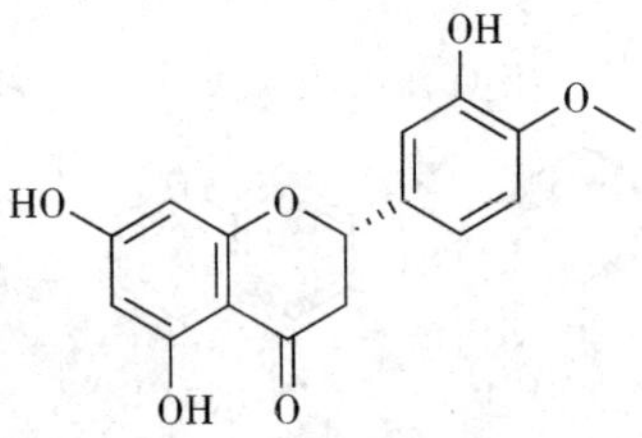

图 3 – 19　橙皮素的结构式

18. 柚皮黄素 – 3 – *O* – （5 – 葡萄糖苷 – 3 – 羟基 – 3 – 甲氧基戊二酸）– 葡萄糖苷 natsudaidain – 3 – *O* – （5 – glucosyl – 3 – hydroxy – 3 – methylglutarate）– glucoside，分子式为 $C_{39}H_{50}O_{23}$，相对分子质量为 886。结构式见图 3 – 20。

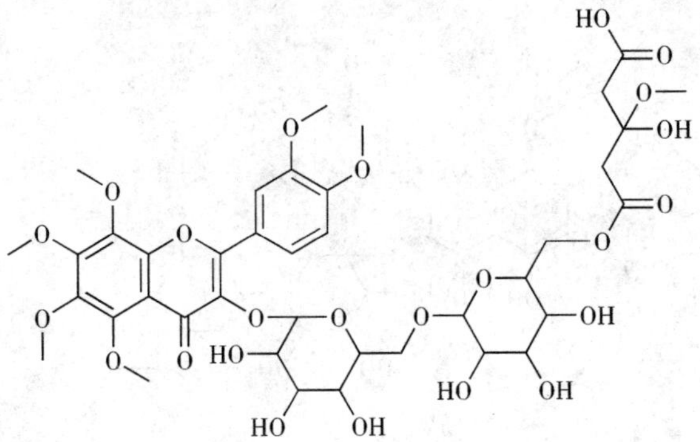

图 3 – 20　柚皮黄素 – 3 – *O* – （5 – 葡萄糖苷 – 3 – 羟基 – 3 – 甲氧基戊二酸）–
葡萄糖苷的结构式

19. 柚皮黄素 – 3 – *O* – 葡萄糖苷 natsudaidain – 3 – *O* – glucoside，分子式为 $C_{27}H_{32}O_{14}$，相对分子质量为 580。结构式见图 3 – 21。

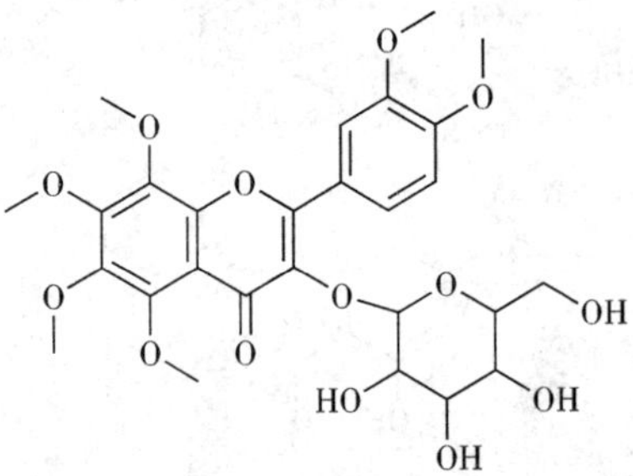

图 3 – 21　柚皮黄素 – 3 – *O* – 葡萄糖苷的结构式

20. 柚皮黄素 – 3 – O – （3 – 羟基 – 3 – 甲基戊二酸） – 葡萄糖苷 natsudaid-ain – 3 – O – （3 – hydroxy – 3 – methylglutarate） – glucoside，分子式为 $C_{33}H_{40}O_{18}$，相对分子质量为 724。结构式见图 3 – 22。

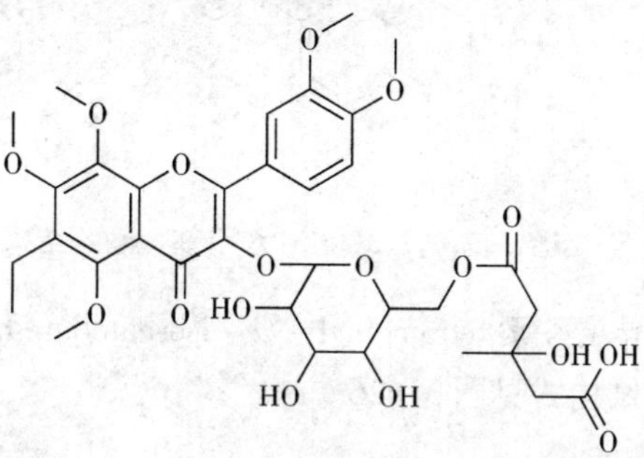

图 3 – 22 柚皮黄素 – 3 – O – （3 – 羟基 – 3 – 甲基戊二酸） – 葡萄糖苷的结构式

21. 异橙黄酮 isosinensetin，分子式为 $C_{20}H_{20}O_7$，相对分子质量为 372。结构式见图 3 – 23。

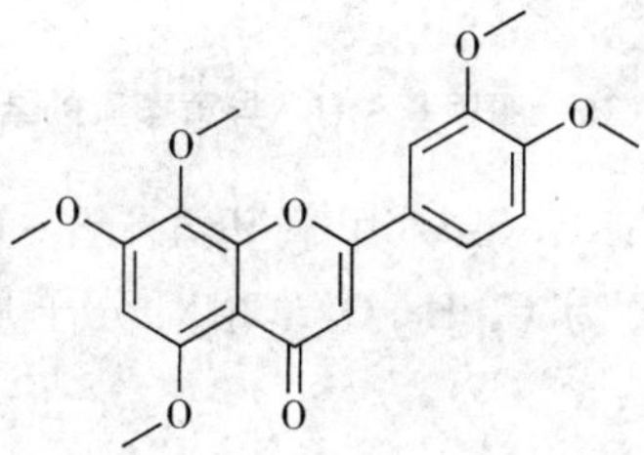

图 3 – 23 异橙黄酮的结构式

22. 橙黄酮 sinensetin，又名 5,6,7,3′,4′ – 五甲氧基黄酮、甜橙素、甜橙黄酮，分子式为 $C_{20}H_{20}O_7$，相对分子质量为 372。结构式见图 3 – 24。

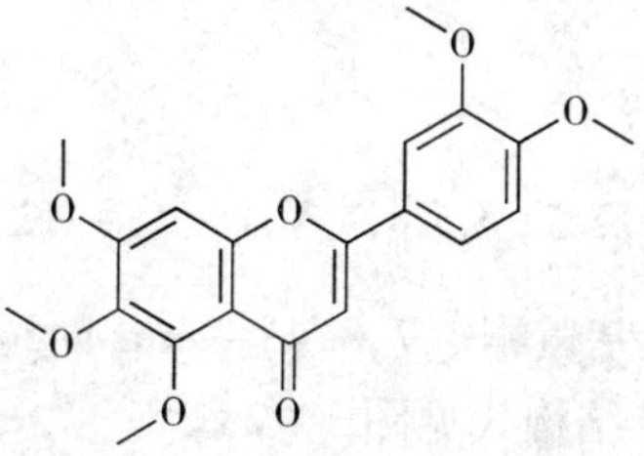

图 3 – 24 橙黄酮的结构式

23. 3,5,6,7,3′,4′ – 六甲基黄酮 3,5,6,7,3′,4′ – hexamethoxy flavone，分子式为 $C_{21}H_{22}O_8$，相对分子质量为 402。结构式见图 3 – 25。

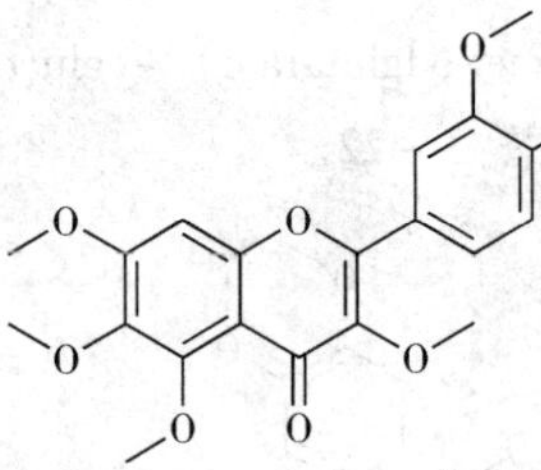

图 3 – 25　3,5,6,7,3′,4′ – 六甲基黄酮的结构式

24. 四甲基 – O – 异黄芩素 tetramethyl – O – isoscutellarein，分子式为 $C_{19}H_{18}O_6$，相对分子质量为 342。结构式见图 3 – 26。

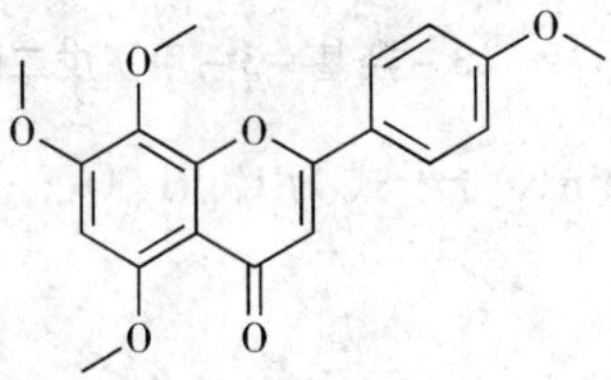

图 3 – 26　四甲基 – O – 异黄芩素的结构式

25. 8 – 羟基 – 3,5,6,7,3′,4′ – 六甲氧基黄酮 8 – hydroxy – 3,5,6,7,3′,4′ – hexamethoxyflavone，分子式为 $C_{21}H_{22}O_9$，相对分子质量为 418。结构式见图 3 – 27。

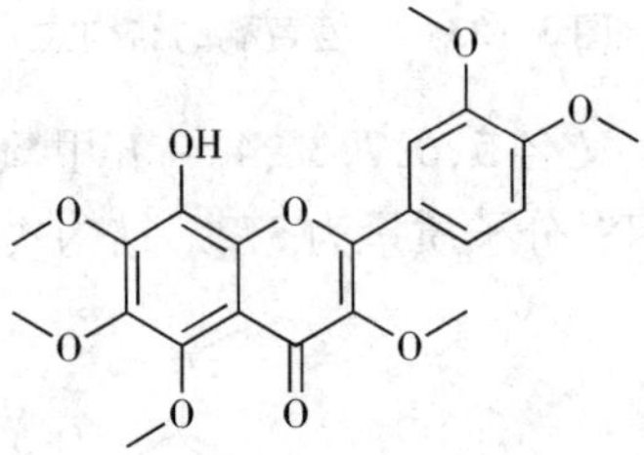

图 3 – 27　8 – 羟基 – 3,5,6,7,3′,4′ – 六甲氧基黄酮的结构式

26. 6,7,8,4′ – 四甲氧基黄酮 6,7,8,4′ – tetramethoxyflavone，分子式为 $C_{19}H_{18}O_6$，相对分子质量为 342。结构式见图 3 – 28。

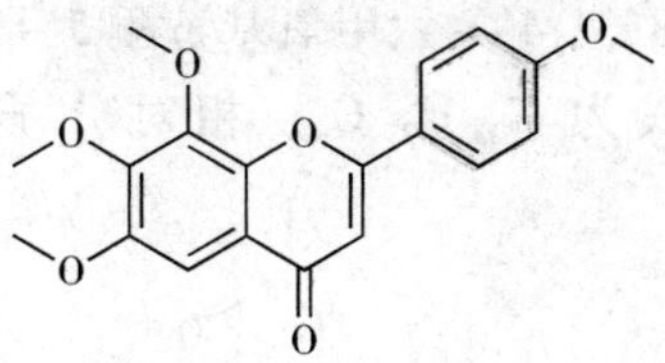

图 3 – 28 6,7,8,4′ – 四甲氧基黄酮的结构式

27. 5 – 羟基 – 3,7,3′,4′ – 四甲氧基黄酮 retusin，分子式为 $C_{19}H_{18}O_7$，相对分子质量为 358。结构式见图 3 – 29。

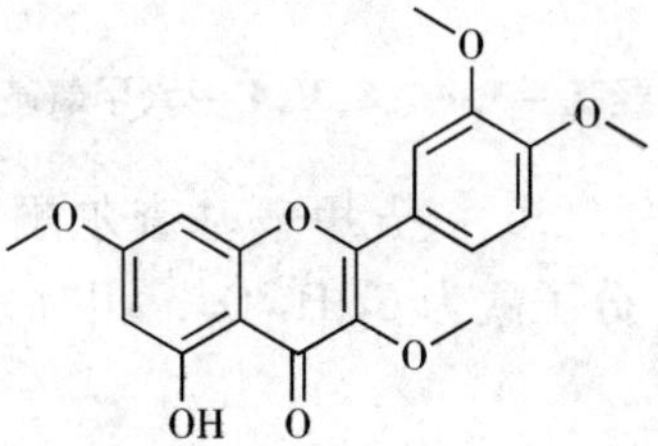

图 3 – 29 5 – 羟基 – 3,7,3′,4′ – 四甲氧基黄酮的结构式

28. 3,6,7,8,2′,5′ – 六甲氧基黄酮 3,6,7,8,2′,5′ – hexamethoxyflavone，分子式为 $C_{21}H_{22}O_8$，相对分子质量为 402。结构式见图 3 – 30。

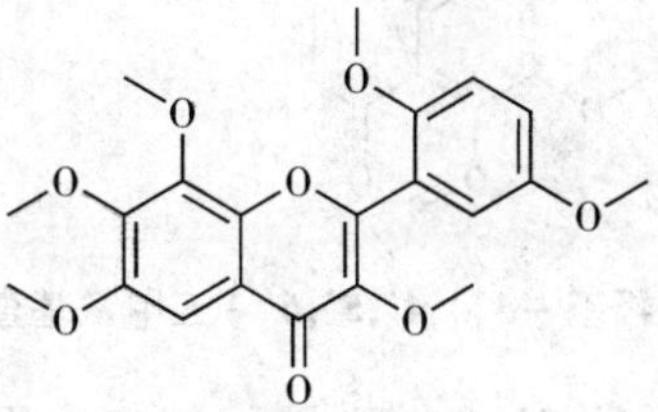

图 3 – 30 3,6,7,8,2′,5′ – 六甲氧基黄酮的结构式

29. 5,4′ – 二羟基 – 3,6,7,8,3′ – 五甲氧基黄酮 5,4′ – dihydroxy – 3,6,7,8,3′ – pentamethoxyflavone，分子式为 $C_{20}H_{20}O_9$，相对分子质量为 404。结构式见图 3 – 31。

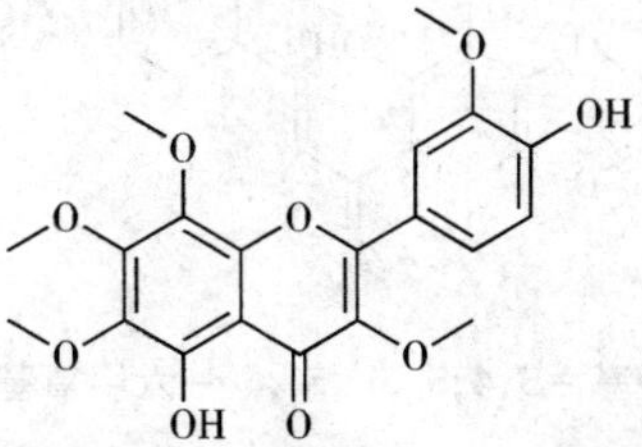

图 3 – 31 5,4′ – 二羟基 – 3,6,7,8,3′ – 五甲氧基黄酮的结构式

30. 5 – 羟基 –3,6,7,8,3′,4′ – 六甲氧基黄酮 5 – hydroxy – 3,6,7,8,3′,4′ – hexamethoxyflavone，分子式为 $C_{21}H_{22}O_9$，相对分子质量为 418。结构式见图3 – 32。

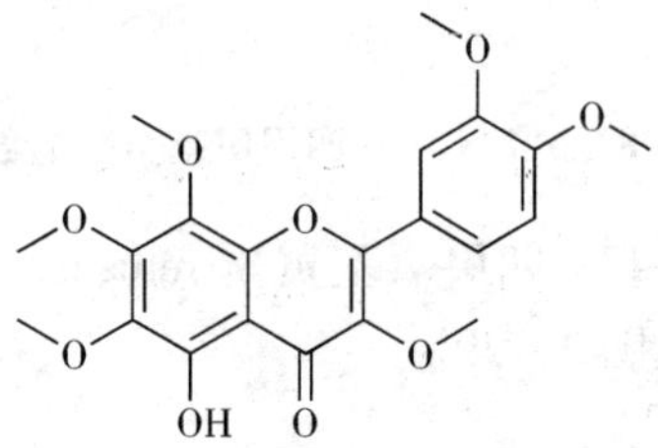

图3 – 32　5 – 羟基 –3,6,7,8,3′,4′ – 六甲氧基黄酮的结构式

31. 2′ – 羟基 –3,4,4′,5′,6′ – 五甲氧基查尔酮 2′ – hydroxy – 3,4,4′,5′,6′ – pentamethoxychalcone，分子式为 $C_{20}H_{21}O_7$，相对分子质量为417。结构式见图 3 – 33。

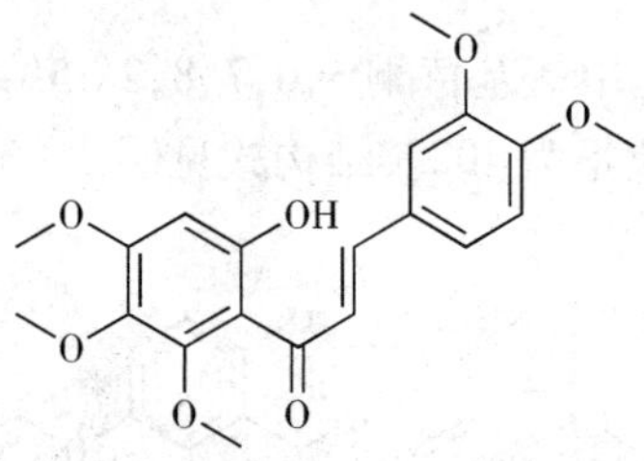

图3 – 33　2′ – 羟基 –3,4,4′,5′,6′ – 五甲氧基查尔酮的结构式

32. 2′ – 羟基 –3,4,3′,4′,5′,6′ – 六甲氧基查尔酮 2′ – hydroxy – 3,4,3′,4′,5′,6′ – pentamethoxychalcone，分子式为 $C_{21}H_{23}O_8$，相对分子质量为403。结构式见图3 – 34。

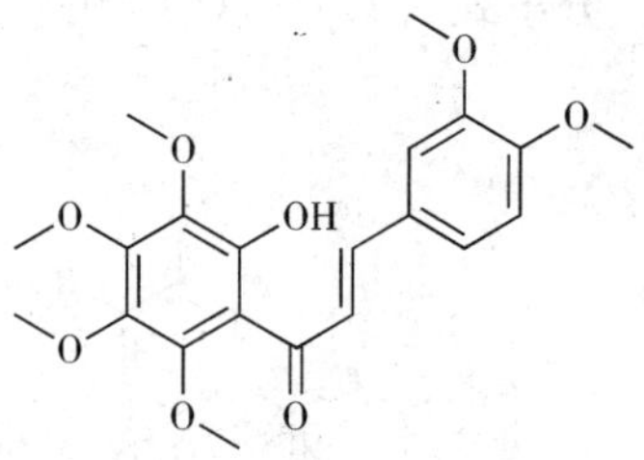

图3 – 34　2′ – 羟基 –3,4,3′,4′,5′,6′ – 六甲氧基查尔酮的结构式

33. 7 – 羟基 –3,5,6,3′,4′ – 五甲氧基黄酮 7 – hydroxy – 3,5,6,3′,4′ – penta-

methoxyflavone，分子式为 $C_{20}H_{20}O_8$，相对分子质量为 388。结构式见图 3 - 35。

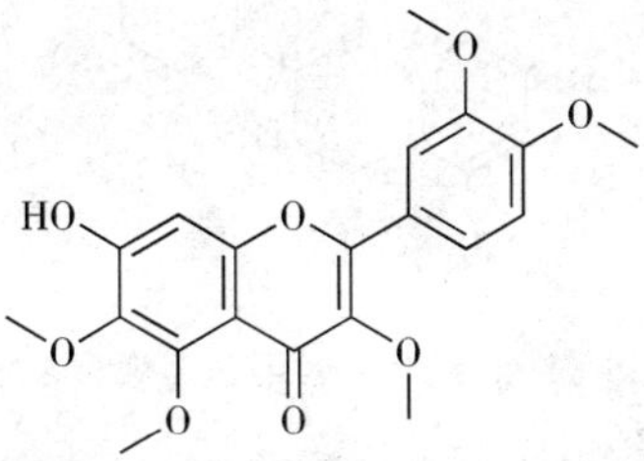

图 3 - 35　7 - 羟基 - 3,5,6,3′,4′ - 五甲氧基黄酮的结构式

34. 5,6,7,8,3′,4′ - 六甲氧基黄酮 5,6,7,8,3′,4′ - hexamethoxyflavone，分子式为 $C_{21}H_{22}O_8$，相对分子质量为 402。结构式见图 3 - 36。

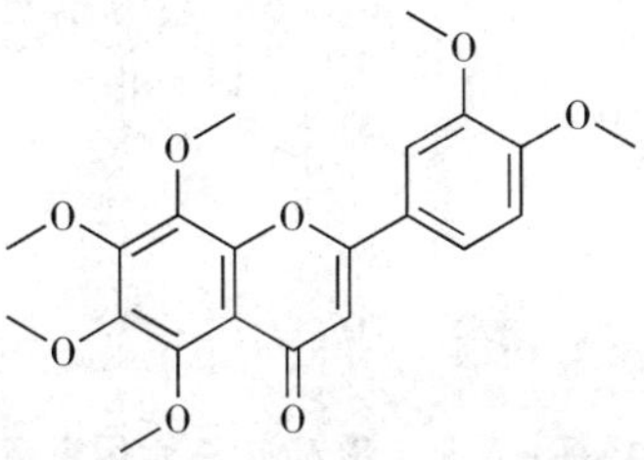

图 3 - 36　5,6,7,8,3′,4′ - 六甲氧基黄酮的结构式

35. 5,7,8,4′ - 四甲氧基黄酮 5,7,8,4′ - tetramethoxyflavone，又名 6 - 去甲氧基橘皮素，分子式为 $C_{19}H_{18}O_6$，相对分子质量为 342。结构式见图 3 - 37。

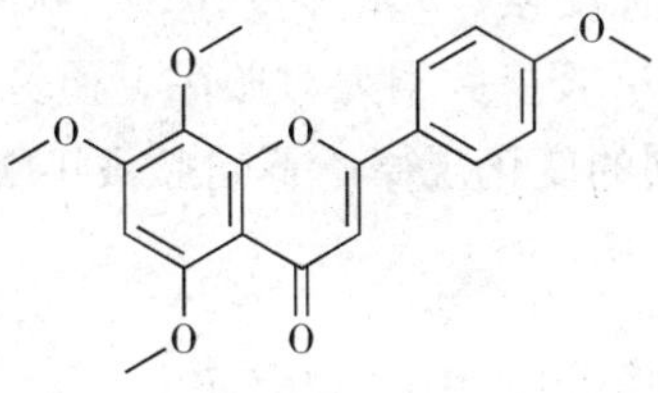

图 3 - 37　5,7,8,4′ - 四甲氧基黄酮的结构式

36. 5,6,7,4′ - 四甲氧基黄酮 5,6,7,4′ - tetramethoxyflavone，分子式为 $C_{19}H_{18}O_6$，相对分子质量为 342。结构式见图 3 - 38。

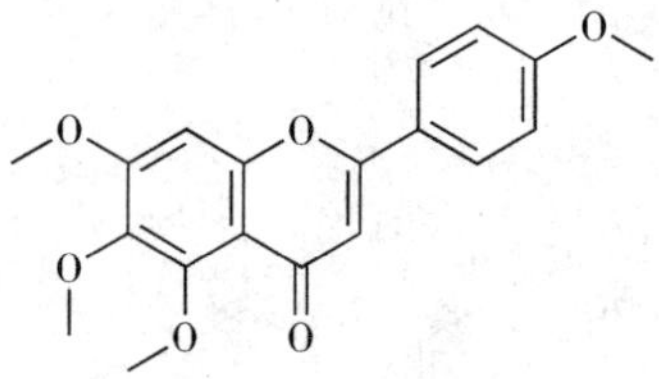

图 3 – 38　5,6,7,4′ – 四甲氧基黄酮的结构式

37. 7 – 羟基 – 3,5,6,8,3′,4′ – 六甲氧基黄酮 7 – hydroxy – 3,5,6,8,3′,4′ – hexamethoxyflavone，分子式为 $C_{21}H_{22}O_9$，相对分子质量为 418。结构式见图 3 – 39。

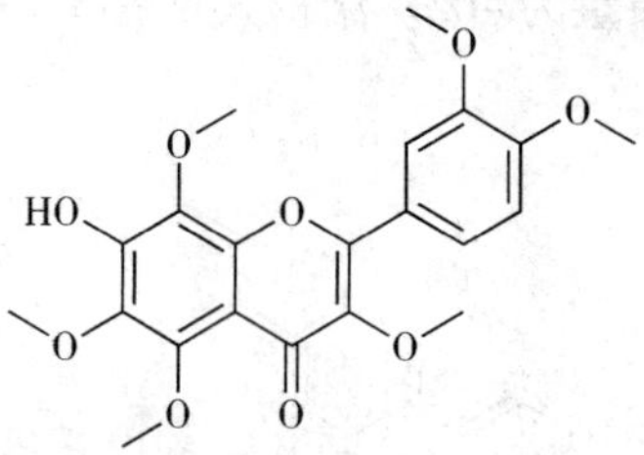

图 3 – 39　7 – 羟基 – 3,5,6,8,3′,4′ – 六甲氧基黄酮的结构式

郑国栋等人早年就曾研究不同贮藏年限广陈皮黄酮类成分的变化规律，从广东省江门市新会区广东省水果良种苗木繁育场及新宝堂陈皮有限公司采集 10 批不同贮藏年限广陈皮药材（1 年到 33 年），以由研究者自己分离得到的五种纯度均大于 98% 的橙皮苷、川陈皮素、3,5,6,7,8,3′,4′ – 七甲氧基黄酮、橘皮素、5 – 羟基 – 6,7,8,3′,4′ – 五甲氧基黄酮为对照品，研究广陈皮中 5 个主要活性黄酮成分含量随贮藏年限不同的变化规律。不同贮藏年限广陈皮药材中主要黄酮类成分的含量见表 3 – 7。

表3-7 不同贮藏年限广陈皮药材中主要黄酮类成分的含量 (n=3)

编号	药材来源	贮藏年限/年	化合物1		化合物2		化合物3		化合物4		化合物5	
			含量/(mg/g)	RSD/%	含量/(mg/g)	RSD/%	含量/(mg/g)	RSD/%	含量/(mg/g)	RSD/%	含量/(mg/g)	RSD/%
S1	广东省水果良种苗木繁育场	1	42.584	1.94	5.246	2.11	0.621	1.41	3.402	2.79	0.438	2.80
S2	广东省水果良种苗木繁育场	3	44.767	1.07	6.511	1.72	0.684	1.32	3.689	0.92	0.477	2.74
S3	广东省水果良种苗木繁育场	6	48.462	2.81	7.634	2.91	0.910	2.85	4.658	2.01	0.608	2.31
S4	新宝堂陈皮有限公司(市售商品)	9	58.176	1.77	5.063	2.35	0.474	2.80	3.555	2.27	0.469	1.79
S5	新宝堂陈皮有限公司(市售商品)	12	36.187	2.51	5.019	1.94	0.614	2.13	3.335	1.56	0.415	2.94
S6	新宝堂陈皮有限公司(市售商品)	15	38.097	1.20	3.595	2.58	0.479	1.36	2.272	2.68	0.340	2.19
S7	新宝堂陈皮有限公司(市售商品)	18	45.299	0.72	4.605	2.85	0.521	2.73	3.001	1.70	0.433	2.43
S8	新宝堂陈皮有限公司(市售商品)	25	45.536	2.24	5.300	2.50	0.579	2.66	3.488	2.17	0.544	2.89
S9	新宝堂陈皮有限公司(市售商品)	28	45.701	1.15	6.038	2.96	0.650	2.05	3.902	1.73	0.518	2.93
S10	新宝堂陈皮有限公司(市售商品)	33	35.619	2.72	4.206	2.05	0.466	2.36	2.762	2.94	0.382	2.86

由表3-7可知，广陈皮中5个主要活性黄酮成分的含量随贮藏年限的不同，存在一定的变化，其变化趋势基本一致；开始时，黄酮类成分的含量随贮藏年限延长有一定增加趋势，随后出现一定反复，但出现反复的现象更可能是由于药材质量难以统一所致。从药材采样情况来看，前3批为同一产地，贮藏时间明确，药材质量较为统一；后7批为药店市售药材，由于受采样时间、采样地点、果树树龄、加工方式、贮藏条件及商品流通等因素的影响，药材质量难以统一。研究者认为随贮藏时间的延长，广陈皮黄酮类成分的含量有一定增高趋势；含量增高的原因比较复杂，既有可能与药材贮藏过程中相关酶的活性变化有关，又有可能与药材所含挥发性成分的散失有关，另外综合现有的文献，还可能和植物本身所含的内生菌可以产生并促进药材活性成分的累积相关。

钟永翠等人根据测定的11种不同品种共92批陈皮样品中橙皮苷、川陈皮素和橘皮素这3种黄酮类成分含量比值，鉴别了广陈皮的道地性，92批陈皮药材来源见表3-8，含量测定结果见表3-9，含量比值见表3-10。

表3-8　92批陈皮药材来源

编号	基原	产地	来源	采（收）集时间（年）
1	大红袍 *Citrus reticulate* 'Dahongpao'	四川南充	四川购买	2009
2	大红袍 *Citrus reticulate* 'Dahongpao'	四川	四川购买	2011
3	大红袍 *Citrus reticulate* 'Dahongpao'	四川	四川购买	2014
4	大红袍 *Citrus reticulate* 'Dahongpao'	四川南充	四川购买	2012
5	大红袍 *Citrus reticulate* 'Dahongpao'	四川合川	四川购买	2013
6	红橘 *Citrus reticulate* cv. Tangerina	四川金堂观音	自制	2009-12
7	红橘 *Citrus reticulate* cv. Tangerina	四川金堂狮子	自制	2009-12
8	芦柑 *Citrus reticulate* cv. Ponkan	广东河源连平	自制	2009-12
9	芦柑 *Citrus reticulate* cv. Ponkan	福建福州	自制	2009-12
10	南丰蜜橘 *Citrus reticulate* cv. Kinokuni	江南南丰	自制	2009-12
11	南丰蜜橘 *Citrus reticulate* cv. Kinokuni	江南南丰	自制	2009-12
12	南丰蜜橘 *Citrus reticulate* cv. Kinokuni	江南南丰	自制	2009-12
13	椪柑 *Citrus reticulate* cv. Ponkan	广东潮州铁铺	自制	2009-12
14	椪柑 *Citrus reticulate* cv. Ponkan	广东河源龙川	自制	2009-12
15	椪柑 *Citrus reticulate* cv. Ponkan	广东梅州	自制	2009-12
16	椪柑 *Citrus reticulate* cv. Ponkan	浙江衢州	自制	2014
17	椪柑 *Citrus reticulate* cv. Ponkan	广东潮州	自制	2009-12
18	椪柑 *Citrus reticulate* cv. Ponkan	四川金堂观音	自制	2009-12

续表

编号	基原	产地	来源	采（收）集时间（年）
19	椪柑 *Citrus reticulate* cv. Ponkan	广东潮州	自制	2009 – 12
20	椪柑 *Citrus reticulate* cv. Ponkan	广东潮州饶平	自制	2010 – 1
21	温州蜜橘 *Citrus reticulate* cv. Unshiu	浙江温州	自制	2009 – 12
22	温州蜜橘 *Citrus reticulate* cv. Unshiu	浙江台州	自制	2014 – 12
23	温州蜜橘 *Citrus reticulate* cv. Unshiu	浙江台州	自制	2014 – 12
24	温州蜜橘 *Citrus reticulate* cv. Unshiu	浙江台州	自制	2014 – 12
25	温州蜜橘 *Citrus reticulate* cv. Unshiu	浙江台州	自制	2014 – 12
26	温州蜜橘 *Citrus reticulate* cv. Unshiu	浙江台州	自制	2014 – 12
27	温州蜜橘 *Citrus reticulate* cv. Unshiu	浙江温州	自制	2014 – 12
28	温州蜜橘 *Citrus reticulate* cv. Unshiu	浙江温州	自制	2014 – 12
29	温州蜜橘 *Citrus reticulate* cv. Unshiu	浙江温州	自制	2014 – 12
30	樟头红 *Citrus reticulate* cv. Zhangshuensis	江西樟树	自制	2010 – 1
31	樟头红 *Citrus reticulate* cv. Zhangshuensis	江西樟树	自制	2010 – 1
32	贡柑 *Citrus reticulate* cv. Gong Gan	广东云浮	自制	2009 – 12
33	贡柑 *Citrus reticulate* cv. Gong Gan	广东韶关	自制	2009 – 12
34	贡柑 *Citrus reticulate* cv. Gong Gan	广东四会	自制	2009 – 12
35	贡柑 *Citrus reticulate* cv. Gong Gan	广东惠州	自制	2009 – 12
36	贡柑 *Citrus reticulate* cv. Gong Gan	广东梅州	自制	2009 – 12
37	十月橘 *Citrus reticulate* cv. Shiyue Ju	广东韶关	自制	2009 – 12
38	十月橘 *Citrus reticulate* cv. Shiyue Ju	广东韶关	自制	2009 – 12
39	十月橘 *Citrus reticulate* cv. Shiyue Ju	广东阳江	自制	2009 – 12
40	十月橘 *Citrus reticulate* cv. Shiyue Ju	广东河源	自制	2009 – 12
41	十月橘 *Citrus reticulate* cv. Shiyue Ju	广东韶关	自制	2009 – 12
42	十月橘 *Citrus reticulate* cv. Shiyue Ju	广东梅州	自制	2009 – 12
43	十月橘 *Citrus reticulate* cv. Shiyue Ju	广东云浮	自制	2009 – 12
44	十月橘 *Citrus reticulate* cv. Shiyue Ju	广东惠州	自制	2009 – 12
45	十月橘 *Citrus reticulate* cv. Shiyue Ju	广东惠州	自制	2010 – 1
46	十月橘 *Citrus reticulate* cv. Shiyue Ju	广东花都	自制	2010 – 1
47	蕉柑 *Citrus reticulate* cv. Tankan	广东潮州	自制	2009 – 12
48	蕉柑 *Citrus reticulate* cv. Tankan	广东梅州	自制	2009 – 12
49	蕉柑 *Citrus reticulate* cv. Tankan	广东潮州	自制	2010 – 1

续表

编号	基原	产地	来源	采（收）集时间（年）
50	蕉柑 *Citrus reticulate* cv. Tankan	广东普宁	自制	2009 – 12
51	蕉柑 *Citrus reticulate* cv. Tankan	广东潮州	自制	2010 – 1
52	蕉柑 *Citrus reticulate* cv. Tankan	广东惠州	自制	2009 – 12
53	蕉柑 *Citrus reticulate* cv. Tankan	广东梅州	自制	2009 – 12
54	蕉柑 *Citrus reticulate* cv. Tankan	广东汕头	自制	2009 – 12
55	蕉柑 *Citrus reticulate* cv. Tankan	广东潮州	自制	2009 – 12
56	茶枝柑 *Citrus reticulate* cv. Chachiensis	广东新会三江	自制	2009 – 12
57	茶枝柑 *Citrus reticulate* cv. Chachiensis	广东新会双水	自制	2009 – 12
58	茶枝柑 *Citrus reticulate* cv. Chachiensis	广东新会小冈	自制	2009 – 12
59	茶枝柑 *Citrus reticulate* cv. Chachiensis	广东新会小冈	自制	2009 – 12
60	茶枝柑 *Citrus reticulate* cv. Chachiensis	广东新会三江	自制	2009 – 12
61	茶枝柑 *Citrus reticulate* cv. Chachiensis	广东新会	新宝堂	2009 – 12
62	茶枝柑 *Citrus reticulate* cv. Chachiensis	广东新会	新宝堂	2009 – 12
63	茶枝柑 *Citrus reticulate* cv. Chachiensis	广东新会	新宝堂	2009 – 12
64	茶枝柑 *Citrus reticulate* cv. Chachiensis	广东新会	新宝堂	2009 – 12
65	茶枝柑 *Citrus reticulate* cv. Chachiensis	广东新会双水	农户	2008
66	茶枝柑 *Citrus reticulate* cv. Chachiensis	广东新会古井	新会购买	2010
67	茶枝柑 *Citrus reticulate* cv. Chachiensis	广东新会古井	新会购买	2014
68	茶枝柑 *Citrus reticulate* cv. Chachiensis	广东新会	葵禾柑果合作社	2013
69	茶枝柑 *Citrus reticulate* cv. Chachiensis	广东新会	葵禾柑果合作社	2011
70	茶枝柑 *Citrus reticulate* cv. Chachiensis	广东新会	葵禾柑果合作社	2006
71	茶枝柑 *Citrus reticulate* cv. Chachiensis	广东新会	葵禾柑果合作社	2013
72	茶枝柑 *Citrus reticulate* cv. Chachiensis	广东新会	购买	2014
73	茶枝柑 *Citrus reticulate* cv. Chachiensis	广东新会	新宝堂	2014
74	茶枝柑 *Citrus reticulate* cv. Chachiensis	广东新会	新宝堂	2014
75	茶枝柑 *Citrus reticulate* cv. Chachiensis	广东新会	大参林购买	2014
76	茶枝柑 *Citrus reticulate* cv. Chachiensis	广东新会会城	农夫	2007 – 1
77	茶枝柑 *Citrus reticulate* cv. Chachiensis	广东新会司前	自制	2009 – 12
78	茶枝柑 *Citrus reticulate* cv. Chachiensis	广东新会双水	自制	2009 – 12
79	茶枝柑 *Citrus reticulate* cv. Chachiensis	广东新会	新宝堂	2009 – 12
80	茶枝柑 *Citrus reticulate* cv. Chachiensis	广东新会	新宝堂	2010 – 12

编号	基原	产地	来源	采（收）集时间（年）
81	茶枝柑 *Citrus reticulate* cv. Chachiensis	广东新会	新宝堂	2009－12
82	茶枝柑 *Citrus reticulate* cv. Chachiensis	广东新会	新宝堂	2009－12
83	茶枝柑 *Citrus reticulate* cv. Chachiensis	广东新会古井	购买	1992
84	茶枝柑 *Citrus reticulate* cv. Chachiensis	广东新会古井	购买	1978
85	茶枝柑 *Citrus reticulate* cv. Chachiensis	广东新会古井	购买	1983
86	茶枝柑 *Citrus reticulate* cv. Chachiensis	广东新会古井	购买	2013
87	茶枝柑 *Citrus reticulate* cv. Chachiensis	广东新会	葵禾柑果合作社	2012
88	茶枝柑 *Citrus reticulate* cv. Chachiensis	广东新会	葵禾柑果合作社	2014
89	茶枝柑 *Citrus reticulate* cv. Chachiensis	广东新会双水	新宝堂	2014
90	茶枝柑 *Citrus reticulate* cv. Chachiensis	广东新会小冈	新宝堂	2014
91	茶枝柑 *Citrus reticulate* cv. Chachiensis	广东新会银湖湾	新宝堂	2011
92	茶枝柑 *Citrus reticulate* cv. Chachiensis	广东新会会城	自制	2014

表 3－9　不同品种陈皮 3 种黄酮类化合物含量（mg/g，$\bar{x} \pm s$）

品种	橙皮苷	川陈皮素	橘皮素	总含量
大红袍	51.16±3.78	0.16±0.01	0.13±0.01	51.46±3.80
红橘	48.97±2.91	7.67±0.47	3.14±0.31	59.78±3.72
芦柑	50.72±0.47	4.47±2.71	4.27±0.95	59.46±4.13
南丰蜜橘	51.95±1.53	9.02±1.53	4.65±1.02	65.52±5.41
椪柑	44.85±1.08	6.17±1.08	4.08±0.73	55.11±2.61
温州蜜橘	49.51±4.8	0.15±0.03	0.07±0.01	49.73±4.85
樟头红	27.27±0.98	6.45±1.52	1.86±0.02	35.58±0.57
贡柑	44.25±1.72	3.45±0.08	2.58±0.28	50.27±1.87
十月橘	48.64±5.59	5.33±0.89	3.49±0.54	57.46±5.78
蕉柑	25.46±2.10	6.62±0.76	1.17±0.06	33.25±2.10
茶枝柑	34.72±1.74	3.36±1.62	1.83±0.47	39.92±1.77

表 3－10　不同品种陈皮 3 种黄酮类化合物含量比值

品种	橙皮苷	川陈皮素	橘皮素
大红袍	352	1	1
红橘	16	2	1
芦柑	12	1	1

续表

品种	橙皮苷	川陈皮素	橘皮素
南丰蜜橘	11	2	1
椪柑	11	2	1
温州蜜橘	675	2	1
樟头红	15	4	1
贡柑	17	1	1
十月橘	14	2	1
蕉柑	22	6	1
茶枝柑	19	2	1

注：以橘皮素含量为1。

由表3-9、表3-10可知，92批11个不同来源的陈皮中均含有橙皮苷、川陈皮素和橘皮素，茶枝柑中三种黄酮类成分的含量比值为19：2：1。

郑国栋等测定了12批不同产地广陈皮中5种活性黄酮（橙皮苷、川陈皮素、3,5,6,7,8,3′,4′-七甲氧基黄酮、橘皮素、5-羟基-6,7,8,3′,4′-五甲氧基黄酮）的含量，结果见表3-11。

表3-11　12批不同产地广陈皮药材中黄酮类化合物1~5的测定结果（$n=3$，$\bar{x} \pm s$）

样品采收地点	采收时间	化合物（mg/g）				
		1	2	3	4	5
广东江门新会司前	2007-11	51.800 ± 1.262	4.800 ± 0.081	0.523 ± 0.014	4.439 ± 0.084	0.366 ± 0.010
广东江门新会崖南	2007-11	53.914 ± 0.730	5.851 ± 0.121	0.644 ± 0.016	3.008 ± 0.045	0.373 ± 0.008
广东江门新会大泽	2008-11	50.123 ± 0.200	3.694 ± 0.075	0.406 ± 0.007	2.286 ± 0.046	0.308 ± 0.007
广东江门新会会城	2008-10	42.817 ± 0.496	3.281 ± 0.088	0.381 ± 0.008	1.976 ± 0.037	0.277 ± 0.008
广东江门新会双水	2007-12	55.379 ± 0.476	7.090 ± 0.093	0.784 ± 0.009	4.364 ± 0.101	0.053 ± 0.008
广东江门新会三江	2007-11	38.021 ± 0.544	2.830 ± 0.070	0.367 ± 0.010	1.749 ± 0.049	0.210 ± 0.006
广东江门新会沙堆	2008-12	59.785 ± 0.365	4.010 ± 0.064	0.524 ± 0.009	2.905 ± 0.048	0.328 ± 0.007

样品采收地点	采收时间	化合物（mg/g）				
		1	2	3	4	5
广东江门新会古井	2008-11	51.854±0.950	9.473±0.273	1.046±0.024	5.166±0.101	0.571±0.015
广东江门新会罗坑	2007-10	52.394±0.480	3.682±0.052	0.461±0.007	2.619±0.042	0.302±0.008
广东江门新会小冈	2008-11	45.957±0.247	9.467±0.243	1.129±0.007	5.596±0.041	0.728±0.009
广东 高要水南	2007-10	70.735±0.236	5.375±0.091	0.502±0.010	3.666±0.045	0.465±0.007
广东 惠州龙门	2008-09	65.470±0.958	6.786±0.063	0.520±0.005	5.519±0.040	0.541±0.008

注：1. 橙皮苷；2. 川陈皮素；3. 3,5,6,7,8,3′,4′-七甲氧基黄酮；4. 橘皮素；5. 5-羟基-6,7,8,3′,4′-五甲氧基黄酮。

由表3-11数据可知，12批广陈皮中橙皮苷的含量在38.021~70.735mg/g，均符合《中国药典》标准（≥35mg/g）。其中，新会产广陈皮中橙皮苷的含量低于广东其他两个产区（高要和龙门）；另外，广陈皮中多甲氧基黄酮类成分的含量以川陈皮素、橘皮素为高，其含量明显高于3,5,6,7,8,3',4'-七甲氧基黄酮、5-羟基-6,7,8,3′,4′-五甲氧基黄酮。

罗琥捷等采用乙酸乙酯超声提取法测定11个品种来源陈皮总多甲氧基黄酮含量，不同品种来源样品中多甲氧基黄酮的含量存在较大差异，在0.068%~1.514%范围内。除浙陈皮（温州蜜柑）外，《中国药典》（2015年版）收载的3个主要品种来源——广陈皮（茶枝柑）、川陈皮、（大红袍）、建陈皮（福橘），以及江西陈皮（南丰蜜橘）、福建陈皮（芦柑）、广东其他陈皮（砂糖橘）含量较高，均在0.4%以上，而温州蜜柑、石门柑橘、宜昌蜜橘、成都蜜橘及临海蜜橘皮含量较低。

《中国药典》以橙皮苷作为指标性成分来评价陈皮及青皮的质量。有学者认为陈皮在贮藏中与橙皮苷变化有密切关系，认为存放时间越长，陈皮内含的芸香糖与橙皮苷元结合形成的橙皮苷越多，故含量也越高。周欣等人采用红外光谱技术对不同储存年限的陈皮甲醇提取物进行鉴别研究，从整体上可清楚地看到不同陈皮醇提组分随存储年限改变所发生的规律性变化，其主要成分橙皮苷逐年增多，同时陈皮在陈化过程中产生了有机酸或有机酯类物质，这可能是提高年久陈皮药效的一个重要因素，验证了古人"陈久者良"的说法。

二、生物碱类成分

陈皮中主要的生物碱类成分是辛弗林和 N – 甲基酪胺，且这两种成分均具有强心升压、抗休克的作用。辛弗林是目前文献报道陈皮中含量最高的生物碱，具有收缩血管、升高血压和较强的扩张气管和支气管的作用，还能够提高新陈代谢、增加热量消耗、氧化脂肪，是一种天然兴奋剂，无副作用，已用于减肥等保健产品。化合物名称及结构如下。

1. 辛弗林 synephrine，分子式为 $C_9H_{13}NO_2$，相对分子质量为 167。结构式见图 3 – 40。

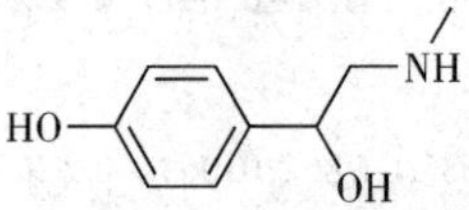

图 3 – 40　辛弗林的结构式

2. N – 甲基酪胺 N – methyl tyramine，分子式为 $C_9H_{13}NO$，相对分子质量为 151。结构式见图 3 – 41。

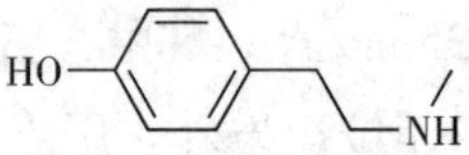

图 3 – 41　N – 甲基酪胺的结构式

张鑫等人采用模拟加速实验方法，将产自四川、广东、重庆三地的 5 批陈皮样品置于同一温湿度环境，研究陈皮在贮藏过程中辛弗林的含量变化规律，结果 5 批样品的辛弗林含量均呈现下降趋势。

杨秀娟等人建立 HPLC 法同时测定新会陈皮中辛弗林等 7 种化学成分，结果表明新会陈皮中含有少量的辛弗林，含量约为 0.2786%，仅次于橙皮苷、川陈皮素与橘皮素。

三、多糖类成分

植物多糖具有广泛的生物活性，在抗氧化、抗衰老、预防肿瘤生长和转移、增强免疫力、降血糖等方面具有较好的生理活性。陈皮中还含有丰富的多糖类成分，廖素媚等对其进行了分离纯化，含量测定表明陈皮多糖（PSP）总糖含量为 17.80%，半乳糖醛酸含量为 28.38%，还原糖含量为 3.59%，蛋白质含量为 0.99%，β – 消除反应说明陈皮多糖 PSP 有 O – 糖苷连接，刚果红实验说明 PSP 分子存在螺旋构象。陈皮多糖 PSP 经 DEAE – cellulose 阴离子交换柱梯度洗脱，分离得到四个组分：PSM、PSE、PST、PSF。四个组分为均一多糖，重均分子量依次约为 0.8×10^4 Da、1.1×10^5 Da、2.1×10^5 Da 及 2.1×10^5 Da；比旋度依次为 $-128°$、$+145°$、$+201°$、$+189°$。单糖组成分析发现，PSM 主要含有葡萄糖和半乳糖，摩尔比为 1：1.1；PSE 主要含有阿拉伯糖和半乳糖，摩尔比为 1：1.2；PST 主要含有鼠李糖；PSF 主要含有鼠李糖、阿拉伯糖和半乳糖，摩尔比为 1.5：1：1.1。结合 TLC 对陈皮粗多糖的单糖组成分析结果推断，陈皮多糖是一种组分复杂的杂多糖，单糖组成有 6 种，其中鼠李糖、阿拉伯糖、葡萄糖和半乳糖所占的比例较大。陈皮多糖主组分 PST 经 SephadexG–75 凝胶柱层析进一步纯化，得到一亚组分 PST–a。凝胶渗透色谱与琼脂糖凝胶电泳分析表明 PST–a 为单一组分，重均分子量为 1.0×10^5 Da。从酸水解、IR、^{1}H–NMR 及 ^{13}C–NMR 分析结果推断，PST–a 是分支较少的杂多糖，主链由 (1→4)–α–D–GalA 构成，存在 2–O–和 3–O–乙酰基，部分半乳糖醛酸被甲酯化，鼠李糖、阿拉伯糖和半乳糖等以 α–吡喃糖形式存在于末端或侧链。

陈思等对纯化后的茶枝柑皮（新会陈皮）多糖 CP 采用离子交换层析进行分离，得到 4 个组分，分别命名为 CPN、CPA–1、CPA–2、CPA–3，将 CPA–1、CPA–2、CPA–3 进一步纯化得到对应的 CPA–Ⅰ、CPA–Ⅱ、CPA–Ⅲ，其重均分子量分别为 8.0×10^4 Da、2.6×10^5 Da、2.4×10^5 Da。红外光谱结果表明，CPN 是带有结晶水的吡喃多糖，CPA–Ⅰ、CPA–Ⅱ和 CPA–Ⅲ均是部分羧酸甲酯化的 α–半乳糖醛酸多聚糖。NMR 结果推测茶枝柑皮多糖主链是由 (1→4)–α–GalpA 构成，存在部分半乳糖醛酸甲酯化，半乳糖、鼠李糖、甘露糖等以 α–吡喃糖形式存在于末端或侧链。单糖组成分析表明，CPN 中单糖的摩尔比是 Man：Rha：GalA：Glc：Gal：Xyl：Ara ＝ 0.34：0.07：5.30：1：4.71：0.61：14.7；CPA–Ⅰ的单糖摩尔比是 Man：Rib：Rha：GalA：Glc：Gal：Ara ＝ 0.12：0.04：0.74：39.33：1：8.48：24.05；CPA–Ⅱ的单糖摩尔比是 Man：Rib：Rha：GalA：Glc：Gal：Ara ＝ 0.94：0.05：1.33：56.65：1：7.04：19.38；CPA–Ⅲ的单糖摩尔比是 Man：Rha：GalA：Glc：Gal：Ara ＝ 2.02：1.98：122.66：1：8.85：26.26。

甘伟发等的研究结果显示，茶枝柑皮（新会陈皮）低乙醇体积分数醇沉多糖分子质量较大，高乙醇体积分数醇沉多糖分子质量较小。其中 G–1、G–3、G–4 和 G–6 的分子质量分别为 72059u、109931u、47433u 和 18743u 且纯度高；G–2 和 G–5 分子质量分别为 88219u 和 31869u，纯度较低。

黄少宏等考察了 9~12 月采集于新会地区中小岗、古井、崖南、会城、司前等五个镇的新会陈皮的多糖含量，结果显示新会陈皮的多糖含量在 23.52~40.95mg/g，且 10 和 11 月份含量较高。

郑国栋等采集了 25 批 11 个不同品种来源陈皮，采用醚醇除杂法提取其多糖并进行含量测定，研究结果表明，不同品种来源的陈皮中多糖含量在 2.329% ~ 4.322%，其差异较总黄酮小，其中道地药材广陈皮（尤以新会陈皮）的多糖含量较高，平均含量为 3.274%，结果如表 3 – 12 所示。

表 3 – 12　25 批 11 个不同品种来源陈皮多糖含量测定结果

编号	品种	采收地点	采收时间或储存年限	多糖含量（%）
S1	广陈皮（茶枝柑）	广东江门新会区梅江村	20 年	3.205
S2	广陈皮（茶枝柑）	广东江门新会区石涧村	20 年	3.144
S3	广陈皮（茶枝柑）	广东江门新会区天禄村	10 年	3.367
S4	广陈皮（茶枝柑）	广东江门新会区东甲村	10 年	4.322
S5	广陈皮（茶枝柑）	广东江门新会区东甲村	5 年	3.692
S6	广陈皮（茶枝柑）	广东江门新会区古井镇	10 年	4.009
S7	广陈皮（茶枝柑）	广东江门新会区古井镇	5 年	2.906
S8	广陈皮（茶枝柑）	广东江门新会区古井镇	2015.10.11	2.570
S9	广陈皮（茶枝柑）	广东江门新会区三江镇	2015.11.05	2.329
S10	广陈皮（茶枝柑）	广东江门新会区三江镇	2015.12.23	3.384
S11	广陈皮（茶枝柑）	广东惠州龙门县	2015.11.10	2.555
S12	广陈皮（茶枝柑）	广东肇庆怀集县	2015.11.26	3.799
S13	广东其他陈皮（砂糖橘）	广东肇庆怀集县	2015.11.26	3.376
S14	广西陈皮（温州蜜柑）	广西桂林临桂县	2013.10.03	2.840
S15	湖北陈皮（宜昌蜜橘）	湖北宜昌点军区	2015.10.11	3.566
S16	湖北陈皮（宜昌蜜橘）	湖北宜昌点军区	2015.12.11	3.186
S17	浙江陈皮（临海蜜橘）	浙江台州临海涌泉镇	2014.10.15	3.121
S18	江西陈皮（南丰蜜橘）	江西抚州南丰县	2015.10.10	3.723
S19	四川陈皮（成都蜜橘）	四川成都蒲江县	2015.10.15	2.572
S20	四川陈皮（大红袍）	四川成都蒲江县	2015.10.17	3.505
S21	湖南陈皮（石门柑橘）	湖南常德石门县	2014.11.30	2.346
S22	湖南陈皮（石门柑橘）	湖南常德石门县	2015.10.21	2.764
S23	湖南陈皮（石门柑橘）	湖南常德石门县	2015.11.30	2.715
S24	福建陈皮（芦柑）	福建泉州永春县	2015.12.07	2.843
S25	福建陈皮（福橘）	福建福清东张镇	2015.12.24	3.155

四、柠檬苦素类成分

柠檬苦素类化合物是楝烷型降四环三萜类物质，来自于植物的次生代谢产物，具有抗肿瘤、抗病毒、镇痛、抗炎、催眠等药理作用。它在陈皮中以苷元和糖苷两种形式存在，其中中性类柠檬苦素苷元水溶性差，且是陈皮苦味的主要原因，而酸性柠檬苦素类化合物刚好相反，可溶于水中，并且很少产生苦味。目前陈皮中含量较为丰富的柠檬苦素类化合物有柠檬苦素、Limonexic acid、诺米林、奥巴叩酮等。化合物名称及结构如下。

1. 柠檬苦素 limonin，分子式为 $C_{26}H_{30}O_8$，相对分子质量为470。结构式见图 3 – 42。

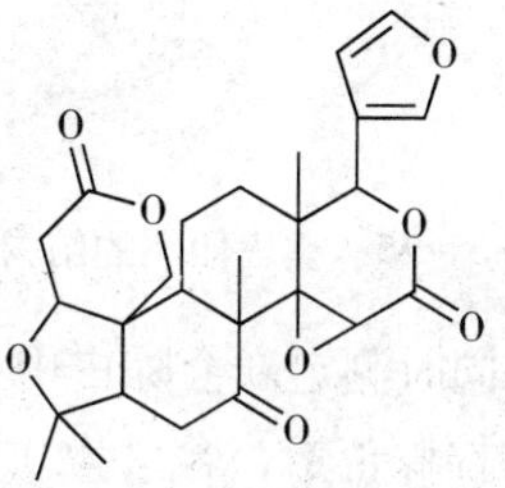

图 3 – 42　柠檬苦素的结构式

2. Limonexic acid，分子式为 $C_{26}H_{30}O_{10}$，相对分子质量为502。结构式见图 3 – 43。

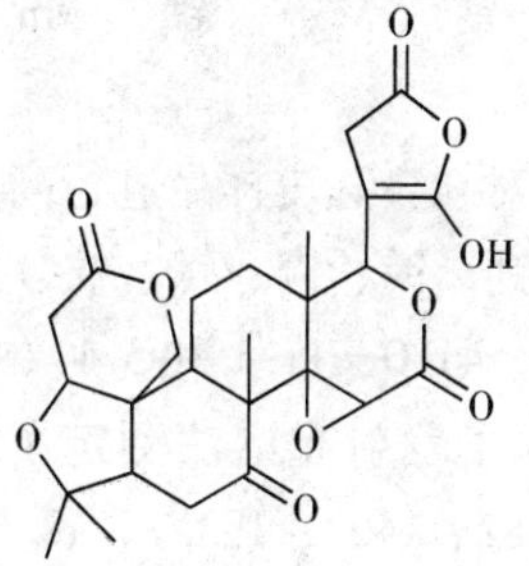

图 3 – 43　Limonexic acid 的结构式

3. 诺米林 nomilin，分子式为 $C_{28}H_{34}O_9$，相对分子质量为514。结构式见图 3 – 44。

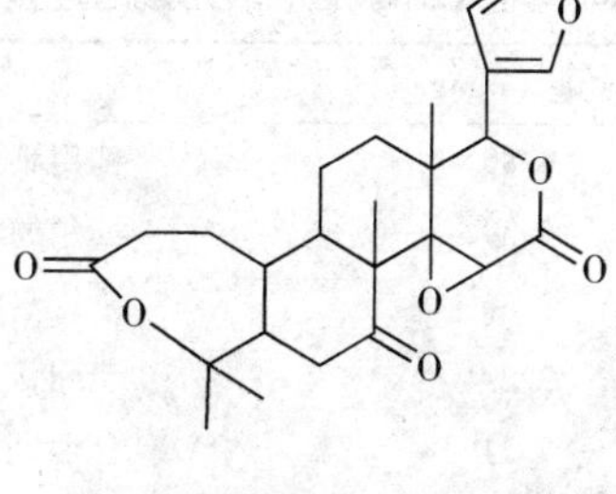

图 3 – 44　诺米林的结构式

4. 奥巴叩酮 limonoic acid，分子式为 $C_{26}H_{30}O_7$，相对分子质量为 454。结构式见图 3 - 45。

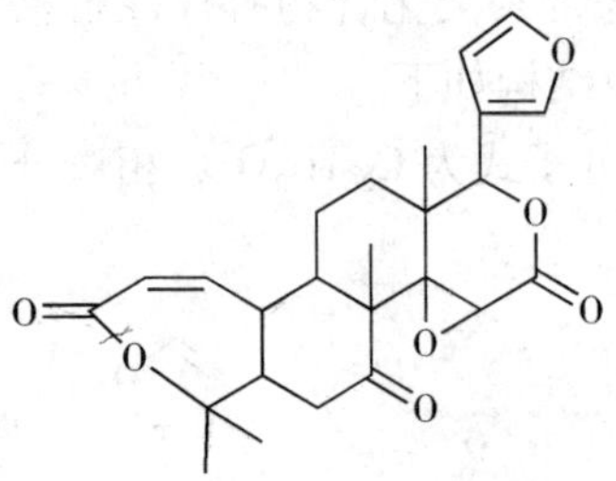

图 3 - 45　奥巴叩酮的结构式

杨秀娟等人建立 HPLC 法同时测定新会陈皮中柠檬苦素等 7 种化学成分，结果表明新会陈皮中含有少量的柠檬苦素，含量为 0.0993% ~ 0.1001%，该成分含量在新会陈皮中高于没食子酸，低于辛弗林。

五、其他成分

陈皮中还含有多种微量元素，主要有硒（Se）、锌（Zn）、铜（Cu）、钾（K）、钠（Na）、钙（Ca）、镁（Mg）、锰（Mn）、铁（Fe）、钛（Ti）、铬（Cr）、锶（Sr）、钼（Mo）等。

林广云等人应用不同温度对新会陈皮样品进行高温灰化处理，并用原子吸收分光光度法测定样品中钾、钠、钙、镁、铜、锌、铁、锶和锰的含量，分别为 12260、105.4、5307、706、3.8、10.3、41.0、11.1 和 5.1（$W/10^{-6}$）。唐睿等人采用湿法消解结合电感耦合等离子体原子发射光谱法测定了新会陈皮样品中钙、镁、铁、锌、铜和锰的含量，分别为 8682、1463、195.7、48.64、8.73 和 17.63（μg/g）。

硒元素在人体中起到重要作用，能影响中脑神经细胞的生长，有抗脂质过氧化自由基，改善免疫功能，防治克山病、鼻咽癌等作用。周件贵等人对 12 批不同产地来源陈皮中的硒元素进行含量测定，结果见表 3 - 13。

表 3 - 13　12 批不同产地来源陈皮中硒元素的含量测定结果（$n = 5$）

来源	含量（μg/g）	来源	含量（μg/g）
广东茂名	4.85	四川雅安	6.45
广东清远	5.39	四川德阳	3.54
广东新会	2.36	重庆涪陵	8.67
湖南邵阳	2.89	贵州贵阳	9.83
湖南怀化	4.21	江西九江	3.58
湖南益阳	2.56	江西萍乡	4.71

此外，据报道陈皮中还存在少量二糖，如麦芽糖等。麦芽糖：maltose，分子式为 $C_{12}H_{22}O_{11}$，相对分子质量为342。结构式见图3－46。

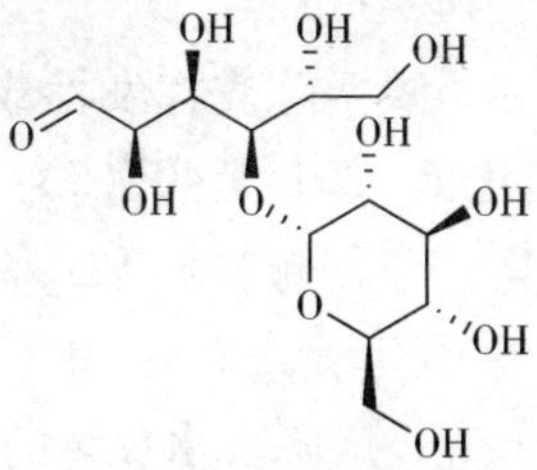

图3－46 麦芽糖的结构式

参考文献

［1］ 陈君，郭建生，王小娟，等．陈皮挥发油水煎液对新西兰家兔在体肠平滑肌的影响及体内血中移行成分的研究［J］．时珍国医国药，2012，23（6）：1425－1427.

［2］ 徐彭．陈皮水提物和陈皮挥发油的药理作用比较［J］．江西中医学院学报，1998，10（4）：172－173.

［3］ Boudries H, Loupassaki S, Ladjal Ettoumi Y. Chemical profile, antimicrobial and antioxidant activities of *Citrus reticulata* and *Citrus clementina*（L.）essential oils［J］. International Food Research Journal, 2017, 24（4）: 1782－1792.

［4］ 欧小群，王瑾，李鹏，等．广陈皮及其近缘品种挥发油成分的比较［J］．中成药.2015，37（2）：364－370.

［5］ 杨元丰，皮达，刘鑫，等.《中国药典》中四个品种来源的陈皮挥发油GC－MS分析比较［J］．井冈山大学学报（自然科学版），2018，39（6）：77－81.

［6］ 潘靖文.GC－MS分析不同采收期广陈皮中挥发油成分的变化［J］．中国医药指南，2011，9（21）：258－259.

［7］ 乐巍，邱蓉丽，季龙．不同采收期茶枝柑果皮中总挥发油、黄酮、生物碱及多糖含量分析［A］．全国第9届天然药物资源学术研讨会［C］.2010：521－522.

［8］ 陶弘景．名医别录［M］．尚志钧辑校．北京：人民卫生出版社，1986.

［9］ 王坚，陈鸿平，刘友平，等．不同贮藏年限新会陈皮挥发油成分动态变化规律研究［J］．时珍国医国药，2013，24（12）：2831－2834.

［10］ 丘芷柔，陈彤，贺丽苹，等.固相微萃取优化/GC－MS法分析不同年份陈皮的挥发性成分［J］．现代食品科技，2017，33（7）：238－244.

［11］ 胡继藤，赵志敏，唐铁鑫，等．不同贮藏年份新会陈皮中挥发性成分含量

变化 [J]. 中国实验方剂学杂志，2014，20（9）：62-65.

[12] 高婷婷，杨邵祥，刘玉平，等. 陈皮挥发性成分的提取与分析 [J]. 食品科学，2014，35（16）：114-119

[13] 魏永生，杨振，耿薇，等. 陕西陈皮挥发性成分的固相微萃取/气相色谱/质谱法分析 [J]. 应用化工，2011，40（3）：539-541.

[14] 刘发宝，曾建国，李文亮，等. 超临界 CO_2 萃取法和水蒸气蒸馏法提取陈皮挥发油的比较 [J]. 中南药学，2010，8（12）：883-886.

[15] 唐维，叶勇树，王国才，等. 广陈皮水提物的化学成分分析 [J]. 中国实验方剂学杂志，2015，21（4）：30-33.

[16] 钱士辉，陈廉. 陈皮中黄酮类成分的研究 [J]. 中药材，1998，21（6）：301-302.

[17] 孙印石，刘政波，王建华，等. 高速逆流色谱分离制备陈皮中的黄酮类化合物 [J]. 色谱，2009，27（2）：244-247.

[18] 郑国栋，江林，杨得坡，等. HPLC 法同时测定不同产地广陈皮中 5 种活性黄酮成分 [J]. 中草药，2010，41（4）：652-655.

[19] 童超英，彭密军，施树云. 在线提取-高效液相色谱-二极管阵列检测-四级杆飞行时间质谱法快速鉴定陈皮中黄酮类化合物 [J]. 色谱，2018，36（3）：278-284.

[20] 杨洁. 陈皮化学成分的研究 [D]. 长春：吉林大学，2013.

[21] Li Shiming，Lo Chih-Yu，Ho Chi-ting. Hydroxylated Polymethoxyflavones and Methylated Flavonoids in Sweet Orange (*Citrus sinensis*) Peel [J]. J Agric Food Chem，2006，54（12）：4176-4185.

[22] Jie Chen，Antonio M Montanari. Two New polymethoxylated flavones，a class of compounds with potential anticancer activity，isolates from cold pressed dancy tangerine peel oil solids [J]. J Agric Food Chem，1997，45：364-368.

[23] 郑国栋，蒋林，杨雪，等. 不同贮藏年限广陈皮黄酮类成分的变化规律研究 [J]. 中成药，2010，32（6）：977-980.

[24] 钟永翠，巩珺，徐家能，等. 基于 3 种黄酮类化合物含量比值鉴别广陈皮道地性 [J]. 药物分析杂志，2017，37（1）：20-29.

[25] 郑国栋，杨宜婷，李晓伟，等. 不同品种来源陈皮中多甲氧基黄酮的测定 [J]. 中成药，2017，39（3）：565-569.

[26] 丁春光，孙素琴，周群，等. 应用 HPLC-DAD 及 HPLC-HRMS 技术研究不同贮存年限陈皮的指纹图谱 [J]. 中国新药杂志，2008，17（11）：927.

[27] 易仑朝，谢培山，梁逸曾，等. GC/MS 和 HPLC 对陈皮"陈久者良"的验

证［J］．中国药学杂志，2005，40（21）：1610.

［28］曹臣，袁梦石，黄开颜．"陈皮须用隔年陈"之探讨［J］．中医药导报，2006，12（6）：92.

［29］林林，林子夏，莫云燕，等．不同年份新会陈皮总黄酮及橙皮苷含量动态分析［J］．时珍国医国药，2008，19（6）：1432.

［30］韦正，陈鸿平，杨丽，等．不同贮藏年限广陈皮中辛弗林及总黄酮含量变化规律研究［J］．辽宁中医杂志，2013，40（5）：982-985.

［31］周欣，孙素琴，黄庆华．陈皮储存年限的分析与鉴定［J］．光谱学与光谱分析，2008，28（1）：72-74.

［32］黄爱东，刘文粢，王玫馨，等．广陈皮中辛弗林和 N-甲基酪胺的含量测定［J］．中药材，1994，17（9）：31-32.

［33］张鑫，刘素娟，王智磊，等．模拟加速实验研究陈皮主要药效物质动态变化规律［J］．成都中医药大学学报，2016，39（3）：8-12.

［34］杨跃辉，姜清华，丁平田．植物中多糖分析方法的研究进展［J］．中草药，2011，42（6）：1239.

［35］高小荣，刘培勋．多糖构效关系研究进展［J］．中草药，2004，35（2）：229.

［36］廖素媚．陈皮多糖的分离纯化、结构表征及其清除自由基活性研究［D］．广州：广东药学院，2009.

［37］陈思．茶枝柑皮多糖提取、分离纯化、结构及抗氧化活性研究［D］．广州：广东药学院，2011.

［38］甘伟发．茶枝柑皮提取物中多糖成分的分离纯化及抗氧化活性研究［D］．广州：广东药学院，2013.

［39］黄少宏，梁惠明，彭敏，等．新会陈皮含量测定研究［J］．食品与药品，2016，18（3）：195-198.

［40］Maier VP, Bennett RD. Limonin and other limonoids. In：Maier V Peds［J］．Citrus Science and technology, 1977, 1：355-396.

［41］李敬芳．陈皮中柠檬苦素的响应面提取及其抗炎作用研究［J］．食品工业，2015，36（5）：163-165.

［42］林广云，陈红英，蔡葵花，等．火焰原子吸收分光光度法测定陈皮中微量元素［J］．中国卫生检验杂志，2002，12（3）：270-271.

［43］唐睿，黄庆华，严志红．湿法消解结合电感耦合等离子体原子发射光谱法测定陈皮中微量元素的含量［J］．广东药学院学报，2006，22（1）：47-50.

［44］周件贵，辛国爱．陈皮中微量元素硒的含量测定［J］．广东药学，2003，

13（1）：7－8.

[45] 罗琥捷，杨宜婷，李晓伟，等. 11 个品种来源陈皮中多甲氧基黄酮的测定 [J]. 中成药，2017，39（3）：565－569.

[46] 杨秀娟，巢颖欣，蔡轶，等. 新会陈皮化学成分的综合分析测定研究 [J]. 中国医院药学杂志，2019，39（4）：348－352.

[47] 郑国栋，罗美霞，罗琥捷，等. 不同品种来源陈皮总黄酮和多糖含量测定及分析比较研究 [J]. 中南药学，2018，16（5）：679－683.

第四章　新会陈皮的药理作用研究

新会陈皮因其主产于广东江门新会区而得名，其来源为芸香科植物茶枝柑 *Citrus reticulata* 'Chachi' 的干燥果皮，作为传统药材陈皮的重要来源之一收载于《中国药典》，有理气健脾、燥湿化痰等卓著药效。陈皮的众多来源中广东出产的陈皮为历代医家推崇，习称"广陈皮"，而广陈皮之中尤以新会产陈皮为最佳，习称"新会陈皮"，为陈皮的道地药材，已广泛用于药品和食品中。现代药理对新会陈皮多年份、多产地、多部位等提取物及所含的挥发油、黄酮、生物碱、多糖等多类成分进行了药理活性研究，新会陈皮黄酮类成分的药理研究中又以橙皮苷、川陈皮素、橘皮素及多种多甲氧基黄酮等成分的药理研究报道为多。药理综合研究表明，新会陈皮有抗氧化、抗肿瘤、抗炎、祛痰、平喘、促消化、降脂、保肝、心肌保护等多种药理作用，现介绍如下。

第一节　抗氧化作用

现代药理研究表明，新会陈皮中所含的挥发油、多糖、多酚、黄酮等多类成分都有很好的抗氧化作用。

一、新会陈皮挥发油的抗氧化作用

崔佳韵等对 2016、2014、2013、2011、2006 年 5 种不同年份新会陈皮挥发油的抗氧化活性进行了评价，利用 1,1 - 二苯基 - 2 - 三硝基苯肼（DPPH）自由基清除实验、2,2 - 联氮 - 二（3 - 乙基 - 苯并噻唑 - 6 - 磺酸）二铵盐（ABTS）自由基清除实验、羟基自由基清除实验和总还原能力测定实验综合评价不同年份的新会陈皮挥发油的抗氧化能力。结果显示，不同年份的新会陈皮挥发油均表现出 DPPH、ABTS、羟基自由基清除能力和还原能力，且抗氧化效果与挥发油的体积分数呈量效关系。并以 2014 年份的样品具有最好的 DPPH 和 ABTS 自由基清除能力；2016 年份的样品具有最好的羟基自由基清除能力和总还原能力（图 4 - 1）。

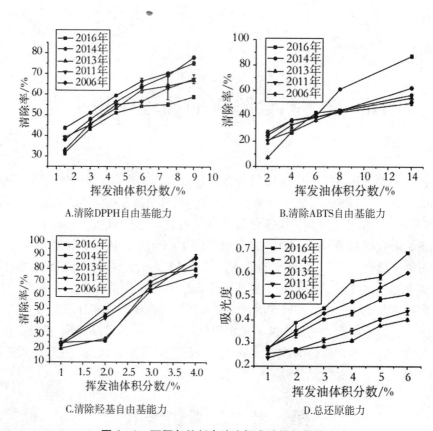

图4-1　不同年份新会陈皮挥发油抗氧化能力

　　高蓓对不同贮藏年份的新会陈皮挥发油抗氧化活性进行了研究，结果认为不同贮藏年份新会陈皮挥发油抗氧化活性变化较大。DPPH 自由基清除能力的强弱顺序是：新会陈皮（2008）>新会陈皮（2001）>新会陈皮（1998）>新会陈皮（2004）>新会陈皮（1994），新会陈皮（2008）的 DPPH 自由基清除能力比其他年份显著增强（$P < 0.05$）。总抗氧化能力方面，新会陈皮（1994）的 FRAP 值最高，为 26.89μmol TE/g，而新会陈皮（2008）值最低，为 11.36mol TE/g；总抗氧化能力由大到小依次为：新会陈皮（1994）>新会陈皮（1998）>新会陈皮（2001）>新会陈皮（2004）>新会陈皮（2008），可以看出，随着贮藏时间的增加，新会陈皮挥发油的总抗氧化能力是逐渐增强的，可能与 α-蒎烯、β-蒎烯的含量增加有关。ABTS 自由基清除能力由大到小顺序依次为：新会陈皮（2001）>新会陈皮（1998）>新会陈皮（2004）>新会陈皮（2008）>新会陈皮（1994）。随着贮藏时间的增加，广陈皮挥发油的 ABTS 自由基清除能力先增强后减弱。新会陈皮（2001）的 ABTS 值最高，为 26.48μmol TE/g。

二、新会陈皮多糖的抗氧化作用

莫云燕等研究了新会陈皮多糖体外抗氧化作用，结果显示新会陈皮多糖在体外能明显清除羟自由基、DPPH 自由基和还原 Fe^{3+}，并且体外抗氧化作用均随其浓度的增大而增大，认为新会陈皮多糖具有明显的体外抗氧化作用。

张小英等探讨了新会陈皮多糖对 H_2O_2 诱导的大鼠嗜铬瘤细胞株（PC12）细胞氧化损伤的保护作用，结果发现 100 μmol/L H_2O_2 诱导 PC12 细胞 4 小时，细胞呈现明显损伤形态，细胞内 MDA 含量升高，SOD 和 GSH - Px 活性降低。新会陈皮多糖可明显改善 PC12 细胞损伤，显著降低细胞 MDA 含量，极显著提高 SOD 和 GSH - Px 活性。认为新会陈皮多糖对 H_2O_2 诱导 PC12 细胞损伤具有明显的保护作用，其作用机制可能与提高 PC12 细胞的抗氧化酶活性有关。

甘伟发等研究新会陈皮提取物中不同乙醇体积分数沉淀的多糖分子质量分布及其对 PC12 细胞氧化损伤的保护作用，结果发现新会陈皮粗多糖和透析处理后的多糖都具有一定的抗氧化活性，但脱色和脱蛋白处理后的多糖基本失去抗氧化活性。认为新会陈皮提取物中多糖的分子质量分布对抗氧化活性有一定影响；多糖的分子组成（例如含有色素和蛋白质）与抗氧化活性存在密切关系。在陈思的研究中也表明新会陈皮粗多糖（CCP）对过氧化氢损伤的 U251 人胶质瘤细胞有保护作用，在试验浓度 2.500 ~ 0.078mg/mL 范围内呈剂量依赖关系；CCP 脱蛋白后的多糖则未表现出抗氧化活性。

三、新会陈皮多酚的抗氧化作用

盛钊君等研究并比较了新会柑胎仔、1 年青皮、5 年陈皮及 10 年陈皮 4 种新会柑产品的功能成分及生理功效的差异。以没食子酸为标准品，采用福林酚比色法测定 4 种样品中的多酚总含量；以维生素 C（Vc）为阳性对照品，采用分光光度计法评估 4 种样品清除 DPPH 和 ABTS 自由基的能力（图 4 - 2）。结果发现 4 种乙醇提取物的新会陈皮多酚含量从高到低依次是柑胎仔（164μg/mg）、10 年陈皮（98μg/mg）、1 年青皮（66μg/mg）、5 年陈皮（58μg/mg）；4 种样品清除 DPPH 自由基的能力从强到弱依次是柑胎仔（IC_{50} = 91μg/mL）、10 年陈皮（IC_{50} = 234μg/mL）、5 年陈皮（IC_{50} = 384μg/mL）、1 年青皮（IC_{50} = 473μg/mL）；清除 ABTS 自由基的能力从强到弱依次是柑胎仔（IC_{50} = 18μg/mL）、1 年青皮（IC_{50} = 53μg/mL）、10 年陈皮（IC_{50} = 56μg/mL）、5 年陈皮（IC_{50} = 90μg/mL）。认为新会柑胎仔的多酚含量与体外抗氧化活性均远远高于其他 3 种样品，抗氧化活性结果与多酚含量呈正相关。新会柑胎仔在功能食品的研究和开发中具有较大的应用潜力。

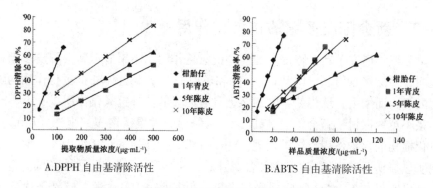

图4-2　四种新会陈皮样品体外自由基清除活性

四、新会陈皮黄酮的抗氧化作用

高蓓对比分析不同贮藏年份、不同采收期的广陈皮和不同品种柑橘皮中黄酮类化合物组分和含量差异及其抗氧化活性差异，并研究6种黄酮单体的抗氧化活性，黄酮单体两两组合及有机酸、氨基酸分别与广陈皮黄酮模拟体系之间的抗氧化协同作用，为"陈久者良"和"道地性"提供理论支持。结果表明，广陈皮抗氧化能力随贮藏时间增加总体呈下降趋势，不同贮藏年份广陈皮的总黄酮含量与DPPH自由基清除能力和ABTS自由基清除能力呈正相关，而与铁离子还原/抗氧化能力法（FRAP）铁还原能力相关性不明显。不同采收期广陈皮抗氧化能力为：青皮＞微红皮＞大红皮；不同采收期广陈皮的总黄酮含量与DPPH自由基清除能力、ABTS自由基清除能力和FRAP铁还原能力呈正相关性。不同品种柑橘皮抗氧化能力存在一定的差异，南丰橘的抗氧化能力最强。对不同品种柑橘皮来说，其总黄酮含量和DPPH自由基清除能力、ABTS自由基清除能力和FRAP铁还原能力之间的相关性都不强，其中，总黄酮含量和DPPH自由基清除能力之间的相关系数最大，为0.5044。同时，采用ABTS法和FRAP法测定广陈皮中6种黄酮化合物单体的抗氧化活性，分析了单体化合物两两之间、5种有机酸和20种氨基酸分别与广陈皮黄酮模拟体系之间的抗氧化协同效应。结果表明，6种黄酮类化合物中，橙皮苷的抗氧化活性最强，其次是5-羟基-6,7,8,3',4'-五甲氧基黄酮。单体化合物两两组合时，ABTS值除4',5,7,8-四甲氧基黄酮和5-羟基-6,7,8,3',4'-五甲氧基黄酮两两混合表现为协同效应外，其他4种单体化合物均表现为拮抗效应，当川陈皮素与其他化合物混合时拮抗效应较理论值显著增强（$P < 0.05$）；FRAP值各单体均表现出显著的协同效应（$P < 0.05$），其中橙皮苷的协同效应最强。各有机酸和氨基酸在广陈皮黄酮类化合物模拟体系中主要表现为拮抗效应，仅组氨酸和精氨酸显示出协同效应。

黄庆华课题组对新会陈皮提取物进行了体外抗氧化实验和动物实验，发现提取物对 D – 半乳糖致衰老模型小鼠有显著效应，能使血、肝和脑的丙二醛（MDA）含量降低，使脑组织、血浆、肝组织超氧化歧化酶（SOD）活力提高，使血液中的谷胱甘肽过氧化物酶（GSH – Px）活力提高。

李娆玲应用中药血清药物化学研究的思路，对灌胃新会陈皮大鼠血清中提取物的原型成分进行分离及鉴定；从提取物中分离提纯出 6 个多甲氧基黄酮类化学成分，其中 4 个成分被检出为入血的原型成分，并构建了细胞的氧化应激损伤模型，对 6 个多甲氧基黄酮类成分和提取物进行了抗氧化活性的细胞筛选试验。实验结果表明，H_2O_2 诱导 PC12 细胞后与正常对照组比较，MDA 含量升高，GSH – Px 和 SOD 活性降低，证明已成功构建 PC12 细胞体外氧化应激模型。而受试成分处理组对 SOD 和 GSH – Px 活性降低具有抑制作用，并使 MDA 含量降低。入血成分对细胞的这种保护作用较未入血的成分明显。推测新会陈皮提取物中的多甲氧基黄酮类成分，可能通过提高 SOD 和 GSH – Px 活性和降低 MDA 含量，减少氧化应激对神经细胞的损伤，从而发挥抗氧化作用。

另有报道对新会陈皮所含成分川陈皮素的抗氧化作用进行研究，认为其作用主要是通过干扰 NF – κB DNA 结合活性因子及抑制活性氧的产生，而起到抗氧化效应。同样地，川陈皮素能够抑制有机自由基和羟自由基的产生，抑制由 LPS 激活的 RAW 264.7 细胞中 NF – κB 的 DNA 结合活性因子和活性氧的繁殖，从而影响由 LPS 诱导的细胞内的活性氧的产生，并呈现量效关系。

第二节　抗肿瘤作用

现代药理研究表明，新会陈皮提取物及所含成分川陈皮素、橙皮素等在体内外对乳腺癌、肝癌、肺癌、胃癌、卵巢癌、前列腺癌、黑色素瘤等肿瘤具有较好的抑制作用。

一、促凋亡作用

有学者针对新会陈皮所含成分川陈皮素在体外抑制肝癌细胞增殖、促进凋亡及其作用机制进行了研究和探讨，并以小鼠移植性肝癌 H22 实体瘤为模型，初步观察了川陈皮素对体内肝癌细胞增殖及对肿瘤组织细胞形态学的影响。在此基础上，探讨了川陈皮素抑制肝癌生长的机制。由 MTT 法及生长曲线结果表明，川陈皮素体外有明显的抑制肿瘤细胞生长的作用，并随着药物浓度增加，其抑制增殖作用亦增强。

细胞凋亡又称程序性细胞死亡（programmed cell death，PCD）。细胞凋亡是在基因严格调控下发生的一种生理性细胞自主性死亡过程，也是生物体中一种普遍存在的新老交替现象，与胚胎形成、衰老、损伤细胞的清除、自身反应性 T 淋巴细胞清除，以肿瘤的发生、发展和转归密切相关。细胞凋亡途径包括死亡受体途径、线粒体－细胞色素 C 途径等。线粒体是执行凋亡的重要部位，Bcl－2（B －细胞淋巴瘤/白血病－2）基因家族在线粒体－细胞色素 C 凋亡途径中起重要作用。人 Bcl－2 基因的家族成员包括 Bcl－2、Bcl－xl、Bax、Bad、Bak、Bag－1、Mcl－1 等。Bax 蛋白缺失在肿瘤的发生中起重要作用，研究显示在多种肿瘤中存在 Bax 基因的低表达。Bax 蛋白的过度表达具有促进肝癌细胞凋亡的作用，而肝癌组织存在 Bax 蛋白表达的下调，Bax 蛋白表达的下调及由此所致细胞凋亡调控失衡在肝癌的发生和发展过程中可能起重要作用。前凋亡蛋白中比较重要的是 Bax，可以形成 Bax－Bax 蛋白二聚体诱导细胞凋亡；抗凋亡蛋白 Bcl－2 是一种膜结合蛋白，在细胞中主要定位于线粒体外膜、内质网膜和核周膜。Bcl－2、Bcl－xs、Bax 可以和 Bax、Bcl－xl、Bad 形成两个凋亡调节系统：Bcl－2、Bcl－xl 分别与 Bax 形成异源二聚体抑制凋亡，Bcl－xs、Bad 分别与 Bcl－2、Bcl－xl 结合置换 Bax，使 Bax 游离形成同源二聚体，启动凋亡。因此，Bcl－2/Bax、Bcl－xl/Bax 的比例决定细胞是否启动凋亡。

通过流式细胞术，检测川陈皮素对肝癌 SMMC－7721 细胞中 Bcl－2 和 Bax 蛋白水平的影响。结果表明，Bcl－2 家族的成员也参与川陈皮素诱导 SMMC－7721 细胞的凋亡。实验中川陈皮素上调了 Bax 的表达，下调了 Bcl－2 的表达，促进细胞色素 C 的释放，从而导致了 caspase－3 的激活。另外 caspase－3 可剪切 Bcl－2/Bax 或 Bcl－xl/ Bax 异二聚体，使 Bcl－2 和 Bcl－xl 具有与 Bax 相近的促凋亡作用。实验中也检测到了 Bcl－2 蛋白表达的轻度下降，可能这是促进 Bax 表达的另外一个原因，再经过细胞色素 C、caspase－9 和 caspase－3 完成了一个正反馈调控圈。因此，推测川陈皮素诱导细胞凋亡过程中，caspase－3 持续激活是导致凋亡的主要因素，并且是由 caspase 和 Bcl－2 家族成员共同调控凋亡的进程。

凋亡细胞常常以亚二倍体形式出现，该亚二倍体细胞群被称为亚 G_1 期（sub－G_1）细胞，它的出现被认为是细胞凋亡的重要标志，这是细胞凋亡的 DNA 断裂生成的小 DNA 片段从细胞内释放的结果。可通过凋亡峰面积检测凋亡细胞在整个细胞群中的比例，即凋亡率。运用流式细胞术检测到亚二倍体凋亡峰，提示川陈皮素可以诱导 SMMC－7721 肝癌细胞凋亡，并且这种凋亡效应呈浓度依赖性增大。

赵妍妍进行的体内外实验观察不同剂量的川陈皮素对人肝癌 SMMC－7721 细胞和鼠肝癌 H22 细胞增殖及生物学性状的影响。结果显示川陈皮素为 2~128mg/L 时，对人肝癌细胞 SMMC－7721 的 48 小时抑制率为 3%~80%，作用 48 小时

时的 IC_{50} 为 26.2mg/L；生长曲线提示川陈皮素对 SMMC – 7721 细胞的抑制作用呈明显时效和量效关系。集落形成抑制实验结果表明，药物浓度在 10 ~ 40mg/L 对 SMMC – 7721 细胞集落形成抑制率为 57% ~ 97%；20mg/L 药物作用 48h，Giemsa 染色后在光镜下可见多数细胞出现形态改变，胞体变小，胞质中颗粒增多并可见细胞膜出泡，或呈拉丝状，核质比增大，核变形、皱缩，大部分死细胞很快崩解、坏死，出现典型的凋亡特征。Hoechet 33258 染色后细胞核出现固缩，染色质不均一或边集呈致密强荧光，产生凋亡小体等明显的凋亡形态学变化。免疫组化方法检测到 caspase – 3 蛋白表达随着作用药物剂量的增加而显著增加。流式细胞仪检测到 G_2/M 期细胞增多，S 期细胞明显减少，细胞周期阻滞于 G_2/M 期。随着剂量的增加凋亡率明显增高，检测各剂量组凋亡峰，40mg/L 组可见到明显的 Sub – G_1 凋亡峰；经药物处理后，胞浆 Bax 蛋白的表达上调，20mg/L、40mg/L 组与阴性对照组相比有显著性差异，Bcl – 2 蛋白的表达无明显改变，Bcl – 2/Bax 值降低。体内实验表明，川陈皮素剂量为 500mg/kg，口服灌胃给药 10 天，对小鼠移植性肿瘤 H22 有一定的抑制作用，抑制率为 48.35%，与阴性对照组相比有显著性差异（$P < 0.01$），并呈剂量依赖性，且对小鼠免疫系统无明显抑制作用；免疫组化结果表明，川陈皮素可以通过下调 COX – 2 蛋白表达，同时增加 Bax、caspase – 3 蛋白表达，降低 Bcl – 2 蛋白表达，从而诱导肝癌细胞凋亡，抑制其增殖。认为川陈皮素对人肝癌细胞 SMMC – 7721 具有明显体外抗增殖作用，对小鼠移植性肿瘤 H22 亦有一定的抑制作用。

新会陈皮具有丰富的多甲氧基黄酮类成分，其抗肿瘤作用受到国内外学者的普遍关注。李兰英等研究陈皮多甲氧基黄酮类成分（CM）对 H22 肝癌荷瘤小鼠肿瘤细胞凋亡的影响，结果在多甲氧基黄酮类成分对荷瘤小鼠肿瘤细胞周期的分析研究中看到，CM 5.0、10.0mg/kg 能诱导肿瘤细胞凋亡，DNA 电泳可见典型的凋亡特征。在细胞凋亡过程中，由于限制性内切酶的作用，凋亡细胞内的碱基对被降解成 200bp 左右的碎片从细胞漏出，使细胞内 DNA 减少。在 DNA 电泳中出现梯形条带，在细胞周期分析中表现 G_0/G_1 期峰前的亚 G_1 峰，还可以抑制 H22 肝癌小鼠肿瘤细胞的生长，诱导肿瘤细胞的凋亡。

新会陈皮所含橙皮苷和橙皮素对多个肿瘤细胞系细胞的凋亡有诱导或增强作用，可减少肿瘤细胞的增殖。橙皮苷或橙皮素与多种肿瘤细胞体外共培养，可诱导或增加这些细胞的凋亡小体、磷脂酰丝氨酸的外化性表达、核固缩、DNA 片段化等凋亡现象，这些细胞有 MCF – 7 人乳腺癌细胞、MSTO – 211H 恶性胸膜间皮瘤细胞、Ramos Burkitt's 淋巴瘤细胞、HL – 60 白血病细胞、SNIU – 668 人胃癌细胞、SNU – C4 人结肠癌细胞和 HT – 29 人结肠腺癌细胞。

橙皮苷和橙皮素可增加含半胱氨酸的天冬氨酸蛋白水解酶（caspase – 3）的

产量，增强其裂解活性。活化的 caspase – 3 剪切多聚 ADP 核糖聚合酶（poly ADP – ribose polymerase，PARP），导致 PARP 中与 DNA 结合的两个锌指结构与羧基端的催化区域分离，不能发挥正常功能，结果使受 PARP 负调控影响的 Ca^{2+}/Mg^{2+} 依赖性核酸内切酶的活性增高，裂解核小体间的 DNA，引起细胞凋亡。caspase – 3 还可以剪切 PKCδ 等蛋白激酶，形成活性形式的蛋白激酶 C，引起细胞凋亡。正常情况下，细胞浆中的 caspase – 3 是以无活性的 caspase – 3 酶原（Procaspase – 3）形式存在；橙皮苷在活化 SNU – C4 人结肠癌细胞 caspase – 3 的同时，伴随 Procaspase – 3 表达的减少，合理的解释是橙皮苷可能增加了胞浆中已有的 Procaspase – 3 的转化，生成了更多的 caspase – 3。橙皮苷对 MSTO – 211H、MCF – 7 肿瘤细胞作用的研究结果也支持其增加 caspase – 3 表达和活化，直接的证据是下游作用物 PARP 裂解产物的增加。

Caspase 介导的凋亡是一个复杂的级联反应，其中 caspase – 3 是凋亡的"执行者"，需要上游信号的活化，在该级联反应链中，caspase – 9 是重要的活化诱导者。橙皮素增加 MCF – 7 肿瘤细胞 caspase – 9 的活化，预先用 caspase – 3 特异性阻断剂 Z – LEHD – fmk 处理，橙皮素的诱导凋亡作用显著减弱，提示橙皮素的作用"源头"可能是对上游信号的抑制。凋亡信号调节激酶（apoptosis signaling regulation kinase 1，ASK1）是调节细胞凋亡过程的一个重要分子，活化后激活 c – Jun 氨基末端激酶（c – Jun N – terminal kinase，JNK）通路，通过磷酸化 c – Jun 和激活转录因子 – 2（activating transcription factor 2，ATF – 2），激活蛋白 – 1（activator protein 1，AP – 1）、自杀相关因子配体（factor associated suicide ligand，FASL）的启动子，增强 FasL 表达，促进细胞凋亡；还可以通过磷酸化 B – 细胞淋巴瘤因子 – 2（B – cell lymphoma factor，Bcl – 2）和 B – 细胞淋巴瘤因子相关 X 蛋白配体（Bcl – Associated X protein ligand，Bcl – xL），促进线粒体释放细胞色素 C，从而激活 caspase 级联反应，导致细胞凋亡。研究发现，橙皮素通过活化 ASK1/JNK 信号通路，诱导 MCF – 7 肿瘤细胞的凋亡。过氧化物酶体增殖物激活受体（peroxisome prol iferater – activatedreceptor，PPAR）是一类由配体激活的核转录因子，其中的 PPAR – γ 是介导肿瘤细胞凋亡的另外一条重要的信号通路。激活的 PPAR – γ 通过抑癌基因 p21 或 p27、原癌基因、环氧化酶 2 和基质金属蛋白酶 9 等下游目的基因，诱导肿瘤细胞的凋亡，抑制肿瘤细胞生长和血管形成。对人 pre – B NALM – 6 细胞的研究发现，橙皮苷诱导 PPAR – γ 的表达和活化，增加 p53 的集聚；预先用 PPAR – γ 拮抗剂处理细胞后，能部分拮抗橙皮苷的诱导凋亡作用，这不仅肯定了橙皮苷通过 PPAR – γ 活化，产生诱导凋亡作用，也提示橙皮苷的诱导凋亡作用还有其他的参与机制。Bcl – 2 是重要的抗凋亡分子，而 Bax 是体内分布最广泛的促凋亡蛋白，Bax/Bcl – 2 比值升高可通过调节 caspase – 3 的表达促进细胞凋亡。传统研究将 Bax 和 Bcl - 2 作为线粒体凋亡途径的组成部分，且为线粒体凋亡途径的执行信号和天冬氨酸特异性 caspase 的上游信号分子。橙皮苷通过 Bax 依赖的线粒体途径，诱导人结肠腺癌 HT - 29 细胞的凋亡。此外，也发现橙皮苷增加 SNU - 668 细胞 Bax 蛋白的表达和减少 Bcl - 2 mRNA 的表达。

郑亚琴等研究显示，川陈皮素可选择性地影响人浆液性上皮性卵巢癌细胞（HO8910）的活力，当川陈皮素浓度为 $80\mu g /mL$ 时，诱导的 HO8910 细胞凋亡率上升，作用 24 小时细胞核发生明显聚集；川陈皮素以浓度依赖方式使细胞线粒体膜电位下降；川陈皮素上调了促凋亡蛋白 Bad、pro - caspase 9 和 pro - caspase 3 的表达，下调了抗凋亡蛋白 Bcl - xl、Akt 和 p - Akt 的表达。认为川陈皮素可通过线粒体途径抑制 PI3K/Akt 信号通路激活，诱导 HO8910 细胞凋亡。

郑国栋等研究证实了新会陈皮中的川陈皮素可显著抑制鼻咽癌 C666 - 1 细胞的增殖和诱导细胞的凋亡，且川陈皮素以剂量依赖的方式抑制 DNA 修复酶 PARP - 2 的表达，上调了 PARP - 2 下游 SIRT1 的表达，同时 AMPK 的磷酸化（p - AMPK）也被上调，故认为川陈皮素可能通过 PARP - 2 / SIRT1 / AMPK 信号通路诱导鼻咽癌 C666 - 1 细胞凋亡。

二、细胞周期阻滞作用

生理状态下细胞的循环周期是通过一系列细胞内的生化事件，完成生长、分裂和增殖的过程。在真核细胞周期的推进中存在一些关键过渡点，当其受到外界压力时会限制细胞周期转变，被称为细胞周期检测点（cell cycle checkpoints）。细胞周期检测点主要有 G_1 期检测点、S 期检测点、G_2 期检测点和 M 期检测点，作为保护机制在真核生物生命活动中起着十分重要的作用。当检测点异常时，细胞就可能发生恶性转化为肿瘤，在此过程中，除癌基因、抑癌基因的正负调控外，细胞周期调控异常与细胞癌变密切相关。

据文献报道，川陈皮素对细胞周期调控主要是使细胞停滞在 G_2/M 期，随着川陈皮素浓度的增加，G_2/M 期细胞增加，而 S 期细胞减少。这与川陈皮素可抑制 HEPG2、MH1C1 细胞的生长，使细胞生长周期停滞在 G_2/M 期相一致，表现为 G_2/M 期阻滞使细胞无法进入下一增殖周期，最终抑制了 SMMC - 7721 肝癌细胞生长和增殖。

三、提高免疫作用

新会陈皮中多甲氧基黄酮类成分具有广泛的抗炎、抗肿瘤活性，它在抑制肿瘤细胞增殖、浸润和转移的同时，具有抗癌谱广并有预防癌症发生和增强机体免疫力的作用。近年来，引起了国内外学者的普遍关注。Yoshimizu N 等研究表明，多甲氧基黄酮类成分可以诱导小鼠髓性白血病细胞的分化，增强吞噬细胞对白血病细胞的吞噬活性，抑制 HL-60 细胞的生长。李兰英等研究表明，多甲氧基黄酮类成分可以提高小鼠单核-巨噬细胞的吞噬能力，从而对荷瘤小鼠的非特异性免疫功能有一定增强作用。单核-巨噬细胞系统是机体保持内环境稳定的一个重要系统，广泛参与机体的免疫应答、免疫效应和免疫调节。同时，巨噬细胞的吞噬功能也是衡量机体细胞免疫水平的一个重要标志，是机体细胞免疫清除突变细胞、抑瘤抗瘤的重要因素。

血清溶血素反映机体的抗体水平，是机体重要的体液免疫功能指标。在对荷瘤小鼠血清抗体溶血素影响的试验中，李兰英等研究表明多甲氧基黄酮类成分可提高荷瘤小鼠的体液免疫功能。

淋巴细胞在机体肿瘤的发生、发展、转归中起着重要的作用，它介导机体的细胞免疫功能，在免疫应答全过程中起着重要的调节、效应作用。淋巴细胞的母细胞化是淋巴细胞激活的一个重要特征。通过 PHA 诱导淋巴细胞的转化试验得知，多甲氧基黄酮类成分可以提高荷瘤小鼠 PHA 诱导淋巴细胞的转化率，对小鼠的细胞免疫功能有一定促进作用。

IL-2 是 T 淋巴细胞从 G_1 期转至 S 期过程中的关键因子，也是 T 淋巴细胞增殖分化至关重要的因子，它对淋巴细胞、NK 细胞、巨噬细胞的活化、分化、增殖具有重要作用。新会陈皮多甲氧基黄酮类成分能提高荷瘤小鼠 IL-2 的生成，进一步提高荷瘤小鼠的细胞免疫功能。TNF-α 是一类直接造成肿瘤细胞死亡的因子，可以杀死或者抑制肿瘤细胞的生长。新会陈皮多甲氧基黄酮类成分可提高荷瘤小鼠的 TNF-α 含量，抑制机体肿瘤细胞的生长。新会陈皮多甲氧基黄酮类成分可通过刺激机体的非特异性及特异性免疫应答，提高机体的免疫功能。

四、对微管蛋白的作用

微管是存在于所有真核细胞中由微管蛋白（tubulin）组装成的长管状细胞器结构，通过其亚单位的组装和去组装能改变其长度，对低温、高压和秋水仙素敏感，是细胞骨架的主要结构成分之一。

微管蛋白在正常的生理条件下处于聚合-解聚动态平衡中，从而在细胞形态结构、细胞分裂和运动中起着重要作用。在体外条件下通过对温度的控制，模拟微管蛋白的正常聚合-解聚平衡，从而为进一步实验提供基础，结果表明在37℃聚合条件下，川陈皮素能降低微管蛋白的吸收值，对其聚合有明显的抑制作用，且与浓度呈正相关。川陈皮素对微管蛋白的作用区别于紫杉醇，而与秋水仙素相似，提示川陈皮素这种在体外对微管蛋白动态平衡体系的影响可能是其引起肿瘤细胞凋亡的途径之一。

刘义等研究显示，川陈皮素体外作用于非小细胞肺癌 NCI－H460 细胞 24、48、72 小时后的 IC_{50} 分别为 23.5、11.3、3.81μmol/L；荧光双染色法显示经 20μmol/L 川陈皮素作用后细胞出现变形，染色质浓缩，产生凋亡小体；40μmol/L 川陈皮素作用于细胞 3、6、12、24 小时后，未聚合的 tubulin 及 Raf－1 表达逐渐增加，Bcl－2 表达呈下降趋势；10μmol/L 川陈皮素在体外能破坏微管蛋白的动态平衡体系，抑制微管蛋白的聚合。认为川陈皮素能抑制细胞中微管蛋白的聚合从而影响 Raf－1 及 Bcl－2 这一信号途径，这可能是其在体外抑制非小细胞肺癌 NCI－H460 细胞生长且诱导其凋亡的机制。

五、化疗药增敏作用

曹鹏等通过川陈皮素与化疗药物联合作用于乳腺癌细胞株 MDA－MB－231，在细胞和分子水平探讨川陈皮素的化疗增敏作用，以揭示川陈皮素新的抗肿瘤活性。结果显示，20μmol/L 川陈皮素分别与 1nmol/L 紫杉醇或 50ng/mL 阿霉素联合使用，肿瘤细胞增殖抑制率为 75.1% 和 82.6%，单独使用 1nmol/L 紫杉醇或 50ng/mL 阿霉素，肿瘤细胞增殖抑制率为 40% 和 45%；核小体双抗体夹心酶免疫法和 DNA 凝胶电泳实验表明，川陈皮素与紫杉醇或阿霉素联合用药可明显促进 MDA－MB－231 细胞的凋亡；凝胶阻滞实验（EMSA）和 ELISA 检测表明川陈皮素与紫杉醇或阿霉素联合用药可明显抑制 NF－κB 的转录活性。认为川陈皮素可以促进临床化疗药物对乳腺癌细胞增殖的抑制作用和诱导凋亡作用，其机制可能是抑制 NF－κB 转录作用。

伍智慧研究表明，川陈皮素和多西紫杉醇联合用药抑制前列腺癌 PC3 细胞的增殖作用强于单独用药，且川陈皮素能降低多西紫杉醇的用药浓度，表明川陈皮素能增强化疗药物的作用。王光凤等研究显示川陈皮素的抗肿瘤作用、抑制小鼠移植瘤生长作用、与化疗药物的协同作用及抗肿瘤转移作用。川陈皮素 8～32mg/kg 剂量对小鼠黑色素瘤 B16 的抑瘤率为 42.24%～65.95%；对小鼠 Lewis 肺癌的抑瘤率为 38.84%～59.09%；对小鼠 S180 肉瘤的抑瘤率为 36.02%～45.98%。川陈皮素与小剂量的紫杉醇、丝裂霉素（MMC）、5－氟尿嘧啶（5－Fu）、顺铂（DDP）和阿霉素（ADR）联合用药时，表现明显的协同效应。认为川陈皮素具有一定的抗肿瘤生长作用，与临床常用化疗药物有协同作用，并可有效抑制实验性肿瘤转移。

六、代谢的调控作用

王宏对广陈皮所含橙皮素抑制乳腺癌细胞活性机理进行研究，发现橙皮素能够有效抑制雌激素受体阳性的乳腺癌细胞 MCF - 7 生长。利用高通量测序技术，分析橙皮素处理 4 小时和 24 小时两个时间点的 MCF - 7 细胞基因表达谱，发现橙皮素处理 4 小时有 94 个差异表达基因，其中 43 个上调基因，51 个下调基因；而处理 24 小时则产生了 491 个差异表达基因，其中 292 个上调基因，199 个下调基因。基于 GO 和 KEGG 富集分析，表明橙皮素抑制乳腺癌 MCF - 7 细胞活性主要涉及内质网应激、MAPK 信号通路和雌激素代谢调控。通过蛋白交互作用网络分析，确认橙皮素在转录水平作用的枢纽基因包括 4 小时的 EGF、EPRS、HSPA-1A 和 CD44。进一步比较橙皮素处理 MCF - 7 细胞 4 小时和 24 小时共同上调和下调的表达差异基因，并进行 GO 分析，上调差异基因主要参与细胞内钙离子平衡的生物过程，而下调差异基因主要是在细胞核中参与响应葡萄糖、DNA 转录及响应胰岛素等生物过程，其中 EGRl、MAFA 和 TXNIP 等基因参与了多个 GO Term，也是癌症预防和治疗中的重要靶点。

进一步分析橙皮素对雌激素受体阴性的乳腺癌细胞 MDA - MB - 231 的作用，发现橙皮素能够有效抑制 MDA - MB - 231 细胞增殖。通过分析橙皮素在不同时间点（1h、4h、24h 和 48h）对 MDA - MB - 231 细胞的关键酶和转录因子在转录水平的调控，发现涉及内质网应激和 MAPK 信号通路的关键基因主要是在中后期发生变化，与 MCF - 7 细胞中的结果相似。然而，MDA - MB - 231 细胞中橙皮素抑制 CYP1A1 和 CYP 1B 表达，刺激 INSIGI 表达，这些涉及雌激素代谢和调控的基因的作用与 MCF - 7 细胞中的结果呈现不同的趋势。

橙皮苷和橙皮素影响物质代谢的某些机制也参与了抗肿瘤作用。橙皮素减少 MDA - MB - 231 乳腺癌细胞基础葡萄糖的摄取，机制涉及下调葡萄糖转运蛋白 1 的表达；抑制胰岛素诱导的葡萄糖的摄入；破坏葡萄糖转运蛋白 4 的细胞膜易位；抑制胰岛素受体 - beta 亚单位和蛋白激酶 B 的磷酸化。结合橙皮素减少细胞的增殖，推测橙皮素减少肿瘤细胞的增殖作用可能与其减少对葡萄糖的利用有关。

七、迁移和侵袭的抑制作用

转移是一个复杂的过程，包括一些统称为侵袭转移级联的事件。恶性肿瘤细胞的黏附性相比正常细胞有所降低。几种信号通路的协同作用导致肿瘤细胞的脱离、运动、细胞外基质降解、侵袭、迁移、内皮细胞黏附及在远处重建生长。因此，降低癌细胞的迁移和侵袭能力是减少癌转移的有效方法。研究表明，川陈皮素对骨肉瘤等恶性肿瘤的增殖、迁移、侵袭能力有一定的抑制作用，并有利于减少癌转移。有研究表明，川陈皮素可抑制大鼠大脑海马和/或肺终末细支气管局部的 MMP，是有效的 MMP 抑制物，在预防某些癌症侵袭方面起一定的作用。Takashi 等也报道，在体外实验中，川陈皮素具有抗肿瘤转移的作用，且可以抑制 MMPs 的表达，通过实验表明川陈皮素对小鼠肺转移和腹膜转移都具有一定的抑制作用。候春宁等通过划痕实验和 transwell 侵袭实验结果显示，通过川陈皮素的作用，舌鳞癌 Cal-27 细胞的体外迁移和侵袭能力显著下降。

第三节　对呼吸系统作用

新会陈皮因其行气健脾、燥湿化痰等功效显著而优于其他产区陈皮，现代药理研究也从祛痰、止咳平喘等呼吸系统作用方面进行验证，从药理作用方面证明了其功效的道地性。

一、祛痰作用

罗琥捷等对肇庆、惠州、新会三地出产的广陈皮在祛痰功效和理气功效方面进行比较研究，使用小鼠气管的酚红排泌量来评价三种不同产地广陈皮祛痰功效；比较三种不同产地广陈皮对家兔十二指肠自发收缩及痉挛性收缩的抑制率，评价其理气功效。结果显示三组陈皮水提物处理后，小鼠气管酚红排泌量以新会陈皮最大，故认为新会陈皮祛痰功效优于惠州陈皮和肇庆陈皮；由于新会陈皮对家兔的十二指肠自发性收缩抑制率低于惠州陈皮，痉挛性收缩抑制率高于其他两组陈皮，通过综合对比分析方法，比较三者理气功效，结果显示新会陈皮的理气指标显著优于肇庆和惠州陈皮。由此认为新会出产的陈皮在祛痰、理气功效方面显著优于肇庆、惠州出产的陈皮。

在另一项比较新会陈皮和非新会陈皮多甲氧基黄酮含量及祛痰、理气功效差异的研究中，用紫外分光光度法测定新会陈皮和非新会陈皮多甲氧基黄酮含量；以小鼠气管中排泌酚红的量来评价新会陈皮和非新会陈皮的化痰作用差异；以对大白兔十二指肠自发收缩活动的抑制作用评价新会陈皮和非新会陈皮的理气功效差异。结果显示新会陈皮、非新会陈皮多甲氧基黄酮（以橘皮素计）含量分别为 6.06mg/g 和 4.73mg/g；小鼠气管酚红排泌量实验结果显示，与生理盐水组比较，新会陈皮和非新会陈皮提取物组均能显著增加气管酚红排泌量（$P < 0.01$），新会陈皮组小鼠气管酚红排泌量略高于非新会陈皮组，但组间比较无显著性差异（$P > 0.05$）；对大白兔十二指肠自发收缩活动的影响结果显示，新会陈皮组对大白兔十二指肠自发收缩活动的抑制作用明显强于非新会陈皮组（$P < 0.05$）。认

为新会陈皮多甲氧基黄酮含量高于非新会陈皮，新会陈皮和非新会陈皮具有祛痰、理气功效，而新会陈皮祛痰、理气功效优于非新会陈皮，这可能与新会陈皮多甲氧基黄酮类物质含量高有关。

刘素娟等对不同贮藏年限广陈皮祛痰作用研究，证实广陈皮确有祛痰作用，当年、1年、3年祛痰作用相当，以5年祛痰作用为佳。另有研究报道随贮藏时间延长，陈皮中柠檬烯含量下降明显，而此成分与祛痰作用密切相关，说明随着贮藏年限增加，陈皮的祛痰作用理应降低，但刘素娟等研究却表明陈皮祛痰作用在增强，认为广陈皮祛痰作用的药效物质基础并不仅仅是柠檬烯，是多成分综合作用的结果，而不是单一成分发挥作用。

二、止咳平喘作用

新会陈皮具有很好的止咳平喘作用，目前围绕所含挥发油、生物碱、黄酮类等成分进行了药理研究，均表现出良好的止咳平喘活性。

欧立娟等对陈皮挥发油进行离体实验表明，对豚鼠药物性哮喘有保护作用。蔡周权等研究发现，陈皮挥发油能松弛豚鼠离体支气管平滑肌，其水提物和挥发油均能阻断氯化乙酰胆碱、磷酸组胺引起的支气管平滑肌收缩痉挛，具有平喘、镇咳和抗变应性炎症的作用。同时，陈皮挥发油中成分柠檬烯对肺炎双球菌、甲型链球菌、金黄色葡萄球菌等多种呼吸系统易感菌均有很强的抑制作用。

研究发现新会陈皮所含黄酮类成分川陈皮素对支气管有舒张之功，因而起到平喘的治疗效果，可激活囊性纤维化跨膜传导调节因子（CFTR）且呈剂量依赖性，并能有效刺激小鼠气管黏膜下腺液体分泌速度，在治疗包括支气管扩张在内的CFTR相关疾病的先导药物的发现或研制方面具有广阔前景。同时，新会陈皮中所含生物碱类成分辛弗林对豚鼠药源性哮喘有保护作用，可舒张豚鼠支气管平滑肌。

由此表明，新会陈皮具有很好的平喘、镇咳和抗变应性炎症等作用。

三、抗肺纤维化及抗肺炎作用

现代研究表明，陈皮挥发油对博来霉素诱导的肺纤维化具有干预作用，作用机制可能与调节氧化及抗氧化失衡、下调结缔组织生长因子蛋白及其mRNA表达、减少胶原蛋白沉积以减少肺纤维化有关。并且陈皮精油可提高肺炎小白鼠存活率，对小白鼠肺炎具有促进恢复的治疗作用，作用机制是直接到达肺脏发挥抑菌作用。武琦研究陈皮碱性提取物（CAE）对肺纤维化小鼠的干预作用，并探讨其对肺纤维化小鼠原代肺成纤维细胞凋亡的影响及作用机制，结果发现不同剂量的CAE可不同程度地降低小鼠肺泡炎和肺纤维化积分；可不同程度地降低小鼠肺组织中胶原蛋白Ⅰ、胶原蛋白Ⅲ、羟脯胺酸的表达。提示 CAE 可抑制肺纤维化进程中的胶原沉积，可显著增加小鼠肺组织中 PGE_2 含量，同时可使肺纤维化小鼠血清和肺泡灌洗液中白细胞介素 - 17 水平显著降低；CAE 干预后可使肺纤维化小鼠肺泡上皮细胞标记物——肺表面活性物质 C 前体（Pro - SPC）蛋白表达增加，肺成纤维细胞标记物——波形蛋白（Vimentin）表达降低；显著降低小鼠肺组织中的凋亡细胞数；CAE 对两种肺成纤维细胞增殖均有抑制作用。CAE 干预后模型小鼠的肺成纤维细胞凋亡率明显增加，且表现出剂量依赖性，给予 CAE 后，Cleaved - Caspase3、Cleaved - PARP、Cleaved - Caspase8、Fas、FasL 表达明显升高，环氧化酶 - 2（COX - 2）、前列腺素 E 受体 2（EP2）的表达随药物浓度的升高而逐渐增加，提示 CAE 可能通过促进 COX - 2 表达启动膜受体凋亡途径，诱导肺成纤维细胞凋亡；经 CAE 干预后，氧化应激水平显著升高，且 p - p38 水平也显著升高，提示 CAE 对 COX - 2 的调控作用可能与氧化应激或促进 p38 磷酸化有关。结果认为 CAE 能缓解博莱霉素诱导的肺纤维化小鼠的肺纤维化进展，其作用可能与其抑制胶原分泌、抑制炎症反应、保护肺泡上皮细胞、抑制肺成纤维细胞增殖方面有关。CAE 可有效诱导模型小鼠肺成纤维细胞的凋亡，其作用机制可能与氧化应激调控的 p38/COX - 2 信号通路有关。

第四节　对消化系统作用

新会陈皮味苦、辛，入脾、肺经，具有理气健脾、降逆止呕、调中开胃、燥湿化痰等功效，为食管、胃、十二指肠等消化道病症最常用的药物，可治疗脘腹胀满、嗳气泛酸、恶心呕吐、便秘或腹泻等。现代药理研究表明，新会陈皮在促消化、促肠道运动等方面均有很好的药理作用。

一、促消化作用

新会陈皮具有很好的促消化作用。李景新等临床研究新会陈皮对功能性消化不良的疗效，应用贮存 20 年的陈皮散（新会陈皮研粉 0.6g 入胶囊）治疗功能性消化不良，每天 3 次，每次 6 粒，4 周后总有效率为 90.32%，且患者的胃痛隐隐、胃部饱胀不适或食欲不振、嗳气或呃逆、恶心呕吐、大便不适、反吐酸水、肠鸣排气等症状和体征积分与治疗前比较，均有明显改善（$P < 0.05$，$P < 0.01$），表明单味贮存 20 年新会陈皮治疗功能性消化不良有比较满意的疗效。而在陈皮散联合多潘立酮和铝碳酸镁的对照组中，4 周后总有效率为 94.12%，仅大便不适一项无差异，其他症状和体征差异均有显著性意义，再次显示陈皮能提高多潘立酮与铝碳酸镁联合治疗功能性消化不良中胃痛隐隐、胃部饱胀不适等单

个症状的疗效。其结果也显示单味贮存 20 年陈皮治疗功能性消化不良已差不多达到中西医结合用药的疗效。另外在 2 组病例中，除个别患者反应陈皮散口感欠佳外，未见任何毒副作用，再次显示陈皮用于治疗功能性消化不良是安全的。

同时，李景新等先后完成了单味贮存 5 年和 10 年的新会陈皮散对功能性消化不良的临床研究，5 年陈皮散第 1 疗程（第 1、2 周）和第 2 疗程（第 3、4 周）总有效率分别为 53.57% 和 75.00%，10 年陈皮散第 1 和第 2 疗程总有效率分别为 34.48% 和 62.07%，在统计学上 5 年和 10 年陈皮散对功能性消化不良的疗效差异无显著性意义（$P > 0.05$）；而 20 年陈皮散组第 1 和第 2 疗程总有效率分别为 74.19% 和 90.32%，经统计分析，10 年与 20 年陈皮散比较，在第 1 疗程差异有非常显著性意义（$P < 0.01$），第 2 疗程差异有显著性意义（$P < 0.05$）。结果表明新会陈皮治疗功能性消化不良疗效是 20 年新会陈皮疗效比 5 年和 10 年陈皮的疗效更好。

傅曼琴等研究表明，广陈皮提取物及其单体化合物（橙皮苷、川陈皮素和橘皮素）对正常大鼠的体质量、体质量增加量、摄食量以及食物利用率无显著影响。广陈皮水煎液和乙酸乙酯提取物可增加胃消化液和胃蛋白酶的分泌量，促进小肠运动，进而改善机体消化功能。通过分离纯化得到单体化合物，并对单体化合物进行活性验证发现，橙皮苷、川陈皮素和橘皮素按其含量比例组合，活性最强。

多项研究结果表明，广陈皮既能抑制胃肠运动，又能兴奋胃肠运动，其对胃肠平滑肌的作用是双向的。李伟等发现陈皮水煎液具有促进小鼠胃排空和小肠推进作用，对阿托品所致的肠推进抑制有拮抗作用，而对去甲肾上腺素和异丙肾上腺素所致的肠推进抑制无明显作用。王贺玲等研究表明，陈皮水煎剂可显著降低小鼠胃残留率，显著提高小肠推进率。陈皮水煎剂能显著抑制家兔离体十二指肠的自发活动，使收缩力降低，紧张性下降，而其主要成分橙皮苷对家兔离体十二指肠自发活动无明显影响，因此认为橙皮苷并非陈皮作用胃肠道的主要成分。多甲氧基黄酮类化合物作为陈皮的另一类主要成分，研究发现其（川陈皮素和橘皮素）较橙皮苷具有更强的提高胃蛋白酶活性、促进蛋白酶排出量、促进正常小鼠小肠推进运动、增强肠蠕动的功能。由此认为广陈皮水煎液的乙酸乙酯提取物通过提高胃蛋白酶活性，促进蛋白酶排出量，促进小肠推进运动，进而增强肠蠕动发挥促消化作用，其中起作用的主要活性成分为黄酮类化合物，且多甲氧基黄酮类化合物活性更强，为广陈皮促消化功能的主要物质基础。

二、促肠道运动作用

刘素娟等研究表明，不同贮藏年限（1 年、2 年、3 年、5 年）广陈皮对正常离体肠肌均表现为促进作用，使振幅和频率进一步增大。使用阿托品后，贮藏 1 年陈皮可使肠肌进一步松弛，其余年限则表现为收缩强度增大，这与前人研究结果不尽一致，但也有研究表明陈皮提取物在使用阿托品后，能提高收缩强度，陈皮提取物对在体动物胃肠动力具有促进作用，而对离体肠管有一定的抑制作用。可见陈皮对胃肠道运动表现为双向调节作用，即有促进和抑制作用。陈皮随着贮藏年限增加，挥发性成分香茅醛等成分逐渐消失，且其中的香茅醛与胃肠道运动密切相关。刘素娟等研究结果显示，陈皮随着贮藏年限增加，促进作用减弱，说明正是陈皮中挥发性成分在贮藏过程散失，导致药效的减弱。但贮藏 5 年陈皮的作用比 2、3 年要强，这可能是陈皮在长久的贮藏过程中，黄酮类成分含量逐渐升高，药效物质组分比例缓慢改变，使得药效发生了改变，认为陈皮对胃肠道的作用不仅仅以挥发性成分为基础，也可能与黄酮类等其他成分有关。

宋玉鹏等研究通过观察新会陈皮水煎液、橙皮苷、辛弗林及 4 个单体（橙皮苷、辛弗林、川陈皮素和橘皮素）组合物对脾虚模型大鼠血清胃泌素（gastrin, GAS）、血浆乙酰胆碱（acetylcholine, ACh）、胃动素（motilin, MTL）、P 物质（substance P, SP）和血管活性肠肽（vasoactive intestinal peptide, VIP）的影响，以期寻找其活性物质，并初步探讨其作用机制，为临床上应用新会陈皮治疗胃肠动力障碍提供依据。结果显示，橙皮苷、辛弗林和 4 个单体组合物（橙皮苷、辛弗林、川陈皮素和橘皮素）对正常小鼠肠道推进有明显的促进作用，表明橙皮苷和辛弗林是陈皮促进肠道推进的主要药效物质。

胃肠激素是由胃肠道管壁上散在的内分泌细胞和胰腺的胰岛细胞分泌的高效能生物活性物质，其主要功能是与神经系统一起，共同调节消化器官的运动、分泌和吸收。研究发现，许多胃肠道疾病患者的胃肠动力变化相应的胃肠激素水平与正常人存在着差异。乙酰胆碱（ACh）是胃肠道重要的兴奋性神经递质，在体内与 M 受体结合，能使平滑肌膜去极化，促使钙离子内流，可刺激胃肠肌收缩和促进胃肠蠕动，对胃肠运动起主要调节作用。胃泌素（GAS）能促进胃酸和胃蛋白酶的分泌，还可引起胃底舒张、胃窦收缩，从而加快胃排空。胃动素（MTL）是肠道合成的一种肽，其生理作用主要是促进胃肠运动，提高胃肠道、胆道等的收缩力和张力。P 物质（SP）广泛分布于肠神经系统和整个胃肠道，以激素形式或作为神经递质参与胃肠运动的调控，主要引起胃肠运动兴奋，是一种重要的胃肠肽。血管活性肠肽（VIP）是一种重要的抑制性胃肠肽，可通过直接作用于胃肠平滑肌上 VIP 受体发挥作用，使胃肠平滑肌及胃肠括约肌舒张，维持正常的胃肠下行蠕动。宋玉鹏等研究显示，川陈皮素能使模型组大鼠血浆中 ACh 水平显著升高、GAS 水平明显降低，橘皮素则使模型组大鼠 ACh、SP、GAS、MTL 和 VIP 含量均显著降低。新会陈皮中主要成分橙皮苷、辛弗林、川陈皮素和橘皮素也会不同程度地影响神经递质及胃肠激素水平，提示橙皮苷、川陈皮素、橘皮素和辛弗林是新会陈皮促胃肠动力的活性物质。并认为橙皮苷可能通过升高GAS 的含量和抑制 ACh、SP、MTL 和 VIP 的分泌来促胃肠运动；辛弗林可能通过升高 ACh 和 MTL 的水平和抑制 SP 和 VIP 的分泌来促胃肠运动；新会陈皮可能通过升高血清中 GAS 及血浆中 ACh、SP 的含量和抑制 MTL、VIP 的分泌来促进胃肠运动，这可能是新会陈皮促胃肠动力的机制之一。

三、肠平滑肌双向调节作用

熊永建在新会陈皮所含成分川陈皮素诱导胃肠动力平衡研究中发现，在较低剂量（1.25~5.0μmol/L）时，川陈皮素对小肠平滑肌收缩性产生兴奋作用，在较高剂量（10.0~40.0μmol/L）时，对小肠平滑肌收缩性产生舒张作用，表现出对小肠平滑肌收缩性的双向调节作用。

川陈皮素诱导的双向调节作用可分别被维拉帕米、河豚毒素、阿托品、酚妥拉明、普萘洛尔或者左旋硝基精氨酸所阻断，提示川陈皮素诱导的双向调节作用是钙依赖性的，是通过钙依赖的肌球蛋白磷酸化实现的。所起的兴奋作用通过兴奋胆碱能神经，进而促进内源性乙酰胆碱的摄取，激活胆碱能 M 受体实现的；所起的抑制作用是通过兴奋肾上腺素能神经，进而激活 α 肾上腺能受体，β 肾上腺能受体，兴奋包含一氧化氮神经元，促进一氧化氮的合成，促进一氧化氮舒张肠道平滑肌实现的。

在动物整体实验研究中，川陈皮素可显著改善便秘型以及腹泻型大鼠的排便习惯（粪便数目和含水量），显著提高便秘模型大鼠小肠组织中肌球蛋白磷酸化及肌球蛋白轻链激酶的 mRNA 水平和蛋白含量表达，而显著抑制腹泻模型大鼠小肠组织中肌球蛋白磷酸化及肌球蛋白轻链激酶的 mRNA 水平和蛋白含量表达。

四、缓解炎性肠病的作用

熊永建研究显示，川陈皮素对炎性肠病有较好的缓解作用，其可显著降低炎性肠病模型大鼠的体重和摄食量；显著缓解中性粒细胞浸润以及肠道上皮过高的通透性；降低结肠黏膜损伤评分、结肠指数和髓过氧化物酶活性；显著降低炎性肠病模型大鼠结肠组织中肿瘤坏死因子 α、白细胞介素 1β、白细胞介素 6、一氧化氮和前列腺素 -2 以及核转录因子 kappa B p65 亚基的表达；显著降低诱导型一氧化氮合酶及环氧合酶 -2 的表达；显著降低炎性肠病大鼠的肠通透性，降低结肠组织中 claudin - 2、肌球蛋白轻链激酶、PI3K、AKt 的表达。结果提示 AKt 通路和 NF - κB 通路参与川陈皮素对受损屏障功能的保护作用。表明川陈皮素可以显著缓解模型大鼠的结肠炎症，其作用机制与降低促炎因子、炎性介质及相关蛋白表达相关；川陈皮素可显著恢复受损的大鼠肠道上皮间通透性，其作用机制与抑制 Akt – NF – κB – MLCK 通路、保护黏膜屏障有关。

第五节　对心脑血管系统作用

现代流行病学调查显示，食物中橘类黄酮的摄入可以改善心脑血管疾病。化学成分研究显示，新会陈皮具有丰富的黄酮类成分如橙皮苷、川陈皮素、橘皮素及多种多甲氧基黄酮等。现代药理研究也发现新会陈皮及其成分具有良好的改善心脑血管疾病的作用，如调血脂、抗血栓、抗动脉粥样硬化、心脑保护等。

一、调血脂和防治脂肪肝作用

新会陈皮的调血脂和防治脂肪肝作用已有文献报道，主要通过降低肝脂或血脂水平、增加脂肪酸氧化、保护肝脏等途径实现。

（一）降低肝脂/血脂水平

研究发现新会陈皮单味药材及其成分（主要为黄酮类成分）均具有降低肝脂或血脂水平的作用。陈皮提取物可改善脂代谢，降低卵巢切除大鼠的脂蛋白、碱性磷酸酶（ALP）、丙氨酸氨基转移酶（ALT）、天冬氨酸氨基转移酶（AST）、肝脂水平，抗肝脂质沉积。橙皮苷可降低高血脂大鼠血清总胆固醇（TC）、低密度脂蛋白胆固醇（LDL – C）水平，升高高密度脂蛋白胆固醇（HDL – C）水平，而其苷元橙皮素可促进载脂蛋白 – A1（Apo – A1）介导的胆固醇外流，进而增加 HDL – C 水平。多甲氧基黄酮类成分也具有这方面的作用，去甲基川陈皮素（5 – O – demethyl nobiletin）能抑制清道夫受体表达，抑制佛波酯（PMA）诱导的 THP1 单核细胞转化为巨噬细胞，降低泡沫细胞的形成，还通过上调胆固醇调节元件结合蛋白 – 2（SREBP – 2）和抑制二酰甘油 – O – 酰基转移酶同源物 2（DGAT2）的表达，促进低密度脂蛋白受体（LDLR）表达，改善 HepG2 细胞的脂质平衡。羟化多甲氧基黄酮可抑制脂肪细胞的脂滴积聚，下调过氧化物酶体增殖物激活受体γ（PPARγ）和 SREBP – 1c 及其下游的 aP2、FAS、ACC 表达，激活 3T3 – L1 脂肪细胞的腺苷酸活化蛋白激酶（AMPK）信号，降低高脂小鼠脂肪、AST、ALT、TC、三酰甘油（TG）水平。川陈皮素可降低高脂饮食诱导的肥胖小鼠的体质量及血脂、白色脂肪组织及血清 TG 水平，改善脂联素水平和糖耐量。

有人从广陈皮中提取多甲氧基黄酮类成分，经动物实验研究表明，纯化后的多甲氧基黄酮可改善 HFD 诱导的高脂血症，且可改善 HFD 喂养小鼠的肝脂肪变性并减少脂肪组织。

（二）增加脂肪酸氧化

新会陈皮所含黄酮类成分可通过抑制肝脂肪酸合成和增加脂肪酸氧化，防止肝脂肪变性、脂代谢紊乱。橙皮素、柚皮素可促进脂肪酸氧化和三羧酸循环，降低肝内脂肪酸的量，具有强氧化剂的作用。多甲氧基黄酮 sudachitin 具有降低 db/db 小鼠 TG 和自由脂肪酸（FFA）水平，改善糖耐量和胰岛素抵抗作用。甜橙黄酮能抑制胰岛素刺激的葡萄糖的吸收，增强脂肪酸 β 氧化。

（三）肝脏保护作用

新会陈皮所含总黄酮类成分可降低非酒精性脂肪肝（NASH）小鼠肝 TG、血清 AST 水平，增强肝脏抗氧化能力。高胆固醇饮食中添加 1.5% 多甲氧基黄酮，可显著降低 AST 和 ALP 活性、血清肌酸激酶（CK）和乳酸脱氢酶（LDH）水平，可用于治疗或预防肝损伤。川陈皮素也具有保肝作用。

二、抗血栓作用

新会陈皮所含橙皮苷、柚皮素及其衍生物可通过抗血小板凝聚等实现抗血栓作用。橙皮苷、橙皮素及其衍生物具有抗血小板聚集和抗凝作用。橙皮苷还能体内外抑制由胶原、花生四烯酸、ADP 和凝血酶诱导的大鼠血小板凝聚和延长小鼠尾静脉出血时间。柚皮素 - 7 - 葡萄糖苷可抑制血小板和红细胞聚集，改善血流变。

三、抗动脉粥样硬化作用

新会陈皮抗动脉粥样硬化作用研究最多的是其有效成分柚皮苷和柚皮素等二氢黄酮，除此外还有多甲氧基黄酮和柑橘果胶等。

柚皮苷抗动脉粥样硬化作用主要表现在通过抑制羟甲戊二酰辅酶 A 还原酶（HMGCR）和酰基辅酶 A 胆固醇酰基转移酶（ACAT）活性来调节血脂、LDL - C、Apo - B 水平和 non - HDL - C 的量，通过抑制血管细胞黏附分子 - 1（VCAM - 1）、单核细胞趋化蛋白 - 1（MCP - 1）和细胞间黏附分子 - 1（ICAM - 1）表达，抑制巨噬细胞渗入、平滑肌细胞增殖、免疫细胞黏附、内皮功能紊乱，从而减少高脂动物血管斑块的发展。柚皮素的体内外研究均表明其具有抗动脉粥样硬化作用，体外研究中发现柚皮素与其 II 相代谢产物能干扰与动脉粥样硬化相关的人巨噬细胞炎症基因的表达；橙皮素、柚皮素代谢产物可通过抑制动脉粥样硬化相关基因（如炎症、细胞黏附、细胞骨架组织）的表达，降低单核细胞黏附于内皮细胞上；柚皮素可通过促进血管平滑肌细胞（VSMCs）中血红素氧化酶 - 1

（HO-1）的表达和活性，抑制 VSMC 的增殖和迁移，阻滞活性氧（ROS）的产生，从而抗动脉粥样硬化。体内研究中发现柚皮素对高脂饲料喂养 LDLR-/-小鼠，可减少肝巨噬细胞的渗入和炎症，减少胆固醇诱导的泡沫细胞的形成和炎症标志物的表达，从而防止动脉粥样硬化；柚皮素还可通过抑制 c-Jun NH_2 端激酶而抑制高脂饮食诱导肥胖小鼠脂肪 MCP-1 的量，从而抑制巨噬细胞的渗入而防止血管粥样硬化。

甜橙黄酮、川陈皮素有抗血管生成作用，甜橙黄酮还可下调斑马鱼 flt1、kdrl、hras 基因表达，抑制细胞周期于 G_0/G_1 期。橘皮素能通过阻滞 PI3K/AKT 信号通路抑制大鼠主动脉平滑肌细胞（RASMCs）的增殖和迁移，预防和治疗动脉粥样硬化等血管疾病。Mac Kinnon 等研究发现，柑橘果胶可抑制半乳糖凝集素-3（gal-3），减小 ApoE 和 gal-3 双敲除小鼠后期动脉粥样硬化的斑块，而降低动脉粥样硬化。

四、心肌保护作用

新会陈皮主治胸痹证，胸痹证的疼痛部位、性质、表现及预后等均与西医的心肌缺血、心肌梗死有不同程度的吻合，因此，新会陈皮具有抗心肌缺血/梗死、抗心肌损伤等作用。橙皮苷、橙皮素及其衍生物可抗心肌细胞凋亡，抑制冠脉血管增殖和迁移，在心肌损伤、心脏重构、心肌缺血、心肌梗死方面均显示良好的作用。橙皮素通过降低凋亡细胞比率、caspsae-3 和 caspase-9 活性，实现抗心肌细胞凋亡和心肌细胞损伤保护作用。柚皮素可降低大鼠颈动脉气球损伤模型中新生内膜/中膜层的比例和血清8-异前列腺素 F2α（8-iso-PGF2α）水平，说明柚皮素可用于心瓣血管成形术后再狭窄的预防；还可降低急性梗死大鼠由缺血-再灌注诱导的心肌损伤，而具有心肌保护作用。

五、脑保护作用

新会陈皮中的川陈皮素、橘皮素等具有大脑神经保护、大脑缺血-再灌注损伤保护和改善运动认知等作用。川陈皮素可改善老化和与年龄相关的神经退行性病变引起的学习和记忆障碍，以及改善氧化应激反应和 tau 蛋白过度磷酸化；也可激活 ERK 通路及其环磷酸腺苷（cAMP）转录。川陈皮素还可降低脑缺血-再灌注模型大鼠脑梗死面积，抑制脑水肿和中性粒细胞侵入缺血区域，并降低脑缺血半球凋亡脑细胞的死亡，激活环磷腺苷效应元件结合蛋白（CREB），并改善脑缺血大鼠的运动功能障碍，从而保护大脑缺血-再灌注损伤。川陈皮素可通过增强多巴胺释放，改善帕金森模型小鼠的运动和认知障碍。川陈皮素对局灶性脑缺血、阿尔茨海默病神经具有保护作用，可以改善神经功能缺损症状，减轻脑水肿，减少脑梗死体积，其保护作用可能与激活 Akt/CREB 通路，上调脑源性神经营养因子（BDNF）、Bcl-2 和 claudin-5 的表达有关。川陈皮素和橘皮素可通过诱导线粒体轻度去极化而保护脑神经。

第六节　抗炎作用

新会陈皮发挥抗炎作用的主要有效成分是黄酮类成分，包括二氢黄酮和多甲氧基黄酮。其中二氢黄酮的抗炎作用主要通过以下途径实现：①降低脂质过氧化物，增强抗氧化应激能力；②抑制炎症因子表达；③抑制细胞黏附分子表达；④降低免疫细胞和炎性细胞浸润。二氢黄酮中抗炎作用研究最多的为橙皮苷、柚皮苷和芸香柚皮苷。橙皮苷、柚皮苷可降低亚硝酸盐、过氧化脂质（LPO）水平和增强谷胱甘肽过氧化物酶（GSH-Px）、超氧化物歧化酶（SOD）、过氧化氢酶（CAT）活性，降低血清中 CAT、血清丙氨酸转氨酶（SGPT）水平，且橙皮苷作用强于柚皮苷。研究发现橙皮苷、柚皮苷和芸香柚皮苷等橘类黄酮具有降低肥胖大鼠 γ 干扰素（IFN-γ）水平的作用；通过抑制 p38 MAPK 信号通路降低人脐静脉内皮细胞（HUVECs）ICAM-1 的表达；还可降低小鼠巨噬细胞 NO、IL-10、IL-12、肿瘤坏死因子-α（TNF-α）水平；降低大鼠 TNF-α 和 IL-1β 水平。多甲氧基黄酮也具有很强的抗炎能力，川陈皮素、橘皮素、羟基化后的 5-去甲基川陈皮素和橘皮素及其代谢产物均可抑制脂多糖（LPS）诱导的 RAW264.7 细胞炎症以及诱导型一氧化氮合酶（iNOS）和环氧合酶-2（COX-2）基因表达。3,5,6,7,8,3′,4′-heptamethoxyflavone、5,7,3′,4′,5′-五甲氧基黄酮也都具有抗炎作用。

彭磊等利用橙皮苷干预治疗佐剂性关节炎（AA）大鼠，采用放射免疫法和高效液相色谱法对其进行研究，体外实验表明橙皮苷能够抑制大鼠巨噬细胞、前列腺素 E2 和白三烯 B4 的合成；橙皮苷衍生物 2 和 5 抑制前列腺素 E2 的合成，在其浓度为 $1 \times 10^{-7} \sim 1 \times 10^{-4}$ mol·L^{-1} 时表现出明显的量效关系；肿瘤坏死因子-α（TNF-α）、白介素-6（IL-6）和白介素-10（IL-10）为促进炎症发生发展的主要细胞因子。李怡用酶联免疫法测定柑橘果皮醇提物（橙皮苷类物质）的抗炎作用效果，发现当其浓度在 $100 \sim 200\mu g \cdot mL^{-1}$ 时，对炎症因子表现出明显的抑制作用。Guardia 等研究发现，橙皮苷对一些急性或慢性炎症具有防治和改善的功效。

第七节　其他作用

现代药理研究表明，新会陈皮及其所含橙皮苷、川陈皮素等成分还具有抗菌、抗病毒、抗过敏、抗抑郁、降血糖等药理作用。

一、抗菌、抗病毒作用

有研究发现，橙皮苷和其他一些类黄酮在体外可以抑制幽门螺杆菌（HP）。对于有慢性胃炎的患者来说，HP 可诱导胃炎转变成胃癌。另外，橙皮苷对小鼠体内的金黄色葡萄球菌也有抑制作用。在抗病毒方面，有研究报道橙皮苷在体外有抗水泡性口炎病毒、流感病毒以及单纯疱疹病毒活性，其机理是通过抑制透明质酸来抑制这几种病毒的活性。另外，还发现橙皮苷对婴幼儿因感染轮转病毒而导致的腹泻有明显抑制作用。秦慧民等研究了橙皮苷及其铜配合物对大肠杆菌、枯草芽孢杆菌、金黄色葡萄球菌的抑菌活性，结果表明橙皮苷 - Cu（Ⅱ）配合物的抑菌活性强于橙皮苷。

二、抗过敏作用

近年来过敏性疾病患病率的迅速增加已成为人们关注的国际问题，经研究发现橙皮苷及其提取物具有抗过敏的药理效应。冯宝民等采用 2,4 - 二硝基氟苯（DNFB）法诱导小鼠三相皮肤炎后，连续给以口服橙皮苷，其结果显示给予小鼠橙皮苷 20 和 100mg/kg 浓度剂量下对超迟发相皮炎的抑制率分别达到了 19.1% 和 23.6%，表现出对三相皮肤炎较好的抗过敏效果。Fujita 等通过对三硝基氯苯诱导的小鼠接触性皮炎（PC - CD）的研究发现，柑橘未成熟果实的 50% 乙醇提取物（CU - ext）与氢化泼尼松联合给药比其分别给药具有更强的抗过敏效果，表明氢化泼尼松与 CU - ext 或者橙皮苷有协同作用。日本雪印乳业公司研究表明甜茶萃取物和橙皮苷具有抗过敏作用，他们在实验中发现当甜茶萃取物和橙皮苷同时使用时，可以减少 50% 的皮肤过敏反应。因此，橙皮苷在治疗过敏性疾病方面将有着重大贡献和开发价值，有望实现对皮肤过敏现象的控制。

三、抗抑郁作用

抑郁症是一种常见的精神障碍性疾病，它严重影响人类生活质量和社会稳定。蔡莉等运用慢性轻度不可预见性应激（CUMS）建立大鼠抑郁模型，经橙皮苷灌胃治疗后，进行糖水偏爱实验和强迫游泳实验测定动物行为学，发现与模型组比较，橙皮苷治疗组大鼠的糖水消耗量均明显增加，橙皮苷 80、160mg/kg 剂量组均能显著降低 CUMS 大鼠不动时间（$P < 0.01$）。同时橙皮苷能逆转 CUMS 大鼠过高的血清皮质酮（CORT）水平和肾上腺指数，橙皮苷 160mg/kg 浓度剂量给药能够降低 CORT 水平至（75.24 ± 19.88）nmol/L，与阳性对照组氟西汀 10mg/kg 给药浓度降低 CORT 的水平（70.61 ± 17.34）nmol/L 相比差异无统计学

意义，表明橙皮苷能有效改善 CUMS 大鼠行为学，表现出抗抑郁作用，其机制可能与调节下丘脑－垂体－肾上腺轴的功能有关，其具体机制还有待于进一步研究证实。

四、降血糖作用

米慧娟等对橙皮苷（hesperidin）对胰岛素抵抗 HepG2 细胞体外糖代谢的影响进行了研究，结果表明橙皮苷可增加 IR－HepG2 细胞对葡萄糖的利用，增加肝糖原合成量，提高 HK、PK 活力，从而促进 IR－HepG2 细胞糖代谢，改善胰岛素抵抗能力。

五、毒理研究

源瀚祺报道了用40%乙醇提取的陈化茶枝柑皮（新会陈皮）提取物的小鼠急性毒性试验，小鼠口服剂量在大于 20g/kg 时，仍未出现任何死亡及病理状况，认为新会陈皮提取物属 1 级毒性（无毒）。

参考文献

［1］崔佳韵，梁建芬. 不同年份新会陈皮挥发油的抗氧化活性评价［J］. 食品科技，2019，44（1）：98－102.

［2］高蓓. 广陈皮黄酮类化合物和挥发油成分及其活性研究［D］. 武汉：华中农业大学，2011.

［3］莫云燕，黄庆华，殷光玲，等. 新会陈皮多糖的体外抗氧化作用及总糖含量测定［J］. 今日药学，2009，19（10）：22－25.

［4］张小英，周林，黄庆华，等. 茶枝柑皮多糖对 PC12 细胞氧化损伤的保护作用［J］. 食品工业科技，2013，34（18）：99－102.

［5］甘伟发，周林，黄庆华，等. 茶枝柑皮提取物中多糖的分子质量分布及抗氧化活性［J］. 食品科学，2013，34（15）：81－86.

［6］陈思. 茶枝柑皮多糖提取、分离纯化、结构及抗氧化活性研究［D］. 广州：广东药学院，2011.

［7］盛钊君，谭永权，葛思媛，等. 新会柑胎仔和青皮、陈皮提取物的多酚含量及抗氧化活性比较研究［J］. 河南工业大学学报（自然科学版），2018，39（1）：78－82.

［8］李娆玲. 茶枝柑皮提取物抗氧化有效成分的研究［D］. 广州：广东药学院，2012.

［9］Soo－Youn Choi，Joon－Ho Hwang，Hee－Chul Ko，et al. Nobiletin from citrus fruit peel inhibits the DNA – binding activity of NF – κB and ROS production in LPS – activated RAW 264.7cells［J］. Journal of Ethnopharmacology，2007，113（1）：149 –155.

［10］Akira Murakami，Yoshimasa Nakamura，Yoshimi Ohto，et al. Suppressive effects of citrus fruits on free radical generation and nobiletin，an anti – inflammatory polymethoxyflavonoid［J］.BioFactors，2000，12（1 –4）：187 –192.

［11］赵妍妍. 川陈皮素对肝癌细胞的抑制作用及其机理［D］. 成都：四川大学，2007.

［12］郑亚琴，李淑珍，李巧稚，等. 川陈皮素诱导人卵巢癌细胞（HO8910）的凋亡效应［J］. 哈尔滨医科大学学报，2017，51（6）：487 –492.

［13］李兰英，彭蕴汝，钱士辉. 陈皮多甲氧基黄酮类成分诱导荷 H22 肝癌小鼠肿瘤细胞凋亡作用的研究［J］. 中药材，2009，32（10）：1596 –1598.

［14］李兰英，彭蕴茹，姚楠，等. 陈皮多甲氧基黄酮类成分对荷瘤小鼠免疫功能的影响［J］. 江苏中医药，2009，41（5）：67 –68.

［15］刘义，卢虹玉，吴科锋，等. 川陈皮素对非小细胞肺癌 NCI – H460 细胞中 tubulin、Raf –1 及 Bcl –2 表达的影响［J］. 中药药理与临床，2009，25（2）：20 –23.

［16］王光凤，王小晨，肖璘，等. 柑橘黄酮川陈皮素的抗肿瘤作用研究［J］. 中草药，2007，38（11）：1694 –1698.

［17］王宏. 广陈皮植物化学物生物活性及橙皮素抑制乳腺癌细胞活性机理研究［D］. 广州：华南理工大学，2017.

［18］曹鹏，王东明，顾振华. 川陈皮素对乳腺癌细胞的化疗增敏作用［J］. 中草药，2009，40（9）：1418 –1423.

［19］侯春宁，张雪松，李国林. 川陈皮素对口腔鳞状细胞癌细胞 Cal –27 增殖、迁移和侵袭的影响［J］. 口腔医学，2018，38（6）：481 –484.

［20］罗琥捷，罗美霞，杨宜婷，等. 不同产地广陈皮水提物的祛痰、理气功效比较研究［J］. 湖北中医药大学学报，2018，20（5）：48 –50.

［21］罗琥捷，刘硕，杨宜婷. 不同产地陈皮多甲氧基黄酮含量及祛痰、理气功效比较研究［J］. 湖北中医药大学学报，2015，27（5）：38 –40.

［22］赵祎姗，黄伟，王晓宇，等. 陈皮和青皮对兔离体肠肌运动的影响［J］. 辽宁中医杂志，2011，38（7）：1451 –1452.

［23］官福兰，王如俊，王建华. 陈皮及橙皮苷对离体肠管运动的影响［J］. 时珍国医国药，2002，13（2）：65 –67.

［24］陈君. 陈皮"行气"功效物质基础研究［D］. 长沙：湖南中医药大

学，2012.

[25] 张旭，纪忠岐，赵长敏，等. 陈皮提取物对小鼠胃排空、肠推进及家兔离体回肠平滑肌的影响 [J]. 河南大学学报（医学版），2012，31（1）：12-14.

[26] 高蓓. 广陈皮黄酮类化合物和挥发油成分及其活性研究 [D]. 武汉：华中农业大学，2011.

[27] 罗欢，卞海，韩燕全，等. 陈皮提取物多种药效作用的谱效关系研究 [J]. 山西中医学院学报，2016，17（5）：22-25.

[28] 张鑫，刘素娟，王智磊，等. 模拟加速试验研究陈皮挥发性成分与黄酮类成分动态变化规律 [J]. 天然产物研究与开发，2016，28（11）：1752-1757.

[29] 杨锡仓，王晓莉，王雨灵，等. 不同贮存年限的陈皮药效比较 [J]. 甘肃中医学院学报，2001，18（4）：22-23.

[30] 李景新，邱国海，唐荣德，等. 20 年新会陈皮治疗功能性消化不良临床研究 [J]. 新中医，2011，43（4）：7-10.

[31] 傅曼琴，肖更生，吴继军，等. 广陈皮促消化功能物质基础的研究 [J]. 中国食品学报，2018，18（1）：56-64.

[32] 林健，林蔚，钟礼云，等. 复方陈皮咀嚼片促进机体消化功能的探讨 [J]. 医学动物防制，2017，33（2）：175-178.

[33] 李伟，郑天珍，瞿颂义，等. 陈皮对小鼠胃排空及肠推进的影响 [J]. 中药药理与临床，2002，18（2）：22-23.

[34] 王贺玲，李岩，白菡，等. 理气中药对鼠胃肠动力的影响 [J]. 世界华人消化杂志，2004，12（5）：1136-1138.

[35] 官福兰，王如俊，王建华. 陈皮及橙皮苷对离体肠管运动的影响 [J]. 时珍国医国药，2002，13（2）：65-67.

[36] 刘素娟，王智磊，伍清芳，等. 不同贮藏年限广陈皮对兔离体肠肌运动的影响及祛痰作用研究 [J]. 中药与临床，2017，8（6）：50-53.

[37] 宋玉鹏，陈海芳，胡源祥，等. 陈皮及其主要活性成分对脾虚模型大鼠血清胃泌素、血浆乙酰胆碱、P 物质、胃动素和血管活性肠肽的影响 [J]. 中药药理与临床，2017，33（3）：79-83.

[38] 熊永建. 川陈皮素诱导肠动力平衡和缓解炎性肠病研究 [D]. 大连：大连医科大学，2015.

[39] 彭磊，张茜，李荣. 橙皮苷衍生物抗炎活性的筛选研究 [J]. 安徽医科大学学报，2011，46（1）：36-40.

[40] 李怡. 柑橘果皮醇提取物不同极性部位抗氧化、抗炎活性研究 [D]. 重庆：西南大学，2015.

［41］ Guardia T, Rotelli AE, Juarez AO, et al. Anti – inflammatory properties of plant flavonoids. Effects of rutin, quercetin and hesperidin on adjuvant arthritis in rat［J］. Farmaco, 2001, 56（9）: 683 – 687.

［42］ 官福兰, 王汝俊, 王建华. 陈皮及橙皮苷对小鼠胃排空、小肠推进功能的影响［J］. 中药药理与临床, 2002, 18（3）: 7 – 9.

［43］ 周贤梅, 赵阳, 何翠翠, 等. 陈皮挥发油对大鼠肺纤维化的干预作用［J］. 中西医结合学报, 2012, 10（2）: 200 – 209.

［44］ Cassidy A, Rimm EB, O'Reilly EJ, et al. Dietary flavonoids and risk of stroke in women［J］. Stroke, 2012, 43（4）: 946 – 951.

［45］ Lai HT, Threapleton DE, Day AJ, et al. Fruit intake and cardiovascular disease mortality in the UK Women's Cohort Study［J］. Eur J Epidemiol, 2015, 30（9）: 1035 – 1048.

［46］ Lim DW, Lee Y, Kim YT. Preventive effects of Citrus unshiu peel extracts on bone and lipid metabolism in OVX rats［J］. Molecules, 2014, 19（1）: 783 – 794.

［47］ 李雄英, 陈素红, 吕圭源, 等. 橙皮苷对脂肪乳剂致高脂血症模型大鼠血脂及血液流变学的影响［J］. 浙江中医药大学学报, 2013, 37（3）: 308 – 312.

［48］ Iio A, Ohguchi K, Iinuma M, et al. Hesperetin upregulates ABCA1 expression and promotes cholesterol efflux from THP – 1 macrophages［J］. J Nat Prod, 2012, 75（4）: 563 – 566.

［49］ Yen JH, Weng CY, Li S, et al. Citrus flavonoid 5 – demethylnobiletin suppresses scavenger receptor expression in THP – 1 cells and alters lipid homeostasis in HepG2 liver cells［J］. Mol Nutr Food Res, 2011, 55（5）: 733 – 748.

［50］ Lai CS, Ho MH, Tsai ML, et al. Suppression of adipogenesis and obesity in high – fat induced mouse model by hydroxylated polymethoxy flavones［J］. J Agric Food Chem, 2013, 61（43）: 10320 – 10328.

［51］ Nemoto K, Ikeda A, Yoshida C, et al. Characteristics of nobiletin – mediated alteration of gene expression in cultured cell lines［J］. Biochem Biophys Res Commun, 2013, 431（3）: 530 – 534.

［52］ Lee YS, Cha BY, Choi SS, et al. Nobiletin improves obesity and insulin resistance in high – fat diet – induced obese mice［J］. J Nutr Biochem, 2013, 24（1）: 156 – 162.

［53］ Assini JM, Mulvihill EE, Huff MW. Citrus flavonoids and lipid metabolism［J］.

Curr Opin Lipido, 2013, 24 (1): 34 - 40.

[54] Constantin RP, do Nascimento GS, Constantin RP, et al. Citrus flavanones affect hepatic fatty acid oxidation in rats by acting as prooxidant agents [J]. Biomed Res Int, 2013, 2013: 342973.

[55] Tsutsumi R, Yoshida T, Nii Y, et al. Sudachitin, a polymethoxylated flavone, improves glucose and lipid metabolism by increasing mitochondrial biogenesis in skeletal muscle [J]. Nutr Metab (Lond), 2014, 11 (1): 1 - 14.

[56] Kang SI, H Shin S, Ko HC, et al. Effects of sinensetin on lipid metabolism in mature 3T3 - L1 adipocytes [J]. Phytother Res, 2013, 27 (1): 131 - 134.

[57] 陈芝芸, 李剑霜, 蒋剑平, 等. 胡柚皮黄酮对非酒精性脂肪性肝炎小鼠肝组织 SIRTI/PGC - 1a 通路 [J]. 中国中药杂志, 2014, 39 (1): 100 - 105.

[58] Green CO, Wheatley AO, McGrowder DA, et al. Citrus peel polymethoxylated flavones extract modulates liver and heart function parameters in diet induced hypercholesterolemic rats [J]. Food Chem Toxicol, 2013, 51 (1): 306 - 309.

[59] Onoue S, Nakamura T, Uchida A, et al. Physicochemical and biopharmaceutical characterization of amorphous solid dispersion of nobiletin, a citrus polymethoxylated flavone, with improved hepatoprotective effects [J]. Eur J Pharm Sci, 2013, 49 (4): 453 - 460.

[60] 吉中强, 宋鲁卿, 牛其昌. 15 种理气中药体外对人血小板聚集的影响 [J]. 中草药, 2001, 32 (5): 428 - 430.

[61] Roohbakhsh A, Parhiz H, Soltani F, et al. Molecular mechanisms behind the biological effects of hesperidin and hesperetin for the prevention of cancer and cardiovascular diseases [J]. Life Sci, 2015, 124: 64 - 74.

[62] Yu HY, Park SW, Chung IM, et al. Anti - platelet effects of yuzu extract and its component [J]. Food Chem Toxicol, 2011, 49 (12): 3018 - 3024.

[63] Itoh K, Masuda M, Naruto S, et al. Effects of unripe Citrus hassaku fruits extract and its flavanone glycosides on blood fluidity [J]. Biol Pharm Bull, 2010, 33 (4): 659 - 664.

[64] Chanet A, Milenkovic D, Deval C, et al. Naringin, the major grapefruit flavonoid, specifically affects atherosclerosis development in diet - induced hypercholesterolemia in mice [J]. J Nutr Biochem, 2012, 23 (5): 469 - 477.

[65] Bharti S, Rani N, Krishnamurthy B, et al. Preclinical evidence for the pharmacological actions of naringin: a review [J]. Planta Med, 2014, 80 (6): 437 - 451.

［66］Dall' Asta M, Derlindati E, Curella V, et al. Effects of naringenin and its phase II metabolites on in vitro human macrophage gene expression ［J］. Int J Food Sci Nutr, 2013, 64 (7): 843 – 849.

［67］Chanet A, Milenkovic D, Claude S, et al. Flavanone metabolites decrease monocyte adhesion to TNF – alpha – activated endothelial cells by modulating expression of atherosclerosis – related genes ［J］. Br J Nutr, 2013, 110 (4): 587 – 598.

［68］Chen S, Ding Y, Tao W, et al. Naringenin inhibits TNF – alpha induced VSMC proliferation and migration via induction of HO – 1 ［J］. Food Chem Toxicol, 2012, 50 (9): 3025 – 3031.

［69］Assini JM, Mulvihill EE, Sutherland BG, et al. Naringenin prevents cholesterol – induced systemic inflammation, metabolic dysregulation, and atherosclerosis in Ldlr (–) / (–) mice ［J］. J Lipid Res, 2013, 54 (3): 711 – 724.

［70］Yoshida H, Watanabe H, Ishida A, et al. Naringenin suppresses macrophage infiltration into adipose tissue in an early phase of high – fat diet – induced obesity ［J］. Biochem Biophys Res Commun, 2014, 454 (1): 95 – 101.

［71］Lam K H, Alex D, Lam I K, et al. Nobiletin, a polymethoxylated flavonoid from citrus, shows anti – angiogenic activity in a zebrafish in vivo model and HUVEC in vitro model ［J］. J Cell Biochem, 2011, 112 (11): 3313 – 3321.

［72］Lam IK, Alex D, Wang YH, et al. In vitro and in vivo structure and activity relationship analysis of polymethoxylated flavonoids: identifying sinensetin as anovelantiangiogenesis agent ［J］. Mol Nutr Food Res, 2012, 56 (6): 945 – 956.

［73］Seo J, Lee HS, Ryoo S, et al. Tangeretin, a citrus flavonoid, inhibits PGDF – BB – induced proliferation and migration of aortic smooth muscle cells by blocking AKT activation ［J］. Eur J Pharmacol, 2011, 673 (1/3): 56 – 64.

［74］Mac Kinnon AC, Liu X, Hadoke PW, et al. Inhibition of galectin – 3 reduces atherosclerosis in apolipoprotein E – deficient mice ［J］. Glycobiology, 2013, 23 (6): 654 – 663.

［75］Yang Z, Liu Y, Deng W, et al. Hesperetin attenuates mitochondria – dependent apoptosis in lipopolysaccharideinduced H9C2 cardiomyocytes ［J］. Mol Med Rep, 2014, 9 (5): 1941 – 1946.

［76］Testai L, Martelli A, Marino A, et al. The activation of mitochondrial BK potassium channels contributes to the protective effects of naringenin against myocardial ischemia/reperfusion injury ［J］. Biochem Pharmacol, 2013, 85 (11):

1634 – 1643.

［77］Nakajima A, Aoyama Y, Nguyen TT, et al. Nobiletin, a citrus flavonoid, ameliorates cognitive impairment, oxidative burden, and hyperphosphorylation of tau in senescence – accelerated mouse ［J］. Behav Brain Res, 2013, 250 (6): 351 – 360.

［78］Kimura J, Nemoto K, Yokosuka A, et al. 6 – Demethoxynobiletin, a nobiletin – analog citrus flavonoid, enhances extracellular signal – regulated kinase phosphorylation in PC12D cells ［J］. Biol Pharm Bull, 2013, 36 (10): 1646 – 1649.

［79］Yasuda N, Ishii T, Oyama D, et al. Neuroprotective effect of nobiletin on cerebral ischemia – reperfusion injury in transient middle cerebral artery – occluded rats ［J］. BrainRes, 2014, 1559 (17): 46 – 54.

［80］Yabuki Y, Ohizumi Y, Yokosuka A, et al. Nobiletin treatment improves motor and cognitive deficits seen in MPTP – induced Parkinson model mice ［J］. Neuroscience, 2014, 259 (4): 126 – 141.

［81］王秀琪，丁晓波，曾明. 川陈皮素对阿尔茨海默病的神经保护作用 ［J］. 重庆医学，2014, 43 (22): 2948 – 2951.

［82］张兰. 川陈皮素对实验性脑梗死大鼠脑保护作用及其对 p – Akt、p – CREB、BDNF、Bcl – 2 和 Claudin – 5 调节作用的实验研究 ［D］. 石家庄：河北医科大学，2013.

［83］Wu JJ, Cui Y, Yang YS, et al. Mild mitochondrial depolarization is involved in a neuroprotective mechanism of Citrus sunki peel extract ［J］. Phytother Res, 2013, 27 (4): 564 – 571.

［84］Jain M, Parmar HS. Evaluation of antioxidative and anti – inflammatory potential of hesperidin and naringin on the rat air pouch model of inflammation ［J］. Inflamm Res, 2011, 60 (5): 483 – 491.

［85］Leray V, Freuchet B, Le Bloc' h J, et al. Effect of citrus polyphenol – and curcumin – supplemented diet on inflammatory state in obese cats ［J］. Br J Nutr, 2011, 106 (Suppl 1): S198 – 201.

［86］Kim SW, Kim CE, Kim MH. Flavonoids inhibit high glucose – induced up – regulation of ICAM – 1 via the p38 MAPK pathway in human vein endothelial cells ［J］. Biochem Biophys Res Commun, 2011, 415 (4): 602 – 607.

［87］Zanotti Simoes Dourado GK, de Abreu Ribeiro LC, Zeppone Carlos I, et al. Orange juice and hesperidin promote differential innate immune response in macrophages ex vivo ［J］. Int J VitamNutr Res, 2013, 83 (3): 162 – 167.

[88] Bentli R, Ciftci O, Cetin A, et al. Oral administration of hesperidin, a citrus flavonone, in rats counteracts the oxidative stress, the inflammatory cytokine production, and the hepatotoxicity induced by the ingestion of 2,3,7,8 – tetra-chlorodibenzo – p – dioxin (TCDD) [J]. Eur Cytokine Netw, 2013, 24 (2): 91 – 96.

[89] 贺燕林，杨中林. 陈皮不同提取物及橙皮苷部位的抗炎活性比较研究 [J]. 亚太传统医药, 2014, 10 (13): 23 – 25.

[90] 郭珊珊. 多甲氧基黄酮的抗炎活性及相关分子机制研究 [D]. 青岛：中国海洋大学, 2012.

[91] Manthey JA, Bendele P. Anti – inflammatory activity of an orange peel polyme-thoxylated flavone, 3′,4′,3,5,6,7,8 – heptamethoxyflavone, in the rat carrag-eenan/paw edema and mouse lipopolysaccharide – challenge assays [J]. J Agric Food Chem, 2008, 56 (20): 9399 – 9403.

[92] Bae EA, Han MJ, Kim DH. In vitro anti – Helicobacter pylori activity of some flavonoids and their metabolites [J]. Plan Med, 1999, 65 (5): 442 – 443.

[93] Krolicki Z, Lamer ZE. Investigation of antifungal effect of falvonaoids [J]. J Heb, 1984, 30 (2): 53 – 57.

[94] Bae EA, Han MJ, Lee M, et al. In vitro inhibitory effect of some flavonoids on rotavirus infectivity [J]. Biol Pharm Bull, 2000, 23 (9): 1122 – 1124.

[95] Qin HM, Zhu SM, Yu SJ, et al. Study on the antimicrobial and antioxidant ac-tivities of hesperidin and the complexation with copper (Ⅱ) [J]. Food Tech, 2006, 6: 81 – 83.

[96] 闫优优. 新橙皮苷的体内外糖脂代谢调节作用及其机制研究 [D]. 杭州：浙江大学, 2014.

[97] 李慧，杨中林. 橙皮苷降血脂作用的实验研究 [J]. 中医药学报, 2010, 38 (1): 23 – 25.

[98] 陆红玲，钱民章. 橙皮苷对辛伐他汀调脂作用及细胞色素 P4503A mRNA 表达的影响 [J]. 中国药理学通报, 2004, 20 (3): 330 – 334.

[99] 冯宝民，蒋革，贾景明. 柚皮苷和新橙皮苷抗过敏作用的研究 [J]. 大连大学学报, 2005, 26 (4): 63 – 64.

[100] Fujita T, Shiura T, Masuda M, et al. Anti – allergic effect of a combination of Citrus unshiu unripe fruits extract and prednisolone on picryl chloride – induced contact dermatitis in mice [J]. J Nat Med, 2008, 62 (2): 202 – 206.

[101] 蔡莉，李荣，吴清清. 橙皮苷对慢性应激抑郁模型大鼠行为学及 HPA 轴

的影响［J］．中国中药杂志，2013，38（2）：229－232.

［102］米慧娟，石修璞，杨中林．橙皮苷对胰岛素抵抗 HepG2 细胞体外糖代谢的影响［J］．西北药学杂志，2013，28（3）：278－282.

［103］源瀚祺．茶枝柑皮提取物中川陈皮素和桔皮素的药动学及肠吸收研究［D］．广州：广东药学院，2011.

［104］武琦．陈皮碱性提取物对肺纤维化小鼠的保护作用及对肺成纤维细胞凋亡的影响［D］．南京：南京中医药大学，2018.

［105］Zheng GD, Hu PJ, Chao YX, et al. Nobiletin induces growth inhibition and apoptosis in human nasopharyngeal carcinoma C666－1 cells through regulating PARP－2/SIRT1/AMPK signaling pathway［J］. Food Science & Nutrition, 2019, 7（3）：1104－1112.

［106］Gao Z, Wang ZY, Guo Y, et al. Enrichment of polymethoxy flavones from Citrus reticulata 'Chachi' peels and their hypolipidemic effect［J］. J Chromatogr B：Analyt Technol Biomed Life Sci, 2019, 1124：226－232.

第五章　新会陈皮的应用

　　陈皮是我国著名的药食两用中药材，也是临床上常用的大宗中药材之一。中医学认为，陈皮味苦、辛，性温，归肺、脾经，理气、健脾、燥湿、化痰。陈皮又称橘皮，历代本草对其功效多有记载。如《本草纲目》载："橘皮，苦能泻能燥，辛能散，温能和。其治百病，总是取其理气燥湿之功，同补药则补，同泻药则泻，同升药则升，同降药则降。脾乃元气之母，肺乃摄气之龠，故橘皮为二经气分之要药，但随所配而补泻升降也。"《本草汇言》记载："味辛善散，故能开气；味苦开泄，故能行痰；其气温平，善于通达，故能止呕、止咳，健脾和胃者也。"东垣曰："夫人以脾胃为主，而治病以调气为先，如欲调气健脾者，橘皮之功居其首焉。"陈皮的应用在古方剂中广为存在，含陈皮的复方多用于脾胃气滞、湿浊中阻、咳嗽痰多、脾胃气虚、胃失和降、水肿、泄痢、积聚及补气药的佐使等。另外，所治病证中还包括疮疡、失眠、诸痔、酒毒等，并一直沿用至现代的处方当中，主要用于呼吸系统和消化系统疾病的治疗，但也有用于心血管疾病和妇科疾病。此外，陈皮是一种适用性广泛的中药，不但可入药用，配伍成方剂治疗百病，还可入菜肴，以去腥解腻，提鲜增香，又可入药膳，有食疗之功。临证时可根据各病证型的特点，配食不同的陈皮药膳，不仅保留了陈皮的药用价值，又兼顾了饮食的色、香、味，"寓医于食"，药借食力，既可防病治病，又可减轻药物的毒副作用，以进一步改善患者生活质量，促进患者康复。

　　近年来，随着中药药理学研究的深入，临床上逐渐对陈皮的药理作用有了更深入的了解，这也为陈皮在临床上的应用提供了理论依据，可以说对陈皮的功效与应用的认识是一个不断丰富和完善的过程。

第一节　新会陈皮的临床应用

　　以陈皮药材入药的可分为陈皮和广陈皮。其中广陈皮为广东道地药材，乃"广东三宝"之首和"广东十大中药材"之一，历史贸易中特称"广陈皮"，以别于其他省所产。广陈皮作为陈皮中的特殊和优良品种，有其独特的功效和药理。《中国药典》在性状上明确区分了陈皮和广陈皮，说明两者在临床应用和日常食用中有明显区别。广陈皮主产于广东新会、四会，其中又以新会地区所产的"新会陈皮"为上品，为中国国家地理标志产品，具有很高的药用价值，早在宋代就已成为南北贸易的"广货"之一。新会陈皮具有源远流长的药用历史，深受各代医家的青睐和尊崇。清末著名中医学家张寿颐曰："新会皮，橘皮也，以陈年者辛辣之气稍和为佳，故曰陈皮……其通用者新会所产，故通称曰新会皮，味和而辛不甚烈。"清代名医叶天士所开的中药"二陈汤"，特别注明为"新会皮"。因不是新会所产者其药效远逊，且乏香味而痹口，所以新会陈皮价格较高，皮比肉贵。虽然广陈皮与普通陈皮之间存在着较大的差别，从某种意义上讲普通陈皮无法取代以新会陈皮为代表的广陈皮的药用价值，但新会陈皮作为广东新会的地方特产，产量有限，容易造成市场供不应求、市价抬高的现象，故现今在广东新会已在大力发展新会陈皮的种植产业。

一、呼吸系统疾病

陈皮既能燥湿化痰，又能温化寒痰，同时还具有辛散苦泄的功效，能宣肺止咳，用于痰湿壅滞、肺失宣降、咳嗽痰多、气逆等证。对陈皮在呼吸系统疾病防治方面的应用，古代本草已进行了较为详细的描述，并列为陈皮的主要功效。如《药性论》载"橘皮，清痰涎，开胃，治上气咳嗽，主痢，破癥瘕痃癖，治胸膈间气"；《本草拾遗》和《日华子本草》均记载橘皮有理气调中、消痰止咳作用；清《本草备要》《本草从新》和《医林纂要·药性》均有燥湿化痰的描述。历代祛痰剂的代表方中涉及陈皮配伍的方剂，如二陈汤、陈夏六君汤、温胆汤、止嗽散等均以陈皮为主药。可见陈皮在治疗呼吸系统疾病方面的应用最为广泛，可用于治疗咳嗽、哮喘、急慢性支气管炎、肺炎等疾病，并取得较好的疗效。

（一）咳嗽

咳嗽是肺系多种疾病的常见症状之一，可由于气管、支气管黏膜或胸膜受炎症、异物、物理或化学性刺激引起，是许多疾病的一种非特异性症状。西医的肺炎、肺脓肿、肺结核、肺癌、支气管扩张等疾病都会表现出咳嗽。中医学认为咳嗽的病因主要分外感和内伤，外感咳嗽多因风寒燥热之邪，内伤咳嗽属脏腑虚损，气虚血亏，七情郁结。外感咳嗽多因风邪犯肺所致。风邪犯肺，肺气不宣，虽经发汗，其邪未尽，此时外邪十去八九，而肺气仍然宣降无权。肺气闭郁，郁而不宣，则发咳嗽；肺津不布，液聚为痰，故咳痰不爽。治之大法，重在理肺止咳，微加疏散之品。如咳嗽不停，可由急性转为慢性，慢性咳嗽属"内伤咳嗽"范畴，病理多为正虚、邪实并见，表现为肺脾气虚，肝肺阴虚，病程持久，反复不愈。故治疗慢性咳嗽应以祛邪扶正、兼顾标本为法则。

徐艳花以二陈汤加味（陈皮 5~10g，半夏 2~6g，鱼腥草 6~12g，桔梗、白前、茯苓、黄芪、炙瓜蒌皮各 3~9g，射干、炒莱菔子各 1~6g，荆芥、炙甘草各 3~6g，生姜 3g，红枣 4 枚）治疗小儿咳嗽，患儿以咳嗽为主要症状，多继发于感冒之后，常因气候变化而发作，可伴随鼻流清（浊）涕、饮食减少等；肺部听诊为两肺呼吸音粗糙，或有少量散在的干性啰音；X 线摄片或透视检查，示肺纹理增粗。西医儿科确诊为上呼吸道感染。根据年龄及病情，药物剂量酌情加减，每日 1 剂，每 4 小时 1 次或不拘时温服。治疗 146 例，治愈 130 例，好转 16 例，总有效率为 100%。

赵永祥以止嗽散为基础方（炙百部 20g，紫菀 15g，前胡、荆芥、陈皮、桔梗、甘草各 10g），辨证加减治疗外感后咳嗽 110 例，该 110 例患者确诊为"感冒"后"咳嗽"，并排除慢性支气管炎、肺结核、肺癌、支气管扩张、肺间质纤维化等其他原因引起的咳嗽。水煎早晚分服，每日 1 剂，7 天为 1 个疗程，结果治愈 76 例，好转 26 例，无效 8 例，总有效率 92.7%。方中陈皮宣肺理气以止咳消痰，诸药配合，共奏疏风宣肺、止咳化痰之功效。全方具有温而不燥、润而不腻、散寒而不助热、解表而不伤正之特点。

蔡青山用自拟柴胡青陈汤（青皮 10g，陈皮 10g，柴胡 12g，黄芩 10g，半夏 10g，党参 10g，生姜 10g，桔梗 10g，炙麻黄 6g，杏仁 10g，炙甘草 6g），随症加减治疗中医辨证为气郁型咳嗽。患者主要表现为夜间咳甚或昼夜阵咳，多痰，舌苔薄白或薄黄，舌质偏红、黯，脉弦细或弦数滑；有的患者伴有发热，或寒热往来，两胁胀满，心烦心悸，口干口苦，胸闷气促等。患者均排除肺结核、肺部肿瘤、心源性咳嗽及中枢性咳嗽。此种咳嗽中医辨证属风寒之邪郁闭肺气，肺气不利，进而入于半表半里，以致少阳枢机不利，胆气不舒。全方以水煎服，每日 1 剂，14 日为 1 个疗程，治疗 1 个疗程后统计疗效。治疗 48 例，痊愈 21 例，显效 18 例，有效 6 例，无效 3 例，总有效率为 93.8%。方中以陈皮理脾胃之气为主药，诸药合用，使中焦升降枢纽恢复其职。

（二）支气管哮喘

支气管哮喘简称哮喘，是由多种细胞（如嗜酸性粒细胞、肥大细胞、T 淋巴细胞、中性粒细胞、气道上皮细胞等）和细胞组分参与的气道慢性炎症性疾患。这种慢性炎症导致气道高反应性的产生，通常出现广泛多变的可逆性气流受限，并引起反复发作的喘息、气急、胸闷或咳嗽等症状，有时咳嗽可为唯一症状（咳嗽变异性哮喘，为临床一种特殊类型的哮喘）。中医学认为哮喘发作的主要病理机制是外邪引动伏痰，伏痰不仅是哮喘反复发生的重要病理基础，同时也是疾病过程中的病理产物。伏痰的产生与肺、脾两脏有着密切联系。陈皮味辛、苦，性温，健脾燥湿化痰，尤善理肺脾之气，可运转脾枢气机，一方面健脾，使水湿化生为精微物质濡养全身，增强机体抗邪能力；另一方面行水，避免水湿停聚生痰，上储肺窍，酿生痰热。陈皮的使用体现了古代医家"治痰咳，先化其痰，欲化其痰者，必理其气"的治疗大法。

陈竹等用著名老中医黄建业教授的经验方清气化痰汤（陈皮、枳壳、胆南星、全瓜蒌、黄芩、浙贝母、法半夏、杏仁、茯苓、甘草等）治疗小儿痰热壅肺型哮喘 30 例，对照组用丙酸倍氯米松、沙丁胺醇气雾剂治疗 30 例。清气化痰汤制备成颗粒剂，1 次 1 袋，20 ~ 30mL 开水冲兑，温服，每日 3 次。两组均以 7 天为 1 个疗程，连服 1 个疗程。两组服药期间均忌食辛辣、腥冷、油腻之品。结果显示，对照组患儿痊愈 4 例，显效 7 例，有效 11 例，无效 8 例；总有效率73.3%，痊愈率13.3%。治疗组患儿痊愈 12 例，显效 10 例，有效 3 例，无效 5例；总有效率83.33%，痊愈率40.0%。在痊愈和显效方面，治疗组明显优于对照组（$P < 0.05$）。说明治疗组在治疗小儿痰热壅肺哮喘痊愈率、总有效率方面优于对照组。

杨建美以加味止嗽散（桔梗、白前、陈皮、半夏、紫菀、百部、荆芥、甘草）治疗符合诊断标准的小儿咳嗽变异型哮喘患者 168 例，每日 1 剂，取汁250mL，3 岁以下患儿每日分 4 ~ 6 次服完，4 岁以上患儿每日分 3 次服完，4 日为 1 个疗程，进行疗效统计。结果显效 74 例，好转 88 例，无效 6 例，总有效率为94.64%。方中陈皮不仅能和中健胃，且可助其他药物祛痰。全方温润平和，散寒而不助热，疏表而不伤正。

（三）支气管炎

支气管炎是指气管、支气管黏膜及其周围组织的慢性非特异性炎症。主要病因为病毒和细菌的反复感染。支气管炎可分为急性支气管炎、慢性支气管炎两类，两者均表现为咳嗽、咳痰，部分患者会引起气道痉挛，出现喘憋症状，如感染严重，可伴随发热。支气管炎属中医学"咳嗽""喘证"之范畴。风寒或风热之邪由表入里，阻遏肺气，肺失宣肃，津液不布，聚而为痰，痰气交阻，气道不利，上逆则为咳喘。

孟晶利等将符合诊断标准的慢性支气管炎急性发作期（风寒证）患者分为对照组 62 例和观察组 63 例，对照组给予常规治疗，观察组给予杏苏二陈汤治疗。结果显示，观察组临床相关症状与体征消失时间（咳嗽、喘憋、气促、喉中痰鸣、啰音消失时间）均明显短于对照组（$P < 0.05$）；观察组总有效率达到95.2%，明显高于对照组的 72.58%（$P < 0.05$）。方中陈皮理气健脾，燥湿化痰，配合方中其他药联用，共奏宣肺散寒、解表宣肺、化痰止咳等功效，进而能

有效改善患者的临床症状，提高治疗效果。

陈艳等将符合诊断标准的单纯性老年慢性支气管炎患者58例，分为合剂组30例和抗炎组28例，合剂组予以五味陈皮合剂（由五味子、陈皮、桑皮、半夏、当归、川贝母、茯苓、甘草组成），每日3次口服，每次25mL；抗炎组采用复方茶碱片、螺旋霉素治疗。两组均以连服10天为1个疗程。结果显示，合剂组显效6例，好转19例，无效5例，总有效率为83.3%；抗炎组显效7例，好转17例，无效4例，总有效率为85.7%。合剂组与抗炎组在治疗结果和症状疗效比较上均无显著性差异，提示合剂组有较好的疗效。且由随访情况可见，抗炎组较合剂组复发率高，提示本合剂较抗炎组疗效稳定。

（四）慢性阻塞性肺疾病

西医认为慢性阻塞性肺疾病（COPD）是一种具有气流受限特征的肺部疾病，其气流受限不完全可逆，并呈进行性发展。COPD可分为稳定期和急性加重期。急性加重期病情较急，患者的症状持续恶化，咳嗽、咳痰、气短症状持续加重。根据患者的临床表现，COPD可归属于中医学"喘证""痰饮""肺胀""心悸""水肿""惊厥""闭证""脱证"等多种危重症范畴，常表现为喘、厥、痉、闭、脱等特点。主要是由于肺、脾、肾三脏功能失调，导致津液代谢失常、水液停聚于身体某一局部而形成病变。该病性属本虚标实，本虚即肺、脾、肾三脏虚损，标实指由于正虚卫外不固，外邪反复侵袭，诱使本病发作。在肺、脾、肾三脏之中，肺气虚是始发因素，亦是首要条件。

徐坡等选取72例COPD患者，随机分为治疗组和对照组，对照组35例予西医常规治疗，治疗组37例在对照组的基础上予黄芪陈皮药对浓煎口服或鼻饲，比较两组患者的血气分析、最大吸气口腔压（MIP），并对两组中需要机械通气的患者进行亚组分析，比较两组患者的脱机时间及脱机拔管成功率。结果显示，与对照组相比，治疗组的二氧化碳分压（$PaCO_2$）明显降低，MIP明显升高，差异具有统计学意义（$P < 0.05$）；治疗组脱机时间明显缩短，脱机成功率高，且差异具有统计学意义（$P < 0.05$）。方中以陈皮和黄芪组成药对，两药药性相合，作用相辅相成，补气行气兼备。黄芪补益肺气，配以陈皮理气和中，防止黄芪滋腻碍胃，涩滞气机，使补中寓消、补中寓通、补中寓运，使脾胃的升降运化功能得以恢复正常，更让补益肺气达到事半功倍的效果。

官凯悦等将符合纳入标准的COPD稳定期60例患者随机分为两组，每组30例，对照组予西药治疗，观察组采用金水六君煎合生脉散加减（主含有陈皮）联合西药治疗。结果显示，对照组和观察组对COPD稳定期患者肺功能指标FEV_1、FEV_1/FVC、$FEV_1\%$均无改善作用，但两组均能改善患者的中医症状积分、CAT 积分及减少急性加重次数，并且观察组在改善中医症状积分和减少急性加重次数方面，效果明显优于对照组，进而提示在西药治疗的基础上，加以金水六君煎汤合生脉散加减（主含陈皮）治疗 COPD 稳定期患者，可以有效改善患者的临床症状，提高生活质量。

二、消化系统疾病

陈皮的应用范围非常广泛，其作为一些方剂的主药特别在胃肠道疾病中具有重要的应用价值。不少著名理气方剂多选用陈皮配伍治疗消化系统疾病，特别是肝胆疾病，如参苓白术散、六君子汤、二陈汤、温胆汤等，体现了陈皮的另一功效——理气健脾，临床主要用以治疗寒湿中阻，脾气壅滞之脘腹胀痛、呕恶腹泻等症。而现代药理研究更是进一步证实了陈皮几千年来的应用实践，其主要功效之一是调节整个消化系统的功能，针对胃肠道相关疾病，从消化不良、肠功能紊乱到急慢性胃炎、消化性溃疡，还有脂肪肝、动脉粥样硬化，甚至是胃癌、结肠癌等都可起到防治效果。

（一）功能性消化不良

功能性消化不良（FD）是指具有上腹饱胀、胸骨后或胃脘部疼痛、早饱、嗳气、烧心泛酸、食欲不振等上腹不适的症状，经检查排除引起这些症状的器质性疾病的一组临床综合征。FD 是临床上最为常见的一种功能性疾病，但发病机制尚未明了，至今也未有肯定和统一的治疗方法。西药多用胃动力药和 H2 受体拮抗剂等进行对症治疗，但存在副作用大、价格昂贵、复发率高等缺点；中医药在 FD 治疗上有疗效显著、不良反应少的特点；中西医结合治疗也取得了满意效果。中医虽无功能性消化不良的病名，但多据其临床表现而归属于“胃脘痛”“积滞”“痞满”“嘈杂”等范畴。患者多因饮食停滞于胃肠，积久蕴生湿热，或过食肥甘厚腻，或外感湿热之邪，积聚内阻中焦，导致气机壅塞不行，而发为功能性消化不良。脾虚气滞是该病病因病机的基础，治疗上应注重健脾降胃、疏肝理气、除胀。中医学认为，陈皮具燥湿健脾、和胃止呕之功。现代药理研究表明，陈皮对消化道有缓和的刺激作用，能促进胃液分泌，并有抗炎止血作用。

李景新等对新会陈皮治疗 FD 疗效进行系列研究报道，陈皮散治疗组患者分别选用广东省江门市贮存 20 年、10 年、5 年的道地新会陈皮（研粉，按每粒0.6g 入胶囊；每次 6 粒，每天 3 次，共服 4 周）治疗，中西医结合治疗组患者均以陈皮散加服西药对症治疗。患者总疗程为 4 周，第 1、2 周为第 1 疗程，第 3、4 周为第 2 疗程。结果显示，贮存 20 年陈皮散组第 1 和第 2 疗程总有效率分别为74.19% 和 90.32%，中西医结合组第 1 和第 2 疗程总有效率分别为 79.41% 和

94.12%。表明陈皮能提高多潘立酮与铝碳酸镁联合治疗 FD 中胃痛隐隐、胃部饱胀不适等单个症状的疗效。提示单味贮存 20 年陈皮治疗 FD 已差不多达到中西医结合用药的疗效。同时，过往的临床研究成果表明，贮存 5 年和 10 年陈皮散组和中西医结合组总有效率比较，差异均无显著性意义（$P > 0.05$）；贮存 10 年与 20 年陈皮散在第 1 疗程比较，差异有非常显著性意义（$P < 0.01$），第 2 疗程比较，差异有显著性意义（$P < 0.01$）。在中西医结合组第 1 疗程中，用贮存 20 年的陈皮比用贮存 10 年的疗效更好，差异有非常显著性意义（$P < 0.01$），提示贮存 20 年陈皮治疗 FD 比 5 年和 10 年陈皮的疗效更好。

陈晓岩等将 110 例诊断为 FD 患者随机分为两组，治疗组 60 例予健脾疏肝降逆方（陈皮、半夏、白术、香附、延胡索、枳壳、郁金等）口服，对照组 50 例，口服吗丁啉、奥克，疗程 4 周，观察两组疗效及症状变化。结果显示，总有效率治疗组 93.3%，对照组 74.0%，差异有显著性意义（$P < 0.01$）。表明健脾疏肝降逆方具有健脾疏肝、和胃降逆之功效，治疗 FD 疗效满意。中医学认为，脾虚、肝郁、胃气不降是 FD 发病的重要因素，与西医认为该病是由胃肠道动力障碍所引起的观念基本一致。方中陈皮健脾和胃降逆，与方中其他疏肝调气的中药配合使用，可调节胃肠运动，改善胃肠功能状态。

卢宏福将符合诊断标准的 FD 患者随机分为中药组和对照组各 98 例，中药组用自拟宁胃解郁汤（香附、陈皮、党参、炒白术、北柴胡、黄芩片、茯神、莲子、合欢花、大枣、炙甘草）随症加减治疗，对照组用西药治疗，两组均以 4 周为 1 个疗程。结果显示，中药组治愈 60 例，有效 29 例，无效 9 例，治愈率为 61.22%，总有效率为 90.81%；对照组治愈 45 例，有效 24 例，无效 29 例，治愈率为 45.92%，总有效率为 70.40%。表明宁胃解郁汤较应用西药治疗能显著改善 FD 患者的临床症状，减轻患者痛苦，提高治疗效果，无明显不良反应。方中陈皮行气调中、燥湿化痰，现代研究表明陈皮可调节胃肠运动、抗溃疡、增强免疫，与方中其余药物配合，具有保护胃肠黏膜、增强胃肠蠕动、镇静安定、增强免疫功能作用，符合西医对 FD 的治疗原则。

（二）小儿厌食症

小儿厌食症是以长期厌食、拒食或严重挑食、食量明显减少为主要表现的症候群。厌食症是小儿时期常见的消化道疾病之一，长期厌食，不但影响患儿的生长发育，而且会影响小儿身心健康。中医学认为，小儿厌食症"症在厌食，病在脾胃"。小儿脏腑娇嫩，形气未充，脾常不足，肝常有余，或因先天脾胃虚弱，或饮食喂养不当，或因久病脾胃损伤，或因小儿情志不畅，肝气郁结。中医治疗本病的辨证分型多，但均以脾胃为主，兼顾肝肾，最主要的治疗方法也多以运脾开胃法为主，药物组方中多选用陈皮以理气健脾，和中健运，使健中有消，运脾醒脾。

帅粉荣选取符合诊断标准的小儿厌食症患儿 60 例，随机分为治疗组与对照组各 30 例。治疗组采用自拟厌食方（方药组成：黄芪 10g，党参 10g，陈皮 5g，白术 6g，草豆蔻 3g，枳实 3g，茯苓 6g，鸡内金 10g，焦山楂 10g，焦神曲 10g，麦芽 10g）口服，对照组采用醒脾养儿颗粒常规治疗方法，进行疗效比较。结果显示，两组总有效率无显著差异，但是治疗组治疗显效率（86.7%）显著高于对照组（53.5%），两组比较有统计学意义（$P < 0.05$）。

李彦飞运用中医辨证加减，治疗属脾气亏虚、脾失健运型小儿厌食症 1 例，组方如下：苍术 12g，陈皮 10g，厚朴 9g，藿香 9g，党参 10g，茯苓 12g，白术 10g，甘草 4g，黄芪 10g，防风 4g。每日 1 剂，水煎服，同时嘱其家属，每日熬制山药薏米山楂羹服用，以健脾益气，利湿开胃。10 天后复诊，患儿食欲明显改善，知饥欲食。上方改为三九中药颗粒，冲服，每日 1 剂，再服 10 天，病症痊愈。

（三）肠易激综合征

肠易激综合征是一种临床常见的肠道功能紊乱性疾病，是一组包括腹痛、腹胀、排便习惯改变和大便性状异常等表现的临床综合征。本病属于中医学"腹痛、泄泻、便秘"等病证范畴。肠易激综合征病程长，病情缠绵，易复发，治疗难度较大，西医在其发病机制方面探索尚未明了，缺乏特效的治疗。中医采用辨证与辨病相结合的治疗原则，在缓解患者症状、提高生活质量、改善预后方面存在着一定的优势。本病的中医辨证多属脾虚肝旺，土虚木乘，脾受肝制，升降失常。治疗宜疏肝解郁，健脾和胃。药物选取上多配用陈皮以理气燥湿，醒脾和胃止痛。

姚辉菊选取符合肠易激综合征诊断标准的患者 71 例，随机分为两组，治疗组 34 例口服安肠散（柴胡、党参、陈皮、炒白术、茯苓、川芎、香附、枳壳、芍药、甘草），对照组 37 例口服马来酸曲美布汀片。两组均 3 周为 1 疗程。结果显示，治疗组总有效率为 91.2%，对照组总有效率为 73.0%，治疗组疗效优于对照组（$P < 0.05$）。

苏佩清等自拟加味痛泻要方（莲子肉、白芍各 20g，焦白术、陈皮、防风、葛根各 15g，砂仁、木香、香附、黄连、五味子、甘草各 10g）治疗肠易激综合征 75 例，每日 1 剂，水煎服。对照组 73 例，服用得舒特 50mg，每日 3 次口服。两组均以 4 周为 1 个疗程，治疗期间不使用其他相关药物。结果显示，治疗组痊愈 36 例，显效 28 例，有效 8 例，无效 3 例，总有效率 96%；对照组痊愈 12 例，显效 15 例，有效 28 例，无效 18 例，总有效率 75.3% 。两组总有效率比较有非常显著性差异（$P < 0.01$）。

（四）脂肪肝

脂肪肝是指由于各种原因引起的肝细胞内脂肪堆积过多的病变，是一种常见的肝脏病理改变，而非一种独立的疾病。脂肪肝一般分为酒精性脂肪肝和非酒精性脂肪肝两大类。中医学并无"脂肪肝"的病名，但根据其病因、发病机理及临床症状和体征，大致可归属于中医学的"痰浊""积聚""胁痛""痞满""肝癖"等范畴。本病责之于痰、湿、瘀，因肝失疏泄，脾失健运，湿热内蕴，痰浊郁结，瘀血阻滞而最终形成湿痰瘀阻互结，痹阻肝脏脉络而成。治疗多以化浊健脾、活血化瘀为法。

国外多中心试验评估了中草药胆宁片（由大黄、虎杖、陈皮、青皮、白茅根、郁金、山楂组成）短期治疗 232 例非酒精性脂肪肝疗效和安全性，治疗 3 个月后对改善临床症状、血清 ALT 水平、血脂、脂肪肝的有效率分别为 85.8%、78.2%、39.6%、34.0%，副反应发生率为 15.1%，患者普遍耐受良好，无严重副反应。

郑伟民等以自拟化痰行瘀方辨证加减治疗非酒精性脂肪肝 48 例。基本组方为：陈皮 15g，半夏 15g，茯苓 15g，制大黄 6g，生山楂 10g，丹参 15g，鸡血藤 15g，泽泻 20g，郁金 12g，柴胡 10g，白芍 10g。结果显示，临床痊愈 31 例，占 64.6%；显效 14 例，占 29.2%；无效 3 例，占 6.3%；总有效率为 93.8%。方中用陈皮以健脾化痰为主，诸药配合，共奏舒肝理脾、化痰除湿、调气行瘀之功，在治本时兼顾治标，使痰湿得除，瘀阻得消，肝脏血流畅通，脂肪无处存积，故而获效。

杨超等随机选取脂肪肝患者 96 例，随机分成两组，对照组采用以丹参为主药的复方汤剂进行治疗；实验组采用丹参联合陈皮、柴胡为主药的汤剂治疗。3个疗程后检测两组患者血清中特定物质含量，对疗效进行对比分析。结果显示，两组患者经不同方法治疗后，均取得良好临床效果，但联合用药效果较仅用丹参为主药疗效更为显著（$P < 0.01$），具有统计学意义，表明相对以丹参联合陈皮、柴胡治疗脂肪肝具有更好的临床治愈效果。方中陈皮配以柴胡具有理气开胃、疏肝解郁的作用，使湿气泻下排出体外，从而增强脂质代谢，消除引起脂肪肝的病因。

（五）胃炎

西医学认为胃炎是指多种病因所致的胃黏膜炎症的统称。临床表现为上腹部不适或疼痛，疼痛为不规律性阵发性或持续性，可伴有食欲不振、恶心、腹胀、嗳气等。按临床发病的缓急，一般可分为急性和慢性胃炎两大类型。急性胃炎根据其病理改变又可分为单纯性、糜烂出血性、腐蚀性、化脓性胃炎等；慢性胃炎根据其病理改变可分为非萎缩性、萎缩性和特殊类型胃炎三大类。按病因不同可分为胆汁反流性胃炎、幽门螺杆菌相关性胃炎、应激性胃炎等。根据其临床表现，胃炎可归属中医学脾胃系病证"胃脘痛""呕吐""吐酸""嘈杂"及"痞满"等范畴。中医学认为本病病位在胃，与脾、肝有关。主要为外感寒邪，饮食所伤，情志不遂，脾胃虚弱等引起中焦气机不利，脾胃升降失职，胃气阻滞，胃络瘀阻，胃失所养，不通则痛。总治法为调理脾胃升降，行气消痞，除满止痛。其中临床常用药物包括陈皮、木香、枳壳、旋覆花、代赭石等调畅气机、和胃降逆之药。

虎喜成等将符合纳入标准的 100 例慢性萎缩性胃炎患者随机分为治疗组与对照组各 50 例，治疗组服用加味陈皮膏（陈皮、丹参、刘寄奴各 12g，炙黄芪 30g，炒白术、太子参各 10g，炙甘草、丁香各 6g，荜茇、高良姜、干姜各 3g，肉豆蔻 9g，炒白芍 20g，当归 15g），对照组口服吗丁啉片及乳酶生片，疗程均为 3 个月，停药 1 周后复查，比较临床疗效。结果显示，治疗组临床症状总有效率为 94.0%，胃镜及病理总有效率为 80.0%；对照组临床症状总有效率为 70.0%，胃镜及病理总有效率为 58.0%，组间疗效比较差异有统计学意义（$P < 0.05$）。2 组 Hp 阳性率均下降且组内和组间疗效比较差异有统计学意义（$P < 0.05$）。表明加味陈皮膏治疗慢性萎缩性胃炎具有较好的临床疗效，对减轻胃黏膜慢性炎症，逆转胃黏膜腺体萎缩、肠化、异型增生及清除 Hp 有一定作用。

李振勇等选取原发性胆汁反流性胃炎患者 100 例，随机分为观察组和对照组各 50 例，对照组采取常规治疗，观察组在此基础上，采取抑肝散加陈皮、法半夏治疗，对比分析两组治疗前后临床疗效。结果显示，治疗前，两组症状积分均无显著差异（$P > 0.05$）；治疗后，观察组症状积分均显著低于治疗前水平（$P < 0.05$），与对照组对比，具有显著差异（$P < 0.05$）；观察组临床总显效率为 88.00%，对照组临床总显效率为 68.00%，两组数据具有显著差异（$P < 0.05$）。表明抑肝散加陈皮、法半夏方治疗原发性胆汁反流性胃炎的临床疗效确切，结合西医常规治疗，可协同提高及巩固临床疗效，显著缓解患者的主、次症状，改善预后。

（六）糖尿病胃轻瘫

糖尿病胃轻瘫是糖尿病后期的常见并发症，指排除胃肠机械梗阻情况下，因胃肠运动功能障碍引起的以胃排空延迟及上腹部不适为主要特点的疾病，临床可见早饱、恶心、呕吐、腹胀等症状。本病在中医中无对应病名，根据其症状认为属于"痞满""呕吐"等范畴。胃轻瘫在糖尿病消渴的基础上发展而来，故其病位在于脾胃，消渴日久则阴虚损耗脾气，脾气亏虚，脾胃气机升降失和，此为其基本病机。临床辨证用药多选用陈皮以健脾消食，使脾胃健，升降功能恢复。

陈明选择 60 例糖尿病胃轻瘫患者随机分为 2 组各 30 例，2 组均采用常规降糖治疗，治疗组加服中药胃动汤（胃动汤组方：陈皮、木香、香附、枳实）治疗；对照组加服胃复安治疗。结果显示，治疗组可以明显改善患者的临床症状，明显缩短胃排空时间，有利于餐后 2 小时血糖的控制；治疗组治愈率 67%，对照组 33%，2 组比较有显著性差异（$P < 0.01$）。表明中药可以明显改善糖尿病胃轻瘫患者的临床症状，减少胃排空时间，有利于餐后 2 小时血糖的控制。

廖宏以理中汤（陈皮 9g，党参、白术、茯苓、半夏、香附各 12g，干姜、吴茱萸、砂仁各 6g）为基本方，治疗糖尿病胃轻瘫 38 例，随症加减，每天 1 剂，分 3 次服，疗程 7～14 天。同时根据病情给西药降糖、降压、调脂等治疗。结果显示，31 例治愈，7 例好转，治愈率 81.6%，有效率 100%。治愈病例中，最快者 3 天，平均 11 天治愈。

（七）消化性溃疡

消化性溃疡主要指发生于胃和十二指肠的慢性溃疡，是临床上一种常见的疾病。本病属于中医学"胃脘痛""腹痛""嘈杂"等范畴，其病位在胃，临床以经常性或阵发性疼痛为特征。常伴有泛酸、嘈杂等其他消化道症状，其发病多由情志不调，饮食不节或感受外邪，致使肝脾胃等脏腑功能失调，气血失和，血脉瘀阻，气血运行不畅而疼痛。临床治疗应以疏通气机、调和气血为主，用药方面多选用陈皮，取其理气通滞之功，现代药理研究表明其有抗炎、抗溃疡、利胆作用。

黄修海等以陈香露白露（由甘草、陈皮、川木香、石菖蒲、大黄等九味药组成的中成药复方制剂）治疗老年消化性溃疡 102 例为治疗组，以常规西药四联（奥美拉唑＋硫糖铝＋阿莫西林＋甲硝唑）为对照组 98 例，主要观察临床症状的缓解、胃镜下溃疡的愈合和幽门螺杆菌（Hp）阴转率的变化并进行比较。结果显示，虽然对照组 Hp 阴转率（85.25%）高于治疗组（71.57%），但缓解临床症状及镜下溃疡愈合方面，治疗组要优于对照组，两组总有效率无显著性差异（$P > 0.05$）。表明陈香露白露疗效好、副作用小，可长期服用，是治疗老年消化性溃疡较理想的药物。

孙海龙等用柴胡舒肝散（方由柴胡、陈皮、川芎、枳壳、赤芍、香附、炙甘草组成）随症加减治疗 54 例胃十二指肠球部溃疡患者。每日 1 剂，水煎取汁 300mL，早晚 2 次分服，忌食辛辣、刺激之品。经治疗，显效者为 39 例，约占 72%；有效者为 12 例，约占 22%；无效者为 3 例，约占 5.6%，总有效率约为 94%。

（八）其他

杨倩倩等将初发型溃疡性结肠炎患者 80 例随机分为观察组和对照组各 40 例，对照组给予美沙拉嗪肠溶片治疗，观察组在对照组基础上给予白术芍药散煎剂（白术 30g，白芍 20g，陈皮 15g，防风 20g），1 天 2 次，两组疗程均为 8 周。结果显示，观察组显效 25 例，有效 12 例，无效 3 例，总有效率 92.5%；对照组显效 18 例，有效 10 例，无效 12 例，总有效率 70%，观察组总有效率显著优于对照组，差异有统计学意义（$P < 0.05$）。治疗后，两组患者 Mayo 评分均较治疗前降低（$P < 0.05$），观察组 Mayo 评分明显低于对照组（$P < 0.05$），表明白术芍药散联合美沙拉嗪治疗溃疡性结肠炎具有良好的临床疗效。现代药理研究发现，陈皮含有黄酮类成分，能抑制 LPS 诱导的 NO、TNF – α、IL – 1β 和 IL – 6 的产生，进而抑制肠道炎症反应，改善肠黏膜屏障。诸药合用，对治疗溃疡性结肠炎有良好的临床疗效。

张媛媛等用思密达治疗儿童轮状病毒性肠炎 32 例作为对照组，治疗组 36 例在对照组的基础上加用自拟秋泻方（苍术、陈皮、茯苓、猪苓、藿香等）加减治疗。结果显示，对照组总有效率为 53.12%，治疗组总有效率为 91.67%（$P < 0.01$）；治疗组伴随症状消失优于对照组（$P < 0.05$）。表明秋泻方治疗轮状病毒肠炎有疏风化湿运脾的功效。

任永霞以 60 例老年功能性便秘患者为观察对象，随机分为 A 组、B 组各 30 例，B 组给予常规基础治疗，A 组在此基础上给予益气活血养阴汤治疗，处方为陈皮、桃仁各 10g，生地黄、北沙参、玄参各 30g，熟地黄、当归、白芍各 20g，生甘草 6g，生白术 15g。两组均连续治疗 3 个月。分析比较两组治疗后中医症状积分、随访半年复发率。结果显示，治疗后，A 组功能性便秘中医症状积分低于 B 组，差异有统计学意义（$P < 0.05$）；随访半年，A 组复发率（3.33%）明显低于 B 组（20.00%），差异有统计学意义（$P < 0.05$）。表明在老年功能性便秘治疗中使用益气活血养阴汤，有助于改善临床症状，减轻病情，降低复发率，效果显著。

三、心脑血管疾病

中医学认为，陈皮具有理气健脾、燥湿化痰的功效，用于脾胃气滞证、呕吐、呃逆、湿痰咳嗽、寒痰咳嗽及胸痹证。其传统功用为治疗消化系统和呼吸系统疾病等。流行病学调查显示食物中橘类黄酮的摄入可以改善心脑血管疾病。现代药理作用研究也发现，陈皮具有良好的改善心脑血管疾病的作用，其成分有调血脂、抗血栓、抗动脉粥样硬化、心脑保护等作用。如陈皮所含有效成分之一的橙皮苷能维持血管正常的渗透性，防止微血管出血，并降低血中胆固醇含量，故陈皮又是防治高血压、心肌梗死等心脑血管疾病的良药。

（一）冠心病

冠心病是指冠状动脉血管发生粥样硬化病变而引起的血管腔狭窄或阻塞，造成心肌缺血、缺氧或坏死而导致的心脏病。临床可分为隐匿型、心绞痛型、心肌梗死型、心力衰竭型、猝死型五个类型，以心绞痛型最为常见，以心肌梗死型、猝死型较为严重。冠心病属中医学"心痛""真心痛""胸痹"等范畴，基本病机为本虚标实，本虚多为气虚，标实多为情志不遂或因痰湿、食积等阻滞，影响了气的正常运行，气机阻滞则不能促进血液的正常运行，稽滞脉中，瘀阻心脉，从而引发为胸痹心痛。陈皮功可行肺胃之气而宣通气机，中焦健运，则气血生化有源，心脉得以充盈濡养；脾胃升降有序则痰湿瘀血自消，脉道通畅流利，胸痹心痛得治。

《金匮要略》曰："胸痹，胸中气塞，短气，茯苓杏仁甘草汤主之；橘枳姜汤亦主之。"故用此方治疗冠心病合并胃肠道症状者颇有疗效。张阳等针对本病脾虚痰瘀的病机特点，从脾入手治疗胸痹，以通络化瘀为治标，以健脾和胃为治本，临床上通过治疗脾胃功能来改善胸痹症状，在橘枳姜汤的基础上加减对症治疗冠心病患者 1 例，该患者经西医诊断为冠心病（劳累性心绞痛），中医诊断为胸痹（气滞痰凝），治宜理气化痰。方药以橘枳姜汤（陈皮 100g，生姜 50g，枳实、白芍、附子各 30g，柴胡 15g，黄芩、细辛、熟大黄各 10g）加减。连服 7 剂后，患者复诊，胸憋、心悸、气短等不适明显好转，复查心电图：窦性心律，V4～V6 导联 ST 段下移 <0.05mV。嘱继续服药治疗。段富津所著《金匮要略方义》曰："本方治胸痹胸中气塞短气之证。"谢观等编著《中国医学大辞典》载："（橘皮枳实生姜汤）……重用橘皮、生姜之大辛大温者，散胸中之饮邪；枳实之圆转苦辛者，泄胸中之闭塞。"此方主治乃肺胃气滞，气阻饮停，重在气滞，治宜行气开郁。故方中以橘皮为君，行肺胃之气而宣通气机；臣以枳实，行气除满而利五脏；佐以生姜，散结气而降逆化饮。三者相合，行气开郁，和胃化饮，使气行痹散，胃气因和，而胸脘气塞之症自除。

周小芳等选取气虚血瘀型冠心病不稳定型心绞痛患者 60 例，随机分为两组各 30 例，对照组予以西医常规治疗，观察组在对照组的基础上予以胸痹汤（甘草、川芎、赤芍、陈皮各 9g，党参、麦冬、当归、郁金各 10g，瓜蒌仁、瓜蒌皮各 12g，黄芪、丹参各 15g，降香 8g）治疗，每日 1 剂，水煎服，分早、晚服用。2 个月为 1 疗程，治疗过程分别为 8 周。观察比较对照组与观察组治疗前后临床效果、中医证候积分、心绞痛发作次数及时间、心电图、心功能。结果显示，两组患者的中医证候积分治疗后与治疗前比较明显下降（$P < 0.05$）；两组患者中医证候积分治疗前与治疗后差值比较，差异具有统计学意义（$P < 0.05$）；两组患者的临床效果对比，差异具有统计学意义（$P < 0.05$）；两组患者心电图、心功能指标治疗后与治疗前比较明显好转，差异具有统计学意义（$P < 0.05$）；两组患者的心绞痛发作次数及时间明显低于治疗前，差异具有统计学意义（$P < 0.05$）；两组患者心功能指标、心绞痛发作次数及时间的治疗前与治疗后差值比较，差异具有统计学意义（$P < 0.05$）。方中陈皮具有健脾理气作用，诸药配合，具有益气活血、行气止痛、滋阴等功效。

（二）眩晕

眩晕是一种运动幻觉或空间位象体会错误，患者主观感觉自身或外物旋转、摆动、升降及倾斜，常伴有恶心、呕吐、眼球震颤等症状。眩晕是一种症状，也是一个复杂的疾病群，其病因繁多、发病机制复杂、临床症状多变，可涉及多个学科、多个病种。西医的后循环缺血、高血压病、颈椎病、脑动脉硬化、梅尼埃病、周围性前庭疾病等多种病名均可归属中医学眩晕范畴，眩晕在中医文献中记载为"头眩""掉眩""眩冒""冒眩""癫眩""风眩""头晕""眩运"等。历代医家对眩晕的病因病机做了较为深入的研究和阐述，为后世积累了丰富的理论和实践经验。而各医家对本病的认识在不同时代各有所侧重，其中金元时期朱丹溪宗仲景痰饮致眩之论，首倡"痰火致眩"之说，主张"无痰不作眩"及"治痰为先"，认为眩晕"属痰者居多，盖无痰不能作眩也"。脾主运化，乃生痰之源。脾运失司，痰湿中阻，运化失常，致清阳不升，浊阴不降，气血不能上荣于头目，故见眩晕；恶心呕吐乃痰浊内阻之征，治当祛痰为先。因此，化痰是治疗眩晕常用的一种治法，临床用药多选用陈皮以化痰浊、健脾胃、升清阳、降浊阴，则九窍通利，眩晕自止。

张科等将 60 例中医辨证为痰浊型眩晕患者，西医诊断为周围性眩晕（包括良性阵发性位置性眩晕、梅尼埃病、颈性眩晕、前庭神经元炎、眩晕综合征）患者随机分为两组。治疗组 30 例采用自拟化痰通脉定眩汤（基础方药组成为：半夏、枳实、陈皮、炙甘草、茯苓、丹参、川芎、葛根、泽泻、菖蒲、远志、麦冬、黄连等）随症加减治疗，对照组 30 例口服敏使朗，两组均以 14 天为 1 个疗程。结果显示，治疗组总痊愈率和总愈显率为 66.7% 和 26.7%，对照组总痊愈率和总愈显率为 43.3% 和 36.7%，治疗组明显好于对照组，两组差异有统计学意义（$P < 0.05$）；治疗组伴随症状、发作频率改善程度比对照组更优（$P < 0.01$）。化痰通脉定眩汤从二陈汤加味而来，二陈汤为治疗痰湿之主方，善治各种痰湿。方中陈皮理气燥湿，芳香醒脾，使痰消眩止，故用陈皮治疗痰浊型眩晕可获良效。

樊建平等将160例眩晕患者（西医诊断为椎–基底动脉供血不足）随机分为两组，每组各80例，对照组予口服西比灵胶囊，治疗组在对照组的基础上加用清眩胶囊（由菊花、陈皮、天麻、半夏、茯苓、防风、川芎、甘草、荆芥、泽泻、白术、干姜等组成），两组均连续服用15天，根据患者的症状、体征、经颅多普勒（TCD）检测颅内脑底主要动脉的血流动力学及血流生理参数的变化来判定疗效。结果显示，两组治疗后患者的临床症状均有好转，TCD提示血流速度均有改善，但清眩胶囊治疗组改善更明显，两组间差异有显著性（$P < 0.05$），且临床应用中未发现清眩胶囊不良反应。由于痰湿内盛，上扰清窍，而成此症，治宜化湿祛痰，清利头目。故方中以陈皮健脾化湿祛痰，诸药配合，共成化湿祛痰、息风定眩、清利头目之功。

（三）老年性痴呆（阿尔茨海默病）

老年性痴呆是一种起病隐匿、进行性发展的累及大脑皮质的神经系统退行性疾病。临床上以记忆障碍、失语、失用、失认、视空间技能损害、执行功能障碍以及人格和行为改变等全面性痴呆表现为特征。老年性痴呆属于中医学"癫证""呆病""文痴""健忘""郁证"等范畴。其主要病因病机为阴阳失调，情志抑郁，痰气上扰，气血凝滞等。《丹溪心法·癫狂》提出了"癫与痰"有密切关系的理论："癫属阴……大率多因痰结于心胸闷。"老年人脾胃虚弱，中阴不运，聚湿成痰，痰气上扰清窍，以致蒙蔽心神，加之年老思虑太过，所求不得，肝气被郁，脾气不升，气郁痰结，阴蔽神明。临证多选用陈皮以理气和中，取其"治痰先理气，气顺则痰消"之意。

孟祥智等将诊断为老年性痴呆患者72例随机分成治疗组和对照组各36例，治疗组用顺气导痰汤（半夏、陈皮、茯苓、枳实、木香、香附、远志、郁金、菖蒲各15g，甘草、胆南星各10g）治疗，8周为1疗程；对照组以脑复素注射液静脉点滴治疗，每日1次，3周为1疗程。试验期间每2周检查韦氏记忆商（MQ）、简易精神状态量表（MMSE）、长谷川痴呆量表（HDS）和生活功能量表（ADL）。结果表明，顺气导痰汤在提高记忆力、增加认知功能、改善情绪行为等排除精神障碍和提高自理生活能力方面有明显疗效，除HDS外，其他量表评分均优于脑复素组。两组疗效方面比较，治疗组显效22例，有效10例，无效4例，总有效率为88.9%；对照组显效8例，有效12例，无效16例，总有效率为

55.6%，差异具有统计学意义（$P<0.01$）。

（四）其他

肖敏等选取 108 例高血压患者，随机分成对照组与观察组各 54 例，对照组患者采用常规降压药物进行治疗，观察组予以半夏白术天麻汤合温胆汤（茯苓 15g，陈皮 12g，清半夏 10g，枳实、竹茹、天麻、白术、炙甘草各 6g）治疗。2 组均治疗 3 个月，比较两组患者的临床疗效、不良反应发生情况。结果显示，观察组患者治疗的总有效率明显高于对照组，差异存在统计学意义（$P<0.05$）；且其不良反应发生率较对照组更低，差异有统计学意义（$P<0.01$）。表明采用半夏白术天麻汤合温胆汤治疗高血压患者可将其临床疗效明显提高，降低不良反应，值得推广应用。方中陈皮有理气化痰之功效，诸药配合，全方共奏燥湿化痰、理气和胃、升清降浊之功。

四、内分泌代谢疾病

临床常见的内分泌代谢疾病包括糖尿病、糖耐量异常、血脂异常、肥胖症、代谢综合征等。而甲状腺结节、甲状腺功能亢进（甲亢）等甲状腺疾病在女性中则较为常见。目前大量的临床文献报道表明，与单纯使用西药治疗相比，采用中西医结合对防治内分泌代谢疾病有良好的治疗效果，可减轻症状，改善机体功能状态，并且能够减少西药的剂量，从而避免了长期、大量服用西药带来的不良反应。中医学认为，内分泌代谢疾病多与中医痰证有关，痰证并非独立疾病，痰之为病，变证多端，表现不一，痰证常为内分泌代谢性疾病发生发展过程中的一种证候类型。治痰之法繁多，然万变不离其宗，就是善治痰者，治其生痰之源，即治痰当以调理中焦脾胃之法，故有"治痰不理脾胃，非其治也"之说。陈皮理气燥湿化痰，醒脾和胃，故方剂中每多配伍陈皮，可广泛应用于多种痰证的治疗，故陈皮对痰湿引起的内分泌代谢疾病有较好的治疗作用。

（一）高脂血症

高脂血症是由于脂肪代谢或运转异常使血浆中一种或几种脂质高于正常者。流行病学、临床和实验研究均证实高脂血症是导致动脉血管粥样硬化、高血压、冠心病和脑血管病的重要因素之一。中医古籍中虽对本病没有明确的记载，但在胸痹、心痛、中风、眩晕等病中有类似的论述，属中医学"湿阻""痰湿""痰浊""眩晕""中风""肥人"等的范畴。本病多因饮食不节，过食肥甘损伤脾胃，脾土失运致水谷精微不能正常输布，形成病理性痰湿脂浊，痰浊注入脉管，致使气血运行呆滞，荣养不得正常敷布周身为机体所用，聚于肌肤间，化为膏脂，而成该病。因此本病属本虚标实之证，脾虚痰浊内盛为发病的关键，故治疗当健脾祛痰，化浊消脂。中医学认为，陈皮味苦燥湿化痰，又能健脾行气，故临床常用于高脂血症所致痰浊阻遏，取其健脾燥湿、祛痰降脂之功。此外，现代药理研究亦表明，陈皮中的果胶能降低脂类物质在器官内的沉积，对高脂饮食引起的动脉硬化有好的疗效。

叶金池选取 100 例腹型肥胖且合并高脂血症的患者，随机分为对照组 50 例采用阿托伐他汀治疗，研究组 50 例则采用自拟方祛痰调脂汤（陈皮、茯苓、法半夏各 12g，丹参 20g，田七、山楂、炒杜仲、沙苑子各 15g）进行治疗。两组患者对其他合并症给予相同的治疗措施，疗程均为 1 个月，治疗期间不再应用其他调脂类药物。对比两组患者治疗前后的血脂、身体质量指数（BMI）、腰围及中医证候评分变化情况。结果显示，治疗后两组患者的血脂水平较治疗前显著改善，且两组 TG 水平改善差异有统计学意义（$P < 0.05$）；治疗后研究组的 BMI 指数、腰围及中医证候评分较对照组差异有统计学意义（$P < 0.05$）；两组患者均未发生明显不良反应。方中陈皮理气化痰，富含橙皮苷、橙皮素等成分，能够降低胆固醇，增强纤维蛋白溶解，对高脂血症有一定的治疗作用。配合诸药，能有效调节腹型肥胖合并高脂血症患者的血脂水平，减少患者腹部脂肪的堆积，控制相关症状，与单纯西药常规治疗相比更具优势，值得在临床推广应用。

陈旭选取高脂血症患者 60 例，予化痰降浊汤（药物组成：陈皮 20g，泽泻 15g，山楂 10g）口服，水煎取汁 150mL，每日 1 剂，连续服用 30 天。结果显示，服用化痰降浊汤后，患者总胆固醇、三酰甘油、低密度脂蛋白胆固醇与治疗前比较均下降，均有统计学意义（$P < 0.05$）；高密度脂蛋白胆固醇与治疗前比较上升，具统计学意义（$P < 0.01$）。该方以陈皮为君，理气健脾、调中、燥湿、化痰；泽泻为臣，长于利水渗湿；山楂为使，善消一切食积。三药合用，共奏化痰降浊之功。

（二）2 型糖尿病胰岛素抵抗

2 型糖尿病胰岛素抵抗是指胰岛素效应器官或部位对胰岛素生理作用不敏感的一种病理生理状态。改善患者状态，增加胰岛素的敏感性，已成为防治糖尿病最有效的措施之一。2 型糖尿病属中医学"消渴"范畴，脾虚是消渴的重要病机，并贯穿整个病程。多因素体脾虚，过食肥甘厚味，久则壅滞中焦，使脾失健运，聚湿生痰。痰湿阻滞经络，妨碍气机的升降出入，阻碍胰岛素在机体组织间的传输，影响物质交换的顺利进行。针对 2 型糖尿病患者多有痰湿之证的特点，多从痰湿论治，组方当以健脾祛湿化痰之药为主。陈皮辛苦温，理气行滞，燥湿化痰。临证多选用陈皮，燥湿化痰，可驱已聚之邪；健脾利湿，可使脾气健运，增强运化水湿之功能；又可理气行水防郁。诸药合用，共奏健脾燥湿、理气化痰之功，不但可治疗糖尿病，也可改善胰岛素抵抗。

彭丽娟将286例确诊的2型糖尿病并有不同程度胰岛素抵抗的患者，随机分为治疗组和对照组各143例，两组均在进行糖尿病教育及正确运动、合理饮食的前提下，选用西医降糖药。治疗组加用中药健脾祛湿化痰方治疗。基本方药：黄芪24g，陈皮、苍术、茯苓、白术、薏苡仁、半夏各10g，荔枝核15g。随症加减，每日1剂，水煎服。两组均4周为1个疗程，共治疗3个疗程。结果显示，治疗组在空腹胰岛素分泌无明显改变的情况下，患者不但空腹血糖及餐后血糖下降，症状体征得以改善，而且各项指标均有好转，高血压、脂代谢异常得以纠正，体重下降，与对照组比较，均有显著性差异（$P < 0.05$）。

林泽宏等将2型糖尿病患者随机分为治疗组和对照组各100例，治疗组与对照组均给予常规磺脲类降糖药及胰岛素治疗，治疗组加服中药健脾祛痰汤（陈皮、黄连各5g，苍术10g，白术、茯苓、佩兰、葛根、山药各15g，太子参、薏苡仁各20g），每日1剂，水煎分2次服。两组疗程均为30天。观察治疗前后糖代谢、胰岛素、胰岛素敏感指数水平变化情况。结果显示，治疗组与对照组治疗前各观察指标无统计学意义（$P > 0.05$），治疗后与治疗前比较有显著性差异（$P < 0.01$），两组治疗后比较有统计学意义（$P < 0.05$），表明以陈皮为主药的健脾祛痰汤治疗2型糖尿病有较好疗效。

（三）甲状腺结节

甲状腺结节是内分泌科常见疾病，为正常甲状腺组织内一个或多个区域的组织过度生长，结构和（或）功能发生改变。本病主要分为增生性结节性甲状腺肿、肿瘤性结节、囊肿及炎症性结节。甲状腺结节属中医学"瘿瘤"范畴。中医学认为本病由于饮食劳倦、情志失调，导致气之升降出入失常，则气滞而血瘀，气滞而痰凝，气滞、痰凝、血瘀相互搏结于颈前则形成瘿瘤。痰瘀互结贯穿于本病始终，故病程较长，缠绵难愈。陈皮可燥湿化痰，行脾胃湿滞而去痰凝湿聚。临证选用陈皮，并根据结节大小、病情缓急、痰湿程度而进行中医辨证施治，诸药配合而收消瘿散结之功。

李军等用甲状腺结节专方夏陈散结饮随症加减，治疗甲状腺结节患者，疗效满意。其中1例患者咽部异物感，查体发现右侧甲状腺Ⅱ°肿大，舌质淡，舌体稍胖大，苔薄白，脉细偏滑，甲状腺彩超：右侧甲状腺多发结节，血供不丰富，甲状腺结节最大为4.7cm×5.6cm。中医诊断：瘿瘤，证属气虚痰凝。坚持保守治疗，予以夏陈散结饮加味：柴胡、夏枯草、陈皮、党参、当归各10g，水煎300mL，1剂/日，3次/日。3个月后，甲状腺彩超：右侧甲状腺多发结节，结节最大为 3.4cm×2.5cm。甲状腺结节缩小 >50%。夏陈散结饮为昆明市中医医院内分泌科主任李军主任带领团队创立治疗甲状腺结节的临床验方，方中陈皮化痰除湿，去痰凝之变，诸药共同发挥疏肝健脾、化痰散结作用。

五、腹部术后

腹部手术后患者最常见的并发症为腹胀、腹痛。因腹部手术时，打开腹腔，肠管暴露于外，受外界刺激而致充气，加以手术刺激或应用麻醉药物，可致胃肠蠕动减慢，同时患者术后呻吟、抽泣、憋气等可咽入大量不易被肠黏膜吸收的气体而加重腹胀，故术后容易出现腹部胀痛。中医学认为由于腹部手术的创伤损伤脏腑，影响脏腑气机传导及运化功能，导致胃肠气机紊乱，脾胃受损，升降失调，气滞于中焦，腑气不通，故产生腹痛、腹胀等症状。为防治患者在术后出现腹部胀痛，临证时常用陈皮入药，陈皮有理气和胃健脾、燥湿化痰之功，可治脘腹胀痛、消化不良、嗳气泛酸、呕吐呃逆、便秘或腹泻等。现代药理研究表明，陈皮所含挥发油对消化道有温和的刺激作用，不但能促进消化液分泌，而且有增加肠蠕动、排除肠内积气的作用，从而调节胃肠功能，缓解由于肠胀气积液所致的腹胀腹痛，促进肠功能的早日恢复。

陆天慧等选取腹腔镜下行子宫肌瘤剔除术的患者 102 例，随机分为观察组和对照组各 51 例。两组年龄、病情程度、手术时间比较，差异无统计学意义。对照组给予常规护理，观察组在与对照组相同的围术期处理方法的基础上，术后 6 小时用陈皮 20g 泡开水 100mL 静置 10 分钟后，在 1 小时内分两次饮完，隔 4 小时再饮用陈皮水 100mL。结果显示，观察组比对照组的术后第 1 次肛门排气时间明显缩短（$P<0.01$），有利于患者术后康复；同时 2 组术后腹胀程度比较，观察组腹胀发生率为 33.34%，对照组腹胀发生率为 70.59%，观察组出现腹胀的例数明显少于对照组，腹胀程度亦轻（$P<0.05$），从而有效地提高了患者的舒适感。陈皮水饮用对防治腹腔镜患者术后腹胀有明显效果，同时陈皮价廉易得，陈皮水制作方法简单，口感较佳，无创，易于被患者接受，且比治疗术后腹胀的穴位按摩、艾灸等方法节约劳动成本，不增加护理工作量。

黎建敏等将 56 例经腹全子宫切除术后患者随机分为 2 组，观察组 23 例，在术后禁食 12 小时后给予陈皮瘦肉粥（陈皮 50g，碎瘦猪肉 50g，先以 2000mL 冷水浸泡 30 分钟，加入粳米 150g，配以少量姜丝、盐，煎煮熬制成约 1500mL 的药粥）；对照组 33 例，在术后禁食 12 小时后给予半流质全粥（碎猪肉、鱼肉等 50g，加入粳米 150g，配以少量姜丝、盐，煎煮熬制成约 1500mL 的米粥）。结果显示，2 组术后肠鸣音恢复时间情况比较，差异有统计学意义（$P<0.05$），观察组肠鸣音恢复时间短于对照组；2 组术后首次肛门排气时间情况比较，差异有统

计学意义（$P<0.05$），观察组首次肛门排气时间短于对照组；2 组术后恢复肛门排气排便前的腹胀情况比较，差异有统计学意义（$P<0.05$），观察组术后腹胀程度低于对照组。治疗术后腹胀所用的陈皮瘦肉粥为中医特色的药粥疗法，从饮食方面进行护理干预，体现医食同源、药食同用的原则，具有降逆止呕、健脾顺气的功效。其中陈皮有理气健脾、调中、燥湿等功效，主治脾胃气滞之脘腹胀满、疼痛、消化不良等。与瘦猪肉、粳米等同煎煮为粥，可促进胃肠功能恢复，缩短肠鸣音恢复时间，促进肛门排气，预防和减轻术后腹胀的发生。

六、乳腺疾病

随着社会的进步、经济的发展，人们生活节奏加快，工作压力增大，乳腺疾病的发生亦呈上升趋势，成为女性健康的大敌，其中尤以乳腺增生病、急性乳腺炎最为常见。中医学认为，女子乳头属肝，乳房属胃。所以乳腺疾病与肝、胃两经密切相关，主要是由于肝气郁结、胃热壅滞或肝肾不足等影响肝肾、脾胃生理功能而产生病变。其中"气"是引起乳腺疾病的主要病因，妇人情怀不畅，多愁善郁，肝气不舒则邪易侵而乳汁易壅，血脉易滞而痰浊易凝，乳腺诸疾多由此诱发。治疗时常用理气疏络之品，使乳络舒通。故治疗乳腺疾病的方剂中多加以陈皮配伍使用，既有健脾燥湿之功，以绝痰湿化生之源，更有理气散结，以消痰核之效。

（一）乳腺增生病

乳腺增生病是女性乳腺的良性增生性疾病，临床以乳房疼痛和肿块为主要表现，位居乳房疾病的首位，包括乳腺囊性增生病和乳房纤维腺瘤。在中医学属于"乳癖"的范畴。中医理论认为，乳房乳头属于肝胃两经，肝气郁结，脉络不畅，加之有形之痰结，痰邪不除，痰瘀互结，使乳房的脉络失畅，积久致乳癖发生。而西医学认为与机体的内分泌功能失调有关。陈皮能理气散结化痰，临证多选用，诸药配伍，共奏理脾和营、散结除痞之功，使壅者通，郁者达，结者散，坚者消，则乳癖自消。

玉兆芬选取乳腺增生患者 110 例，采用加味四逆散（陈皮、茯苓、麦芽、山楂、柴胡、枳壳、白芍、甘草、香附、川楝子等）随症加减治疗，每日 1 剂，水煎两服。月经干净后 1 周开始服，连续服 10～14 剂为 1 周期，连续治疗 3 个月为 1 疗程，共治 2 个疗程。结果显示，治愈 43 例，显效 61 例，有效 6 例，总有效率达 100%。疗程最短 2 个周期，最长 6 个月。方中陈皮理气化痰，通络止痛，诸药合用，以疏肝理气、化瘀通络、软坚散结为主，达到标本兼治的目的。

钟刘培等将 60 例乳腺病患者随机分为治疗组及对照组，治疗组予海藻玉壶汤（海藻、昆布、夏枯草各30g，青皮、陈皮、川芎各6g，浙贝母、法半夏各10g），随症加减治疗，每日1剂；对照组单纯予三苯氧胺治疗。2组治疗均以1个月为1个疗程，共观察3个疗程，停药后随访3个月。结果显示，治疗后患者症状较治疗前明显改善（$P < 0.05$），治疗组的总有效率为70.97%，对照组为72.41%，2组总有效率比较，差异未见显著性（$P > 0.05$），提示中药治疗乳腺增生病同样具有较好的疗效。

（二）急性乳腺炎

急性乳腺炎属中医学"乳痈"范畴，多因情志不舒、肝气郁结或产后饮食不节、胃热蕴滞导致经络阻塞，气滞血凝而发。宜用具有清热解毒、理气健脾、疏肝破气、散结止痛作用的药物。陈皮有理气健脾、燥湿化痰之效，可用于急性乳腺炎初期，诸药合用，共奏清络祛瘀、消肿散结之效。

赵作祥用陈皮饮治疗急性乳腺炎（未成脓期）患者120例，方药组成：陈皮30~60g，金银花15g，川贝母9g，甘草9g；水煎服，每日1剂。病情轻者，陈皮、瓜蒌皮各用30g，重者可用至60g。结果显示，痊愈108例，好转12例，痊愈率90%。其中服药1剂痊愈20例，服药2剂痊愈68例，服药3剂痊愈20例。陈皮饮为赵子杰老中医集几十年临床经验所创，以陈皮、瓜蒌皮理气通乳，金银花、川贝母清热散结，甘草和中。方精药少，且不苦寒，既能迅速除病于初发，又无毒副作用，实为治疗急性乳腺炎之良方。

余萍用三皮汤（青皮、陈皮、牡丹皮、枳壳各10g，金银花、野菊花、蒲公英各15g，甘草6g）随症加减，治疗急性化脓性乳腺炎54例，每日1剂，水煎分早中晚3次服用；另用青皮、陈皮、牡丹皮、枳实各50g，金银花、野菊花、蒲公英各30g，水煎外洗患处，每日2次。结果显示，54例患者均获痊愈，治愈率为100%，其中1天治愈者23例，2天治愈者18例，3天治愈者10例，1周治愈者3例。化脓患者，经用上法治疗后，脓液大都可随乳汁自行排出或破溃排出，无留滞之弊。

七、妊娠恶阻

妊娠恶阻是指妇女在怀孕早期出现恶心、呕吐、厌食甚则食入即吐的反应，是妊娠早期最常见的疾患。妊娠恶阻情况严重可发展成水、电解质紊乱，甚至出现孕妇因营养不良而影响胎儿发育，或被迫中止妊娠。属中医学"子病""病儿""食病""阻病"等范畴。中医学将其病机归结为冲气上逆，胃失和降。常用的治法包括健脾益胃、疏肝理气、和胃降气、化痰除湿等。陈皮功专化痰止呕，用于妊娠恶阻，可起到行气和胃、降逆止呕的作用。诸药合用，共奏健脾行气、化痰止呕、降逆护胃的功效。

周金英选取76例妊娠剧吐患者，随机分为治疗组和对照组各38例。两组年龄、孕周、病程、病情等资料比较，差异无显著性（$P > 0.05$），具有可比性。对照组予以西药对症治疗，治疗组在对照组治疗的基础上加服加味橘皮竹茹汤（橘皮、竹茹各12g，佛手、浙贝母各10g，大枣5枚，生姜、黄芩各9g，甘草6g，人参3g），随症加减。2组疗程均为1周。结果显示，治疗组38例中，治愈27例，好转8例，无效3例，总有效率为92.1%；对照组38例中，治愈20例，好转6例，无效12例，总有效率为68.4%，两组比较有显著差异（$P < 0.05$）。且治疗组平均疗程较对照组短，两组比较有显著差异（$P < 0.05$）。

汤满成以药物组方［苏叶、竹茹、麦冬各12g，黄连、陈皮、砂仁（后下）、人参各6g，乌梅10g］治疗妊娠恶阻36例。上述药物每日1剂，清水煎汤，分2次温服。形体干瘦、口干舌燥、阴液亏耗明显者，用5%葡萄糖盐水滴注，补充体液一般每日2000~3000mL，或根据患者体液丢失情况而定，有电解质紊乱或有二氧化碳结合力改变的应予纠正。结果显示，36例患者均获治愈，其中用药1天呕吐停止5例，用药2天呕吐停止9例，用药3天呕吐停止22例；尿酮检查6例阳性的患者在4天内转为阴性。方中陈皮既能健脾行气，又能与苏叶、砂仁、竹茹相配伍，和胃理气，降逆止呕。诸药合用，共奏养胃生津、平逆胃气、止呕安胎之职。

八、精液不液化症

精液不液化症是指男性的精液排出体外常温下超过60分钟仍然不液化，常伴有精子凝集，活力下降而影响生育，是男性不育症中常见病，也是疑难病症之一。精液不液化症属中医学"精稠"范畴，多因肺、脾、肾三脏功能失调，导致水液积聚为痰，聚积于肾，下扰精窍。因痰性黏腻，痰精相混，则清浊不分，形成"精稠"，精浊黏腻难化，不能与阴精相合，从而导致不育。精液不液化症常见于青壮年，多无不适，非独肾虚，而多为痰作祟所致，临床上宗"百病皆因痰作祟"，按疑杂之症从痰论治，可获良效。陈皮燥湿化痰，诸药合用，共奏祛痰开窍、分清祛浊之效，达到"澄其源而流自清"的目的，使精液液化。

马华刚等以化痰法为主治疗精液不液化患者60例，取得较好疗效。60例患者符合西医诊断标准，均有不同程度的神疲、乏力、腰酸、性欲低下、舌淡、苔腻、脉滑或濡缓等证候，中医辨证属痰湿阻滞、凝结精室。基本方：陈皮12g，半夏9g，茯苓15g，白芥子9g，车前子15g，韭菜子9g，草薢15g，石菖蒲12g，细辛3g，牛膝15g，沉香3g。取上药，随症加减，水煎服，每日1剂，早晚分服，3个月为1个疗程。疗程后检查精液常规。服药期间忌食辛辣、炙热之品。

结果显示，治愈 38 例（1 个疗程治愈 23 例，2 个疗程治愈 15 例），有效 17 例，无效 5 例，总有效率为 91.67%。

朱锦祥从痰论治精液不化症 26 例，基本方由陈皮、半夏、前胡、枳壳、郁金各 10g，茯苓 20g 等组成。随症加减。每日 1 剂，每服 10 天检查精液常规。结果显示，17 例患者精液常温下 60 分钟内完全液化，其中 7 例患者妻子已怀孕；9 例患者精液部分液化，呈不完全液化状态。以上患者平均服药时间 30 天，未孕者跟踪女方情况。以祛痰要方二陈汤为基础，方中陈皮健脾理气，化痰散结以消凝滞。

九、肿瘤辅助用药

肿瘤属中医学"癥瘕""积聚"等范畴，主要由于情志不和、外感六淫、饮食失调和起居不节、劳逸失度致正气内虚，脏腑功能失调，气血运行失常，痰凝气滞，瘀阻脉络，顽痰死血化毒凝结而成痰饮停积，聚而凝结在机体上下内外、五脏六腑、四肢百骸、气血经络中。因此，肿瘤的形成与痰息息相关，痰浊凝结为肿瘤形成的重要病理因素，贯穿于整个肿瘤疾病过程中。痰病是肿瘤产生的基础，肿瘤是痰病的发展，从痰论治是肿瘤长期和根本的治疗大法。金元医家朱丹溪在其多部著作中都列有痰门，探讨痰病、痰证的理法方药，尤其在对肿瘤发病因素的认识上提出其与痰有关，强调"凡人身上中下有块者多痰也"而多以化痰类入药。陈皮为脾肺二经气分之药，能随所配药之不同而补泻升降也。正如李时珍《本草纲目》所言："其治百病，总是取其理气燥湿之功，同补药则补，同泻药则泻，同升药则升，同降药则降。"同时，《日华子本草》和《中国医药大辞典》均记载陈皮有"破癥瘕痃癖"的功效，癥瘕痃癖泛指腹腔内肿物，包括胃、肝胆、胰、脾、盆腔与腹膜后之肿物。陈皮功能燥湿理气，祛已生之痰；健脾渗湿，杜生痰之源，故后世多以健脾化痰为治则，广泛应用于防治各种恶性肿瘤。现代药理研究亦表明，陈皮中的黄酮类化合物有不同程度的抗癌作用，可用来有效预防乳腺癌，对肺癌、直肠癌、肾癌有显著的抑制作用，且能拮抗多种化疗药物的致突变作用。

此外，中医学认为，肿瘤的发生与人体正气不足有关，而在肿瘤疾病的发病过程中，又很容易耗伤人体的气血津液，尤其在进行放化疗后进一步损伤气血，导致人体正气进一步损伤，因而在对肿瘤治疗中，应以补益正气为主，驱邪外出为辅。补益药性多壅滞，易致中满，陈皮能理气健脾调中，用于防治服用补益类药物出现的胸闷、腹胀、食欲不振等症，可使其补而不滞，防止壅遏作胀，如李东垣所言："夫人以脾胃为主，而治病以调气为先，如欲调气健脾者，陈皮之功居其首焉。"陈皮能顾护脾胃，促进运化，使滋补药补而不滞，滋而不腻，更好地发挥补益作用，如补中益气汤等。

库宝庆等将 80 例恶性肿瘤患者随机分为治疗组和对照组各 40 例，所有患者均采用顺铂（DDP）、COPP（环磷酰胺、长春新碱、泼尼松、甲基苄肼）、MFA（丝裂霉素 C、5-氟脲嘧啶、阿霉素）、EP（足叶乙苷、顺铂）等联合化疗方案，或根据病情化疗 2 个疗程后，予以放射治疗，再行化疗。治疗组口服黄芪人参陈皮四物汤（黄芪 40g，陈皮、当归、白芍各 20g，人参、川芎、熟地黄各 10g）。免煎中药，每日 1 剂，分 2 次饭后冲服，每次 150mL。对照组服用利血生片、维生素 B_4 片、鲨肝醇片。2 组均连用 2 周。结果显示，治疗组总有效率为 77.5%，对照组总有效率为 52.5%，2 组比较差异有统计学意义（$P < 0.05$）。同时，经过 1 个疗程治疗，治疗组患者反应免疫功能的指标较治疗前明显上升，差异有统计学意义（$P < 0.05$ 或 $P < 0.01$），而对照组各指标则无明显变化（$P > 0.05$）。表明黄芪人参陈皮四物汤能通过调节细胞免疫功能而治疗肿瘤患者放化疗后白细胞减少症。方中陈皮健脾理气，使本方补而不腻，诸药合用，共奏益气补血养血、扶正祛邪之功，不仅巩固了放化疗的效果，还能有效减轻其对患者产生的毒副作用。

佟磊等将 90 例晚期非小细胞肺癌（NSCLC）患者分为研究组和对照组各 45 例，对照组采用西药化疗治疗，研究组在对照组基础上，给予利肺健脾方治疗。方药组成：黄芪、薏苡仁各 30g，党参 21g，茯苓、红景天、莪术、炒麦芽、谷芽各 15g，陈皮、半夏、白术、桔梗各 9g，炙甘草 6g。水煎服，药汁约 300mL，每天 1 剂。21 天为 1 个疗程，连续治疗两个疗程。结果显示，两组缓解率和控制率比较，差异无统计学意义（$P > 0.05$）；两组治疗后超敏 C 反应蛋白（hs-CRP）、白细胞介素 4（IL-4）及白细胞介素 17（IL-17）降低，干扰素 γ（IFN-γ）升高（$P < 0.05$）；研究组治疗后 hs-CRP、IL-4 及 IL-17 低于对照组，IFN-γ 高于对照组（$P < 0.05$）；两组治疗后糖类抗原 125（CA125）、癌胚抗原（CEA）、糖类抗原 199（CA199）及细胞角质素片段抗原 21-1（CYFRA21-1）降低（$P < 0.05$）；研究组治疗后 CA125、CEA、CA199 及 CYFRA21-1 低于对照组（$P < 0.05$）。表明利肺健脾方能有效降低晚期 NSCLC 患者肿瘤标志物的水平，减轻炎症反应。方中陈皮能健脾益气，燥湿化痰。全方合用，发挥扶正固本、益气养阴、健脾化痰及活血化瘀的功效。

十、五官科疾病

徐玉珍将 94 例梅核气患者随机分为对照组和观察组各 47 例，对照组采用内服医院自配的化痰止咳液（主要成分为川贝母、枇杷叶、山梅根、紫菀、杏仁水、薄荷脑）进行治疗，观察组采用蛇胆陈皮胶囊含化治疗，每次 0.6g，每日 2

次。两组均以治疗 7 天为 1 个疗程，连续治疗 2 个疗程。比较两组患者临床疗效。结果显示，经 2 个疗程用药，观察组总有效率为 95.74%，无不良反应患者；对照组总有效率为 89.36%，1 例患者出现不良反应，观察组临床疗效优于对照组（$P < 0.05$）。

苏保华以自拟半夏陈皮米醋汤治疗急性、慢性咽炎。方药组成：半夏 60g，陈皮 30g，米醋 500mL。用米醋浸泡半夏、陈皮，24 小时后即可饮用。每天 3～5 次，每次 10mL，徐徐下咽，令药液滋润咽喉痛处，疗程为 7 天，疗效满意。方中陈皮为理气健脾、燥湿化痰之佳品，三药合用，相辅相成，共奏理气降逆、燥湿化痰、散瘀止血、消肿解毒之功效。

郑岩等将 48 例患眼部带状疱疹患者随机分成治疗组和对照组各 24 例，对照组采用西药抗病毒、镇痛等对症治疗，治疗组在对照组的基础上加用中药除湿汤（连翘、滑石、车前子、陈皮、荆芥、防风、茯苓、枳壳、黄芩、黄连、木通、甘草）加减治疗。比较两组患者治疗效果。结果显示，治疗组总有效率为 100.0%，治愈率为 87.5%；对照组总有效率为 83.3%，治愈率为 62.5%，两组比较差异有统计学意义（$P < 0.05$）。

十一、皮肤科疾病

中医学认为，脾为生痰之源，肺为贮痰之器。肺主皮毛，脾主肌肉，皮肤科疾病很多顽疾痼症，从痰论治，常获良效。现代药理研究发现，陈皮对几种常见的浅部皮肤真菌均有抑制作用。

方玉复等用陈皮制剂（药物制备：将干燥陈皮粉碎浸泡于 95% 乙醇后提取，分别制成 25% 陈皮酊和 25% 陈皮软膏）对皮肤癣菌病进行了临床疗效观察。选取 160 例患者，其中头癣 25 例，体癣 49 例，股癣 32 例，手足癣 51 例，花斑癣 3 例。治疗前真菌直接镜检均阳性，培养出红色毛癣菌 66 例，羊毛状小孢子菌 43 例，石膏样毛癣菌 17 例，絮状表皮癣菌 3 例。患者随机分为 3 组，分别用 25% 陈皮酊、25% 陈皮软膏、2% 达克宁霜外搽，每日 2 次，治疗观察 1 个月。结果显示，25% 陈皮酊治疗 56 例，总有效率为 94.64%；25% 陈皮软膏治疗 53 例，总有效率为 90.57%；2% 达克宁霜治疗 51 例，总有效率为 96.08%。3 组比较差异均无显著性意义（$P > 0.05$）。

王朝霞用二陈汤加味治疗荨麻疹、痤疮、湿疹等多种皮肤科疾病，疗效满意。曾治疗慢性荨麻疹患者 1 例，中医辨证属痰湿内蕴型。方药组成：陈皮、苍术、白术、山楂、神曲、蝉蜕、防风、荆芥、赤芍、白芍各 10g，半夏 12g，茯苓 15g，干姜、桂枝各 8g，甘草 3g。服用 10 剂后，患者已无皮疹出现，诸症好转。

十二、其他疾病

康超茹等介绍国家名老中医马云枝教授临床运用温胆汤治疗失眠症用药经验，凡中医辨证属痰火扰神证者均可使用温胆汤加减治疗，疗效满意。曾治失眠症患者 1 例，辨证为痰火扰神型。方用温胆汤加减：黄连 9g，半夏、陈皮、枳实、生白术各 12g，竹茹、茯苓、生薏苡仁各 15g，生牡蛎、珍珠母各 30g，炙甘草 3g。服用 12 剂，水煎服。二诊自诉服药后上述症状减轻，仍有头身困重不适，苔黄腻仍然存在，原方黄连减为 3g，重用茯苓 30g，加生山楂 10g，石菖蒲 12g，远志 10g，以祛痰化浊，开窍安神，继服 10 剂，病情好转。嘱其注意饮食起居，并以四君子汤加减调理，随访两个月，症状基本消失。

左淑英等选取抽动-秽语综合征患者 46 例，从痰论治该病。药物组成：胆南星、陈皮、菖蒲、瓜蒌、茯苓各 15g，半夏、郁金各 10g，枳实 7.5g，甘草 5g。每日 1 剂，水煎，分 2 次服，14 天为 1 个疗程，连服两个疗程。结果显示，痊愈 24 例，好转 20 例，无效 2 例，总有效率 95.65%。方中陈皮可利气除痰开窍。诸药合用，无留邪资寇之虞，可取得满意疗效。

曾运凤用番泻叶 20g、陈皮 15g，放入大号带盖杯中以沸开水 1000mL 浸泡 15 分钟，分次服下，代替传统清洁灌肠法进行肠道准备，并分别与服用番泻叶、硫酸镁、甘露醇药物的各 100 例患者比较，观察 4 种泻药在肠道准备后的效果。结果表明，番泻叶加陈皮的静脉泌尿系造影清晰率（94%）与番泻叶（88%）、硫酸镁（70%）、甘露醇（68%）相比，差异显著（$P < 0.01$）。同时，番泻叶加陈皮服用后不良反应发生率（6%）与番泻叶（20%）、硫酸镁（30%）、甘露醇（32%）不良反应（恶心、呕吐、腹痛、腹胀）发生率相比，差异显著（$P < 0.01$）。提示陈皮本身虽无泻下作用，但配合番泻叶后，可达到泻下理气、疏通肠道之功能，并可以解除番泻叶引起的恶心、呕吐、腹痛等不良反应，减轻痛苦，患者容易接受。

第二节　新会陈皮的药膳食疗

新会陈皮为兼具药用、食用及保健价值的药材，可入药、入膳、入茶、入酒等，为药膳食疗应用最为广泛的中药之一。

一、新会陈皮在食疗养生中的应用概述

新会陈皮理气健脾，燥湿化痰。用于脘腹胀满，食少吐泻，胸闷气短，咳嗽痰多。粤式点心师烹制佳肴美食多以新会陈皮为辅料，同时新会陈皮属于药食同

源的中药，具有确切的疗效，深受大家喜欢。新会陈皮合理搭配膳食，可起到养生保健的作用。

（一）新会陈皮日常饮食中的应用

熬粥时放入新会陈皮，吃起来芳香爽口，还起到开胃化痰的功效；烧肉和炖排骨时放入新会陈皮，味道鲜美而又不会感到油腻。新会陈皮方便服用是其优点，出现咳嗽、胀气、有痰、食欲不振，沏上一壶茶，煮上一锅粥，煲上一碗汤即可有效。

（二）不同体质人群新会陈皮膳食的合理搭配

气郁质的人群可以用陈皮青皮搭配成二皮蜜饮；痰湿体质的人群可以搭配扁豆、薏苡仁等熬汤或熬粥食用；湿热体质的人群可配伍布渣叶、荷叶等食用；气虚质的人群可以用陈皮配合猪肉、排骨、党参等一起食用；阳虚体质的人群可以和核桃仁、益智仁一起食用；尤其是脾胃虚弱、气虚、阳虚、阴虚的人群，在进食滋腻的食物后也宜食用少量陈皮，有利于消积化滞。

（三）新会陈皮在慢性病调理、治未病领域的应用

新会陈皮广泛应用于脾胃虚弱的人群及慢性胃炎、慢性肝炎、脂肪肝、高脂血症等人群。慢性病毒性肝炎常用新会陈皮药膳有党参新会陈皮瘦肉汤、新会陈皮排骨、新会陈皮小米粥等，均可舒肝健脾，有助于正气的恢复。脂肪肝常用新会陈皮药膳有新会陈皮山楂饮、新会陈皮决明子茶、新会陈皮枸杞茶。肝硬化常用新会陈皮药膳有玉米须新会陈皮饮、党参扁豆陈皮粥。胆石症常用新会陈皮药膳有金钱草陈皮利胆茶。高脂血症常用新会陈皮药膳有陈皮金橘茶、陈皮青皮姜黄饮等。

二、新会陈皮的药膳食疗方

药膳是在中医药理论指导下，利用食材本身或者在食材中加入特定的中药材，使之具有调整人体脏腑阴阳、气血、生理机能以及色、香、味、形特点，适用于特定人群的食品，包括菜肴、汤品、面食、米食、粥、茶、酒、饮品、果脯等。药膳行业利用新会陈皮这一天然食物原料的药用价值，本着药食同源的原理，将陈皮的药用保健功能与其调味功能相结合，融合保健和治疗于美食中，形成独特的新会陈皮药膳食疗养生文化。药膳酒店在制作药膳过程中对新会陈皮情有独钟，开发出多种类型药膳产品，如药膳菜品、新会陈皮茶、新会陈皮汤品、新会陈皮月饼、陈皮饼、陈皮酱、养生酒等多种类型。

（一）茶饮

1. 新会陈皮茶

新会陈皮、金银花、绿茶、甘草、冰糖适量。长期饮用可安神养性，祛湿化痰。

2. 新会陈皮普洱茶（柑普茶）

新会陈皮普洱茶综合了新会陈皮独有的果味清香和云南普洱特有的甘醇爽滑，两者搭配，风味一绝。陈香浓郁，沁人心脾，入口细腻滑爽，回味甘甜。

3. 新会陈皮丁香茶

新会陈皮3g，公丁香3g。用于胃寒胃痛及胃寒呃逆。

4. 降脂茶

新会陈皮15g，山楂9g，甘草3g，丹参6g。用于高脂血症。

5. 健脾茶

新会陈皮10g，炒山楂3g，生麦芽、荷叶各15g。用于脾失健运所致之湿浊内蕴食积证，症见食滞不化，厌食腹胀，小儿疳积。

（二）汤膳

1. 新会陈皮乌鸡汤

乌鸡1只，新会陈皮3g，高良姜3g，胡椒6g，草果2个，葱适量。用于妇女痛经之属于气血双亏，偏于虚寒者。

2. 新会陈皮姜汤

新会陈皮10g，生姜50g，大枣数枚。用于脘腹胀满、隐痛不适，重则不思饮食、辗转难安。

3. 新会陈皮薏米水鸭汤

水鸭肉250g，新会陈皮6g，薏苡仁30g，莲子30g，怀山药12g，生姜10g，盐适量。具有补脾健胃祛湿作用。

4. 半夏新会陈皮米醋汤

半夏60g，新会陈皮30g，米醋500mL。用米醋浸泡半夏、新会陈皮，24小时后即可饮用。每天3~5次，每次10mL，徐徐下咽，令药液滋润咽喉痛处。用于急性、慢性咽炎。急性咽炎：咽部红肿灼痛，吞咽不利。慢性咽炎：咽干、咽痒，咽部有异物感，吞之不下、吐之不出。均有较好的疗效。

5. 人参新会陈皮汤

人参新会陈皮汤选自《东医寿世保元》，由人参、生姜、砂仁、新会陈皮、大枣组成，该方药具有补脾消食、定气定魂之功效。

6. 侨乡第一汤

原料：8～10年新会陈皮4片，水鸭1只（去皮，约750g），鸡脚4只，火腿50g，瘦肉250g，老鸡肉（去皮）250g，瑶柱15g。调料：鸡汁1茶匙，精盐2/3茶匙。

做法：先把陈皮用温水洗净。把水鸭、鸡脚、瘦肉、老鸡飞水5分钟，捞起候用。把主料和配料全部放入汤鼎内，放入沸水。加入黄酒15g，姜片2片，放入蒸柜炖5小时即可。在食用时放入调料。

特点：汤色金红，陈皮味纯厚，汤鲜带甘香，不带肥腻感。

（三）菜品

1. 新会陈皮兔肉

原料：清水5000g，精盐200g，黄酒200g，醪糟汁200g，红油200g，新会陈皮80g，兔肉200g，干辣椒80g，花椒40g，白糖100g，葱100g，姜100g。有滋阴润燥、健脾理气化痰作用。

2. 新会陈皮蒸牛肉

原料：新会陈皮，牛肉，味精，酱油，料酒，姜，葱，白糖，胡椒粉，香菜末。有健脾胃、理气血、化痰作用。

3. 胡萝卜炒新会陈皮瘦肉丝

原料：胡萝卜200g，新会陈皮10g，瘦猪肉100g，黄酒、香葱各适量。用于肝气犯胃所致胃痛。

4. 陈皮骨拼千层耳

原料：排骨精肉500g，十年新会陈皮50g，盐、糖、鸡粉各少许，猪耳1000g，陈皮卤水1000g。

做法：将排骨斩件，用十年新会陈皮调味，生粉腌制好，用油温浸炸而成。将猪耳用卤水煲好，用纱布扎起来放入保鲜雪柜10小时后，解开纱布，切片拼陈皮骨上即可。

特点：陈皮骨皮脆、肉多汁、味鲜；千层耳爽脆。一菜两特色。还有补虚、理气、化痰作用。

5. 爽口新会陈皮鱼青皇

原料：鱼青皇150g，菜心梗和津白梗各100g，新会陈皮XO酱、木耳条、葱度、蒜子、红椒角。

做法：先将鱼青皇炸至金黄色，备用。将菜心梗、津白梗和木耳条炒至熟，备用。猛火烧红锅下花生油，放入料头爆炒至香，加入新会陈皮 XO 酱和鱼青皇、菜心梗、津白梗、木耳条炒至香，再放入生抽、味精、糖、鸡粉调味，勾芡即可上碟。

特点：鱼青皇爽口弹牙，陈皮味幽香，双蔬清爽，是远近驰名的菜式。

6. 新会陈皮菊花虾

原料：新鲜虾仁 300g，肥肉粒 15g，马蹄粒 24g，新会陈皮粒 24g，盐、糖、鸡粉各适量，蛋白 1 只，生粉 15g，春皮丝 100g。

做法：将虾仁用刀背打烂，加入盐、糖、鸡粉打至起胶，加入肥肉粒、马蹄粒、新会陈皮粒、蛋白、生粉再搅拌一次，放入冰柜冰 20 分钟。将冻好的虾胶分成 12 份，每份都拌上春皮丝，用温油浸炸至熟上碟，每件菊花虾放上少许的酸甜酱即可。

特点：酥脆、酸甜，食后带有陈皮幽香。

7. 金牌陈皮鸽

原料：石岐乳鸽 6 只，新会陈皮粉 50g，精盐 30g，糖 30g，鸡粉 20g，脆皮水 150g。

做法：将乳鸽洗净，用新会陈皮粉、调料腌制约 5 小时，上脆皮水吊干身。用油生榨至熟，将乳鸽捞起，斩件即可。

特点：入口脆，皮肉多汁，骨软，连骨都带有陈皮味幽香。

8. 陈皮翅汤浸白菜心

原料：新会陈皮翅汤 500g，新会陈皮丝 10g，白菜心 1000g。

做法：将白菜心飞水，用新会陈皮翅汤慢火煲淋上碟，洒上少许新会陈皮丝。

特点：健康美味。

9. 陈皮煎酿金钱

原料：鲜冬菇 350g，墨鱼胶 250g，新会陈皮粒 15g，烧汁少许。

做法：将墨鱼胶加入新会陈皮粒搅匀，酿入干净的鲜冬菇内。用锅将酿好的大金钱慢慢煎熟，调入烧汁，勾芡上碟即可。

特点：入口香浓，鲜爽嫩滑，口感独特。

10. 鸳鸯鲑鱼

原料：鲑鱼 1 条约 900g，新会陈皮 XO 酱 50g，日本芥辣 20g，菜心 6 条。

做法：将鲑鱼宰好起肉留原条骨，肉切双飞两份。一份用新会陈皮 XO 酱拌匀，另一份用日本芥辣拌匀，连骨摆成鱼形。入蒸柜蒸 5 分钟即可，淋上少许尾油，排上菜心即可。

特点：新派粤菜，一鱼两味。

11. 新会陈皮 XO 酱炒豆苗

原料：豆苗 1000g，新会陈皮 XO 酱 40g，鸡油 50g，调味品少许。

做法：先用鸡油起锅，加入豆苗生炒调味至八成熟。用新会陈皮 XO 酱起锅，加入炒好的豆苗，边炒至香，勾芡上碟即可。

特点：入口爽甜，陈皮味甘香可口。

12. 陈皮凤凰卷

原料：蛋皮 1 块，新会陈皮粒 8g，虾胶 70g，鱼胶 70g，蟹肉 10g，粟米笋 6 条（1 开 2），甘笋片少许，上汤 150g。

做法：将新会陈皮粒、虾胶、鱼胶、蟹肉混合均匀，辅在蛋皮上卷成一条，放入蒸柜蒸熟。切片放入碟中，摆放粟米笋、甘笋片造型。用上汤调味，勾入芡粉打芡，淋上即可。

特点：造型美观、味鲜，带出陈皮的健康和美味。

（四）养生酒

新会陈皮养生酒

新会陈皮养生黄酒植物浸泡液配方：新会陈皮、桂圆肉、枸杞子、菊花、红枣。具有健脾开胃、养血益精、安神明目、补益心脾的作用。

（五）新会陈皮酵素

新会陈皮酵素系用新会柑果肉、新会陈皮、益生菌，加上枸杞子、山楂、黄精等药食同源的药材发酵制成，具有丰富的营养价值。其粗多糖和总黄酮成分含量非常高：每 100mL 含粗多糖≥2000mg，总黄酮≥200mg。对高尿酸血症、高血压、高脂血症等疾病有一定的辅助治疗作用。

（六）饮料

1. 新会陈皮露

新会陈皮 3g，甘草 0.5g，冰糖 12g。辅料：柠檬酸 0.4g，香料 0.4mL，防腐剂 0.05g。有健脾开胃、促进食欲的作用。

2. 新会陈皮酸梨汁

本品由新会陈皮、鸭梨组成。利用橘皮和梨制成复合饮料，酸甜适口，清凉润喉，且有芳香的橘味，实属保健佳品。

3. 决明子新会陈皮红枣复合固体茶饮料

本品以决明子、新会陈皮、红枣、绿茶为原料。

（七）蛋糕、面包

蛋糕原料有鸡蛋、面粉、白砂糖、泡打粉、新会陈皮等。蛋糕中添加适量新会陈皮粉，可以形成新型的具有一定保健功能的风味蛋糕。

促消化面包由面粉适量，鸡内金 6g，新会陈皮 15g 等制成，具有促消化功能。

（八）罐头

新会陈皮牛肉罐头由牛肉、新会陈皮、桂皮、干辣椒、玉果粉、姜、葱等组成。

（九）膏

乌梅新会陈皮膏：取新会陈皮 500g，沸水泡去白令极净，乌梅、大草青盐各 200g，浓煎取汁浸透，晒半干，再加入白糖 300g 拌匀，用薄荷叶盖上煮 30 分钟，即可。用于治疗顽固性咳嗽。

（十）酱

1. 新会陈皮蜜酱

新会皮 5 块（完整的），槐花蜜两汤匙，白糖 1 汤匙。将新会陈皮洗净，不去橘络，用开水焯过后，沥干水分切成碎末后放入锅中，加适量开水和白糖，小火熬煮 10 分钟；再加入蜂蜜，继续小火慢熬 5 分钟后，关火冷却，即可服用。新会陈皮蜜酱具有镇咳祛痰健胃的作用，既能冲水代茶饮，又能代替果酱佐餐面包或馒头，养生保健。

2. 新会陈皮柠檬酱

本品由新会陈皮、鲜柠檬、优质白砂糖、柠檬酸、苯甲酸钠、氯化钙、食盐等组成。

（十一）新会陈皮粉

新会陈皮 100g，面粉 500g，红糖适量。用于慢性糜烂性胃炎、胃窦炎、胃溃疡。

（十二）粥

1. 新会陈皮紫苏粥

新会陈皮 10g，紫苏叶 12g，生姜 5 片，粳米 100g。用于溃疡病属脾胃气滞者。

2. 新会陈皮佛手粥

新会陈皮、佛手各 15g，粳米 100g，冰糖适量。用于慢性胃炎及腹胀者。

参考文献

[1] 张丽艳，梁茂新. 论陈皮潜在功用的发掘与利用 [J]. 中华中医药杂志，2017，32（1）：107－110.

[2] 李晓芳，张健康，王慧鸾，等. 陈皮的研究进展 [J]. 江西中医药，2014，45（3）：76－78.

[3] 王春燕. 浅谈陈皮的药理作用及临床应用展 [J]. 中国中医药现代远程教育，2013，11（3）120－121.

[4] 魏裕涛，魏佳娜，庞玉思. 浅谈道地广陈皮与普通陈皮之差别 [J]. 中国民间疗法，2013，21（9）：52－53.

[5] 徐艳花. 二陈汤加味治疗小儿咳嗽 146 例 [J]. 中成药，2006，28（9）：2.

[6] 赵永祥. 止嗽散加味治疗外感后咳嗽 110 例 [J]. 陕西中医，2008，29（4）：399.

[7] 陈竹，彭玉，张立文，等. 清气化痰汤治疗小儿痰热壅肺型哮喘的疗效评价 [J]. 贵州医药，2019，43（1）：89－91.

[8] 杨建美. 加味止嗽散治疗小儿咳嗽变异性哮喘 168 例 [J]. 菏泽医学专科学校学报，2012，24（4）：57.

[9] 孟晶利，王伟. 杏苏二陈汤治疗慢性支气管炎急性发作期（风寒证）的效果 [J]. 世界最新医学信息文摘，2018，18（97）：125－126.

[10] 陈艳，郑秀华. 五味陈皮合剂治疗老年慢性支气管炎 30 例 [J]. 辽宁中医杂志，2003，30（4）：291.

[11] 徐坡，朱洪. 黄芪陈皮药对治疗慢性阻塞性肺病疗效观察 [J]. 山西中医，2017，33（5）：16－17.

[12] 官凯悦，晏露宁，程岭，等. 金水六君煎合生脉散加减治疗慢性阻塞性肺疾病稳定期临床观察 [J]. 新中医，2018，50（12）：83－86.

[13] 陈晓岩，黄雅慧，于淑芬. 健脾疏肝降逆方治疗功能性消化不良疗效观察 [J]. 中国中医基础医学杂志，2005，11（8）：636－367.

[14] 李景新，邱国海，唐荣德，等. 20 年新会陈皮治疗功能性消化不良的临床研究 [J]. 新中医，2011，43（4）：7－10.

[15] 邱国海，李景新，唐荣德，等. 10 年新会陈皮治疗功能性消化不良临床研究 [J]. 新中医，2010，42（4）：21－23.

[16] 邱国海，李景新，唐荣德，等. 5 年新会陈皮治疗功能性消化不良的临床

研究 [J]. 中华中医药学刊, 2011, 29 (2): 346 – 348.

[17] 卢宏福. 自拟宁胃解郁汤治疗功能性消化不良98例疗效观察 [J]. 中国中医药科技, 2015, 22 (3): 283.

[18] 帅粉荣. 自拟厌食方治疗小儿厌食症临床疗效观察 [J]. 延安大学学报（医学科学版）, 2018, 16 (3): 56 – 57, 59.

[19] 李彦飞. 中医治疗小儿厌食症临床体会 [J]. 世界最新医学信息文摘, 2016, 16 (58): 102.

[20] Fan JG. Shanghai Multicenter Clinical Cooperative Group of Danning Pian Trial E-valuating the efficacy and safety of Danning Pian in the short term of patients with non – alcoholic fatty liver disease: amulticen clinical trial [J]. Hepatobil Pancreat Dis Int, 2004, 3 (3): 375 – 380.

[21] 郑伟民, 朱肖鸿. 自拟化痰行瘀方治疗非酒精性脂肪肝48例 [J]. 吉林中医药, 2012, 32 (6): 609 – 610.

[22] 杨超, 吕紫媛, 伍桂伦, 等. 中药丹参联合陈皮、柴胡治疗脂肪肝的临床观察 [J]. 湖北中医药大学学报, 2013, 15 (4): 23 – 24.

[23] 于风芝, 刘冬梅. 关于胃炎的经典略论 [J]. 亚太传统医药, 2016, 12 (20): 47 – 48.

[24] 虎喜成, 田文荣, 刘敬霞, 等. 加味陈皮膏治疗慢性萎缩性胃炎临床观察 [J]. 中国中西医结合消化杂志, 2014, 22 (9): 517 – 520.

[25] 李振勇, 江笑兰. 抑肝散加陈皮、法夏方治疗原发性胆汁反流性胃炎的临床疗效观察 [J]. 北方药学, 2016, 13 (6): 82 – 83.

[26] 陈明. 中药胃动汤治疗糖尿病胃轻瘫疗效观察 [J]. 现代中西医结合杂志, 2009, 18 (24): 2904 – 2905.

[27] 廖宏. 中医治疗糖尿病胃轻瘫38例疗效观察 [J]. 吉林医学, 2010, 31 (10): 1408.

[28] 黄修海, 张登科, 毕超, 等. 陈香露白露治疗老年消化性溃疡的临床观察 [J]. 辽宁中医杂志, 2006, 33 (3): 335.

[29] 孙海龙, 孙运海, 孙运群. 柴胡舒肝散加味治疗胃十二指肠球部溃疡54例临床观察 [J]. 中医药学报, 2008, 36 (5): 59 – 60.

[30] 杨倩倩, 周建波, 蔡升, 等. 白术芍药散联合美沙拉嗪治疗溃疡性结肠炎临床疗效及对血清和结肠黏膜NGAL、MMP – 9表达水平的影响 [J]. 浙江中西医结合杂志, 2018, 28 (12): 1011 – 1014.

[31] 张媛媛, 许华, 胡小英. 秋泻方治疗儿童轮状病毒性肠炎36例 [J]. 陕西中医, 2009, 30 (7): 816 – 817.

［32］任永霞．益气活血养阴汤治疗老年功能性便秘 60 例效果评价［J］．北方药学，2019，16（1）：54－55.

［33］Cassidy A, Rimm EB, O'Reilly EJ, et al. Dietary flavonodis and risk of stroke in woman［J］．Stroke，2012，43（4）：946－951.

［34］Lai HT, Threapleton DE, Day AJ, et al. Fruit intake and cardiovascular disease mortality in the UK Women's Cohort Study［J］．Eur J Epidemiol，2015，30（9）：1035－1048.

［35］俞静静，苏洁，吕圭源．陈皮抗心脑血管疾病相关药理研究进展［J］．中草药，2016，47（17）：3127－3134.

［36］张阳，赵杰，袁长玲．橘枳姜汤治疗冠心病的临床体会［J］．中西医结合心脑血管病杂志，2018，16（21）：3218－3219.

［37］周小芳，程晓昱，刘瑞，等．胸痹汤治疗不稳定型心绞痛气虚血瘀型患者30 例［J］．江西中医药大学学报，2019，31（1）：40－42.

［38］龙华君，周珂．眩晕中医诊治沿革和思考［J］．中国中医急症，2014，23（6）：1077－1078.

［39］韩向辉，刘轲．浅谈中医对眩晕病因病机的认识［J］．光明中医，2009，24（10）：1870－1872.

［40］张科，郑玲，潘应芳．化痰通脉定眩汤治疗痰浊型眩晕临床观察［J］．陕西中医，2017，38（10）：1372－1373.

［41］樊建平，张子明．清眩胶囊治疗椎－基底动脉供血不足 80 例观察［J］．河北中医药学报，2007，22（1）：39－40.

［42］孟祥智，叶艳霞．顺气导痰汤治疗老年性痴呆 36 例临床观察［J］．工企医刊，2003，16（4）：60－61.

［43］肖敏，易玺．半夏白术天麻汤合温胆汤治疗高血压患者临床观察［J］．光明中医，2018，33（23）：3473－3474.

［44］叶金池．祛痰调脂汤治疗腹型肥胖伴血脂异常 50 例临床观察察［J］．中国民族民间医药，2016，25（4）：120－121.

［45］陈旭．化痰降浊汤对高脂血症血脂的影响［J］．吉林中医药，2014，34（6）：597－598.

［46］彭丽娟．健脾祛湿化痰方对 2 型糖尿病胰岛素抵抗的影响［J］．湖北中医杂志，2006，28（8）：29.

［47］林泽宏，冉旭．健脾祛湿法对 2 型糖尿病胰岛素抵抗的疗效观察［J］．深圳中西医结合杂志，2008，18（2）：105－106.

［48］陆天慧，贾娟娟．饮用陈皮水对妇科腹腔镜手术病人术后腹胀的影响［J］．

护理研究, 2014, 28 (1): 343 – 344.

[49] 黎建敏, 黄美凌. 陈皮瘦肉粥对经腹全子宫切除术后腹胀的干预防治效果研究 [J]. 河北中医, 2016, 38 (4): 626 – 628.

[50] 玉兆芬. 加味四逆散治疗乳腺增生症 110 例 [J]. 江西中医药, 2008, 39 (3): 41.

[51] 钟刘培, 钟菁. 海藻玉壶汤加减治疗乳腺增生症临床分析 [J]. 内蒙古中医药, 2013, 12 (21): 61 – 62.

[52] 赵作祥, 王君. 陈皮饮治疗急性乳腺炎 120 例 [J]. 河南中医药学刊, 1998, 13 (1): 46.

[53] 余萍. 三皮汤内服外洗治急性化脓性乳腺炎 54 例 [J]. 四川中医, 1997, 15 (10): 40.

[54] 周金英. 加味橘皮竹茹汤治疗妊娠剧吐 38 例 [J]. 湖南中医杂志, 2009, 25 (6): 68 – 69.

[55] 汤满成. 中药治疗妊娠恶阻 36 例 [J]. 实用中医药杂志, 2003, 19 (10): 524 – 525.

[56] 戎平安. 加味导痰汤治疗精液不液化 34 例临床观察 [J]. 中国中医药科技, 1999, 6 (6): 380.

[57] 朱锦祥. 从痰论治精液不液化症 26 例 [J]. 福建中医药, 2004, 35 (6): 2.

[58] 李兰英. 补益扶正法在肿瘤治疗中的应用与思考 [J]. 基层医学论坛, 2016, 20 (18): 2546 – 2547.

[59] 库宝庆, 陈立, 罗斌, 等. 黄芪人参陈皮四物汤对肿瘤患者放化疗后白细胞减少及细胞免疫功能的影响 [J]. 中国中医药信息杂志, 2013, 20 (6): 71 – 72.

[60] 佟磊, 李明静. 利肺健脾方辅助治疗对晚期 NSCLC 患者炎症因子、肿瘤标志物的影响 [J]. 中国现代医学杂志, 2018, 28 (36): 44 – 47.

[61] 徐玉珍. 蛇胆陈皮含化治疗梅核气 47 例临床研究 [J]. 亚太传统医药, 2014, 10 (19): 115 – 116.

[62] 苏保华. 半夏陈皮米醋玄易治疗急慢性咽炎 [J]. 新中医, 2005, 37 (8): 96.

[63] 郑岩, 栗波, 刘俊良, 等. 除湿汤联合西药治疗眼部带状疱疹的探讨 [J]. 中国实用医药, 2017, 12 (15): 117 – 118.

[64] 方玉复, 魏玉平, 于香安, 等. 陈皮对浅部真菌的试管内抑菌实验及临床疗效观察 [J]. 中国皮肤性病学杂志, 1997, 11 (5): 275.

[65] 王朝霞. 二陈汤加味皮肤科应用举隅 [J]. 中医药临床杂志, 2009, 21 (4): 363-364.

[66] 康超茹, 马云枝, 张林旭. 马云枝教授运用温胆汤治疗失眠症经验 [J]. 时珍国医国药, 2018, 29 (10): 2502-2503.

[67] 左淑英, 许静威, 刘国峰. 从痰论治抽动-秽语综合征 46 例 [J]. 中国民间疗法, 2001, 9 (6): 56-57.

[68] 曾运凤. 番泻叶加陈皮在肠道准备中的疗效观察 [J]. 内蒙古中医药, 2015, 34 (5): 24.

[69] 范文昌, 梅全喜, 葛虹. 中医药膳食疗 [M]. 北京: 中国中医药出版社, 2017.

[70] 李庆耀, 邹复馨. 新会陈皮粉治疗胃痛 [J]. 中国民间疗法, 2007, 15 (5): 26.

[71] 李晓芳, 张健康, 王慧鸾, 等. 新会陈皮的研究进展 [J]. 江西中医药, 2014, 45 (375): 77.

[72] 邹丽霞, 周晓琴. 新会陈皮茶的研制 [J]. 适用技术之窗, 1997, (5): 16.

[73] 夏红, 刘桂香, 曹卫华, 等. 新会陈皮风味蛋糕的研制 [J]. 食品科技, 2004 (6): 33.

[74] 贺洋文. 新会陈皮姜汤除腹胀 [J]. 农家之友, 2011, 9 (5): 52.

[75] 刘涵坤. 陈皮薏米水鸭汤 [J]. 中医健康养生, 2017 (3): 27.

[76] 苏保华. 半夏新会陈皮米醋玄易治疗急慢性咽炎 [J]. 新中医, 2005, 37 (8): 96.

[77] 李梅. 朝医方"人参新会陈皮汤"治疗消化性溃疡的实验研究 [D]. 延边: 延边大学, 2012.

[78] 胡志霞. 新会陈皮兔肉加工工艺 [J]. 保鲜与加工, 2007, 7 (4): 49-50.

[79] 汪建国. 新会陈皮养生黄酒的研制开发 [J]. 中国酿造, 2005 (6): 62-63.

[80] 傅航. 鸡内金、新会陈皮促消化面包的研制 [J]. 漯河职业技术学院学报, 2014, 13 (2): 62-64.

[81] 周小琴. 保健饮料新会陈皮露的研制 [J]. 适用技术市场, 1995 (9): 17.

[82] 郑平. 新会陈皮酸梨汁的制法 [J]. 农村新技术, 2010 (8): 60.

[83] 金艳梅, 高鹤宁. 决明子新会陈皮红枣复合固体茶饮料的研制 [J]. 北方园艺, 2012 (14): 160-163.

[84] 王强. 乌梅新会陈皮膏治疗顽固性咳嗽 [J]. 医药导报, 2002, 21 (S1): 28.

第六章　新会陈皮的产业发展

陈皮作为药食同源的传统中药材之一，具有"和药""保健""茶道"等特质，使其具有生活化形态，有"生活"属性；同时，陈皮经历千年久远的传承，使其具有人文形态，有"文化"属性，是有故事、有内涵的产品。近年来，在政府、协会、企业和社会各界的积极推动下，陈皮行业在健康生产、研发加工、协作营销和文化旅游等方面取得较大进展，产业呈扩张趋势，形成柑橘种苗繁育、果品生产、陈皮深加工与开发利用等于一体的产业链。作为陈皮上品的新会陈皮，在当地政府的大力扶持下，其产业发展生机勃勃，正朝着百亿新会陈皮产业的目标大跨步前进。

第一节　陈皮的产业现状

近年来，随着柑橘种植业的不断发展和大健康产业的蓬勃兴起，由柑橘加工制成陈皮的产业也日趋兴旺，由陈皮药材延伸出的陈皮保健品、陈皮药品、陈皮运动饮料、陈皮功能食品、陈皮茶、陈皮调料等陈皮深加工产品不断涌现，陈皮文化旅游产品不断推出，整个陈皮产业链呈异常活跃状态。

一、陈皮的种植现状

作为柑橘副产品的陈皮，其货源量决定于柑橘的种植面积。我国是柑橘的重要原产地之一，资源丰富，优良品种繁多，有4000多年的栽培历史。柑橘多分布于我国长江流域以南，海拔800米以下，于温暖潮湿的山坡、丘陵、江河湖泊沿岸或平原广泛栽培。性喜温暖、湿润，生长环境最适的温度为19~32℃，最适宜的土壤为土层深厚、疏松、透气性和排水性好、富含有机质、酸碱值在pH值5.6~6之间的土壤。我国生产柑橘的有包括台湾在内的19个省（市、自治区），其中主产柑橘的有浙江、福建、湖南、四川、广西、湖北、广东、江西、重庆等，其次是上海、贵州、云南、江苏等省，陕西、河南、海南、安徽和甘肃等省份也都有种植。全国种植柑橘的县（市、区）有985个。20世纪70年代以前，柑橘产量下降，陈皮一度紧缺，曾将甜橙纳入药用范围。70年代后期，长江流域以南地区新栽柑橘树进入盛果期，自此陈皮年产量遂年上升。90年代后，柑橘产量大，导致价格低廉，柑橘生产有萎缩趋势，又导致陈皮产量减产。近年来，在政府及相关行业协会的大力扶持下，柑橘的种植面积逐年增加，目前年产量大概1078万吨，居世界第三。

二、陈皮的加工产业现状

随着农产品深加工技术的发展，越来越多的人关注到柑橘深加工这个广阔的市场，越来越多的的企业开始从事陈皮及柑肉的开发。

1. 柑橘果肉加工现状

柑橘是世界上第一大水果，每年总产量已超1亿吨。目前柑橘加工产业的主导产品有橙汁、宽皮柑橘瓣罐头两大类。橙汁是世界上最受欢迎、贸易量最大的果汁产品，大约占据2/3的世界果汁市场。2009~2010年世界橙汁的产量约220万吨（以65°浓缩汁计）。橙汁按加工方式的不同可分为冷冻浓缩型（FCOJ）、浓缩汁还原的冷藏型（RECON）及非浓缩还原型（NFC）3种。其中，浓缩橙汁占世界橙汁产量的85%；非浓缩还原型橙汁是近年来发展起来的橙汁产品，先在美国兴起并迅速发展，随后市场逐步扩大至加拿大、欧盟、日本等地；冷冻浓缩型橙汁的消费则逐年减少。欧洲和美国是世界橙汁的主要消费市场，其橙汁进口量超过世界总进口量的80%。橙汁的生产主要集中在巴西的圣保罗和美国的佛罗里达，这两地的橙汁生产量分别占世界总产量的51%和42%。目前，这些生产地已选育了适宜于加工的柑橘品种，建设了稳定的优质原料基地，形成了完善的柑橘汁加工技术体系。在柑橘罐头生产方面，2009~2010年度世界宽皮柑橘的加工量约为122万吨，其中我国的加工量最大。

我国柑橘的加工量为5%~8%，远远低于世界总体水平33%。加工产品主要为柑橘罐头，其加工量占柑橘总加工量的80%以上，生产主要集中在浙江和湖南两地。目前，我国的柑橘汁加工产业才刚起步，现已建立的柑橘汁生产厂家主要在重庆、湖南、四川、江西、福建等地。然而由于缺乏系统的研究，我国柑橘汁加工技术薄弱，生产的柑橘汁产品存在质量不稳定、品质较差等问题，大大制约了柑橘汁加工业的发展。目前国内所需的浓缩柑橘汁与非还原橙汁大部分仍依赖进口，浓缩柑橘汁主要从巴西进口，非还原橙汁主要从美国进口。

2. 广东省柑橘加工产业现状

广东省每年种植大量柑橘，主要分布于珠江三角洲一带，以新会、四会栽培最多。广东省的柑橘以鲜食为主，加工量较小，传统的加工产品有广陈皮、化橘红等作为药材的产品，以及九制陈皮、柚皮糖等果脯蜜饯。这些加工产品历史悠久、风味可口，且保健功能显著。此外，还有少量其他加工产品，然而生产形式多为小作坊，劳动成本高，品质欠佳。

3. 广陈皮加工产业现状

陈皮属药食两用药材，有芳香理气、祛痰、健胃等作用。其中广陈皮为广东特产药材，以茶枝柑果皮为原料干制而成，其道地产区为新会。新会陈皮是广陈皮中质量最好、数量最少且价格最贵的品种，其曾被国家质检总局批准为国家地理标志产品，并在产品的品牌保护、质量特色、种植规范、防治假冒等方面取得了较大的成效。目前，其生产主要用于出口和作为生产中成药、中药饮片、陈皮茶、食品、添加剂和香料等的原料。广陈皮的加工方法较简单，即将剥下的果皮晒干或阴干即可，具体为摘取成熟果实，用刀将果皮剖成 3 瓣，基部相连，剥下，通常采用阴干的办法使其干燥，然后将干燥果皮密封于塑料袋中，放置 2 ~ 3 年后待其外表颜色变为深棕色后使用。其中，九制陈皮就是以陈皮为原料，经制坯、浸渍、干燥等多个工艺制成的。

三、陈皮的贸易现状

据统计，2004 年全国药用陈皮年需量约 800 万公斤左右。20 世纪 70 年代后期，陈皮年产量逐年增加，特别是食品加工厂加工罐头剥下的橘皮。因集中生产，使其卫生、质量有保证，货源量大。90 年代后，柑橘产量大，使其价格下降。其中，广陈皮因为其产地和栽培品种不同而和陈皮区分为两个不同品种的药材，是陈皮中质量最好、数量最少且价格最贵的一种，在过去都是销售给大城市里有名望的中药店，上等规格供出口及江、浙、上海等城市。以前陈皮仅限于药用和出口，食用比较少，供求基本平衡，多年来产地价 0.6 ~1.0 元/kg，市场价格在 1.5 元/kg 左右波动。前些年陈皮价格低，少人收集，且随着陈皮油的提取开发，陈皮产量在逐年减少，如湖南辣妹子罐头厂早几年可产 500 吨陈皮，近年生产能力扩大一倍，应产陈皮 1000 吨，但实际被提取了陈皮油，几乎无货可供。湖南溆浦的陈皮大部分亦被提取了陈皮油。某些突发事件也影响陈皮的产量，如 2008 年受冰雪灾害的影响，湖南总产量不足 1000 吨，以前湖北洪山、清潭两地可产陈皮 3000 吨，2008 年只有 2000 吨。陈皮本就价格低，加上产量不足，导致陈皮市场出现萎缩现象。90% 以上的陈皮价格一般，但是产量不足 10% 的广陈皮以自己独特的经营模式脱颖而出。普通陈皮被拉到药厂、食品厂作投料，好的广陈皮被人收藏，普通陈皮三万吨产量的产值不如广陈皮一年 1000 吨左右的产值。2011 年，安徽亳州市场陈皮价格升至 5 ~ 5.5 元/kg，陈皮丝 7 元/kg。2014 年，新皮（当年的陈皮）的市场价格是 260 元/斤，3 年的陈皮能卖到 460 元/斤，10 年陈皮能卖到 1800 元/斤。陈皮在国内市场的发展势头良好，而且还进入国外市场。在 2006 年，陈皮的出口量在 12000 吨左右，主要出口东南亚、日本等国家及港澳地区，被广泛用作食品辅料，成为滋补品、汤类食品不可缺少的佐料之一。浙江天惠保健品有限公司年出口量在 300 吨，杭州大东对外贸易有限公司送天津口岸量也在 100 吨以上。欧美市场对陈皮的需求量也在不断增加。中国出口的传统土特产之一陈皮，特别是陈会新皮，目前在国际市场上十分畅销，每公斤价格已从原来的 40 多美元升到 200 多美元。在国际陈皮市场的拉动下，中国国内陈皮收购形式看好。

四、陈皮产业化经营现状

陈皮的用途很广，其果皮处理能直接作为中药材，也可用在食品开发上，主要有以下几个方面：陈皮经粉碎、浸泡、分解、提取、蒸馏等加工可生产香精油、水质及油质香料和胡萝卜素、橙皮苷、维生素 C、果胶等食品添加剂；在饮料上可加工果汁、果汁汽水、橘晶、橘皮粉等产品；在蜜饯糖果上可加工成糖橘皮、红绿果丝、陈皮果脯、九制陈皮、陈皮糖果和其他果冻、果酱等产品。随着人们生活水平的提高，陈皮的用量逐年增加，其每年销量为 50000 ~ 60000 吨。目前，陈皮主要用途在食品保健方面，如食品里的陈皮梅、陈皮甜品、陈皮糕点、陈皮饼等备受消费者的青睐。饮料方面，如陈皮话梅饮料、当归陈皮安眠饮料等也有可喜的消费市场。还有柑橘果肉制作的柑橘果醋也很受欢迎。果醋为典型生理酸性食品，保健功效显著优于粮食醋，以果代粮酿造果醋，不但可以节约粮食，而且可以充分利用水果资源，解决水果销路难的问题，还可增加农民收入。柑橘果醋营养丰富，内含 10 种以上有机酸，能有效地维持人体酸碱平衡、清除体内垃圾、调节体内代谢，具有很强的防癌抗癌作用；可预防高血压、高脂血症、脑血栓、动脉硬化等多种疾病；具有促进血液循环、增强钙质吸收、提高人体免疫功能、延缓衰老、消除肌体疲劳、开胃消食、解酒保肝、防腐杀菌等功效。开发柑橘果醋对我国柑橘业的持续健康发展意义深远。柑橘果醋及柑橘果醋饮料生产工艺融合了发酵工程、酶工程和膜技术等高新技术。醋酸发酵采用连续式深层液态发酵工艺；柑橘榨汁选用先进的 MFC 柑橘全果榨汁设备；应用超滤技术代替超高温瞬时杀菌技术，对维生素等热敏性营养物质几乎不产生损耗。柑橘果醋饮料根据人体营养平衡原理进行复合配比，具有平衡营养、保健的特性。此外，比较出名的陈皮产业还有陈皮茶，其中陈皮普洱茶（柑普茶）尤为著名。它是现代新型产业，具有良好的经济价值及享用价值。将正宗的新会陈皮和云南普洱茶结合，既有陈皮飘香，又有普洱的甘醇；既保存了普洱茶本身的特点和优势，又摒弃了水果茶的甜度却保持了水果茶特有的芳香及口感，已经成为当今时尚人士的新宠，其消费市场也蒸蒸日上。除此之外，还有陈皮川贝茶、陈皮参茶、降脂茶、麦芽茶等。

近年来，随着人民生活水平的提高，酒类消费趋向安全、营养、保健，酒类市场出现多样化、低度化、营养化、绿色化趋势，如陈皮酒、人参陈皮保健酒、陈皮枸杞保健酒、桂花陈皮酒等。陈皮养生黄酒具有健脾开胃、养血益精、安神明目、补益心脾等作用。嘉兴酿造总公司已经成功开发出陈皮养生黄酒并推向市场，此陈皮黄酒香气浓郁，酒精含量适中，固形物及氨基酸含量高，味道甘甜，深受消费者的喜爱。国家"九五"期间设立的"柑橘加工技术研究与产业化开发"重大科技攻关项目，已完成柑橘白兰地等系列发酵酒的研究。柑橘白兰地在工艺上采用了现代生物工程技术，设备上采用带米罗网冷却水循环夹层的不锈钢发酵罐及全紫铜壶式蒸馏柑橘白兰地，改善了产品的风味。柑橘果酒营养丰富，含有人体需要的多种氨基酸、有机酸、果胶、糖类、维生素及矿物质，酒体清亮透明、无悬浮物、金黄色，具有和谐的柑橘香型，口味稍有柑橘酒特有的优雅苦感。目前柑橘白兰地加工技术已达到国际先进水平，产品质量达到国内同类产品领先水平。这将对中国南方柑橘的产业结构调整和产业化发展起到积极的推动作用。此外，政府成立的新会陈皮村作为投资平台，为农户提供了一个销售的平台，为投资者提供了一个采购的平台，投资者选购新会柑，签订三方合同并交付订金，农户采摘鲜果，最后投资者收货验货，可以选择陈皮村的加工服务。这种龙头企业＋基地＋农户的模式推动了新会陈皮产业化的进一步发展。

五、陈皮文化发展现状

陈皮以药用食疗见长，数百年来积淀了深厚的文化底蕴。另受陈皮上品——广东道地药材新会陈皮的影响，植入了侨乡特有的文化，成为我们与海外华侨、港澳台同胞经常沟通和密切联系的纽带。陈皮已经渗透到生活、养生及文化各个方面。近年来，各级政府和相关部门通过撰写文章，旅游推介，申报非物质文化遗产，与新闻媒体拍摄专题片，举办新会陈皮美食节、新会陈皮产业发展论坛等形式，大力推广陈皮保健、药用、食疗的文化民俗，深究陈皮产业发展之道，卓有成效。

六、陈皮旅游业发展现状

近年来，陈皮逐渐和旅游业进行结合，试图摆脱传统陈皮产业单一的模式。陈皮作为一种传统中药材，现已经不仅仅作为一种单一的药材出现，而是逐渐形成了以陈皮为核心和基础，结合本地特色，与旅游业紧密进行有机结合，将陈皮的种植、生产、加工、中医药属性和中医药传统文化内容融为一体进行旅游开发，规划设计涵盖观光、求知、娱乐、购物、度假、休闲和教育科研等多项内容的特色陈皮旅游。目前，在一些地方已经建设了集陈皮种植、生产、仓储等一体的庄园。可提供人们认识传统中药的机会和场所，原始种植地的柑橘生长情况可供参观、学习、采摘、食用等项目。由于陈皮的初加工主要靠的是人力劳动，人们亦可借此机会亲身体验手工劳作的快乐；通过了解陈皮独特仓储方式可增加人们对陈皮的认识。此外，由于陈皮的经济价值高，人们只采取果皮来加工处理，大量果肉被直接丢弃，造成了大量的资源浪费。在陈皮的制作过程中加入旅游产业的因子，可以通过旅游者的购买、赠送、现场食用、鲜榨果汁饮用等，在某种程度上减少果肉的浪费。另外，在此基础上，我们还可以尝试创新，将陈皮茶和瑜伽、温泉等结合，在休闲娱乐的休息时间可以品尝到陈皮茶，可以将陈皮与茶道、博物馆、会所等场地结合起来作为旅游的选择去处。

第二节　新会陈皮的产业现状

新会陈皮是新会柑的果皮经晒干或烘干后的陈年贮藏品，原产地广东新会，是我国著名的传统中药材，居"广东三宝（陈皮、老姜、禾秆草）"之首，是广东首批立法保护的8种岭南中药材。它既有显著的药用价值，又是传统的香料和调味佳品，更是不可多得药食同源的天然保健品。此外，新会陈皮有陈久者良的品质，有"藏品"属性。因此，新会陈皮成为当今众人追求的新宠，其产业有着无限的发展潜力。

一、新会陈皮产业的发展历史

相传新会种柑取皮起源于宋元时期，距今已有700多年的历史。到明代，有新会商人利用运销葵扇之便，将新会陈皮销往外省。清代乾隆、嘉庆年间，新会葵商在重庆、成都等地相继开设德隆、悦隆等9家"隆"字商号，主营葵扇又大量经销新会陈皮。清末光绪三十四年（1908年）的《新会乡土志》记载，新会陈皮为当时主要物产之一。在1912年前后，会城有经营陈皮的专营店30间、兼营葵扇的商号5~6间，它们集中在会城河以南贤洲街一带（今冈州大道中原贤洲路段），其中的一些大户还在上海等地开设批发店，这些大户不少是经几代人的传承，其中刘怡记最初叫刘全记，称乾隆年间（1736~1795年）开业；而小户在本地或广州卖货。当时，新会陈皮运到上海、重庆、广州3个主要市场，然后转销到全国各地。1936年全县的种柑面积30623亩，产量40383吨。抗日战争前，新会每年产陈皮量约700吨，仍未能满足全国各地需要。这样大批量的新会陈皮主要由各商号向小贩收购，而小贩则到全县各乡村作零散收购。

由于历史的原因，新会陈皮的生产销售曾一度衰落。1996年种柑量跌至最低谷，柑橘橙总面积才六七百亩。此后，在政府相关部门的大力支持下，这一行业又逐渐兴起。2002 年 12 月，新会区政府为促进这一地方传统产品的发扬光大，由果农发起，经新会区农业局和区工商联（总商会）推动，成立了新会柑（陈皮）行业协会，这有利于新会陈皮行业的生产、销售、科研和利益保护。产品宣传力度逐步加大，一些"自杀"式的经营短期行为，如大量低价购入广西等外地柑充正宗新会柑、以红茶染色假冒老陈皮等严重影响新会陈皮名声的做法受到谴责和制止。

近年来，由于当地政府的大力扶持及龙头企业的有效带动，且随着国家现代农业产业园创建、规范加工工艺和产品文化的形成，新会陈皮产业发展蒸蒸日上。一是陈皮药食文化弘发光大，陈皮业日益兴旺；二是陈皮食俗、礼俗文化得到传承，新会陈皮已成为时尚礼品；三是新的生产经营文化正在形成雏形，近期更掀起新会陈皮文化热。

二、新会陈皮产业的发展现状

近年来，新会陈皮产业发展迅速，产业链延伸越来越广，特别是在新会陈皮获得国家地理标志产品和国家地理标志证明商标、广东非物质文化遗产和广东著名特产等品牌后，新会因此成为"中国陈皮之乡""中国（新会）柑茶之乡""中国（新会）陈皮茶之乡""中国陈皮道地药材产业之乡"，获授"中国和药文化示范基地""中国保健协会新会陈皮保健基地"和"中国药文化产业示范基地"。新会陈皮被列入广东省 8 个岭南中药材立法保护品种，新会也成为广东省首个国家地理标志保护示范区。2017 年新会陈皮产业园成功入选国家现代农业产业园和广东省岭南中药材产业园。在 2018 中国品牌价值评价中，"新会陈皮"以 877 品牌强度位列全国地理标志产品第 41 位，品牌价值为 89.1 亿元。

2018 年，据行业调查数据，新会柑种植面积约 8.5 万亩，新会柑鲜果产量超10 万吨，柑皮产量约 0.5 万吨，初级产品（鲜果＋柑皮）产值超 10 亿元，取得食品生产许可证茶企约 240 家，主导产品新会陈皮柑茶产量达 1 万吨，产值达 32亿元，全产业产值超 60 亿元。已形成陈皮饼、陈皮茶、陈皮酒、陈皮酱、陈皮菜、陈皮调料和陈皮凉果等系列产品 35 大类 100 多个品种，实现公共品牌、公共产品、公共事业同步发展，实现由文化价值链向产品产业链延伸发展，实现由单一产业向一二三产业融合发展，逐步形成生态、绿色、健康、富民的大产业新格局。

1. 新会柑（陈皮）的种植现状

新会是广陈皮的道地产区，种植历史悠久，在历史上被定为贡品，享誉华南、港澳台、美加、东南亚等地。其人工驯化栽培新会柑始于 13 世纪。改革开放以来，随着市场需求的增加，新会柑的种植呈现出可喜的发展势头，其种植面积逐渐扩大。从 1996 年筹建良种无病苗工程，1997 年品种提纯复壮和第一株无病苗开始，新会柑种植面积从 1996 年的不足 1000 亩，到 2007 年近万亩，形成种植规模一波高峰，新会柑果品产量超 1.5 万吨，年加工陈皮量达千吨。而从 2007 年近万亩到 2016 年的 6.5 万亩，又形成一个种植规模高峰，鲜果产量达 7 万吨，柑皮产量达 3500 吨。据悉，2019 年新会全区新会柑种植面积已达 10 万亩。

2. 新会柑（陈皮）产业化发展现状

目前，新会柑（陈皮）已不是传统意义上的农业产业。新会柑（陈皮）产业化从 2001 年成立的"新会柑产销联合体"开始，其进程已经走过接近 20 年。农业经历了从小农向规模，从耕种向经营转变；产品经历了从水果向陈皮，从陈皮向文化转变；商业经历了从商贩到公司，从公司到品牌转变；工业经历了从作坊向企业，从企业向平台转变；产业实现从纯农业向以工商业为主导的全产业过渡，向药食茶健多形态产业发展，向全产融合和跨产融合转变。当前新会全区有陈皮全产业研发、加工、生产经营单位 800 多家，规模经营农场 2200 多户，从业人员 2 万多人，全行业相关产值超 60 亿，产业发展前景良好。从种植新会柑，到生产陈皮味料、陈皮酒类、陈皮糕点、陈皮普洱茶，以及陈皮药品和其他功能性食品等，产业形态初现，从单一的农产品到各种深加工产品，陈皮产业链进一步延伸，正向农、工、商一体化产业方向发展。促进新会陈皮产业化的龙头产业是"新会陈皮村"，主要是以新会陈皮的种植、收储、鉴定、研发为核心，为弘扬陈皮文化，提高新会陈皮的知名度与影响力，建立了新会陈皮"产学研金融"的对接平台，推动新会陈皮产业发展的同时，也带动了新会文化旅游产业的发展。

新会陈皮产业发展已取得了长足的进步，有不少优秀企业为新会陈皮产业的发展做出了积极贡献，如新会的新宝堂，是一家创立于光绪三十四年（1908年）、有 112 年历史、具有深厚品牌文化底蕴的"广东老字号"企业，是广东省非物质文化遗产"新会陈皮制作技艺"传承人单位和省级非物质文化遗产生产性保护示范基地，是国家科技部立项的"广陈皮种植示范基地和产地技术加工示范"，是国家商务部核准备案的实行特许经营企业（备案号：0440700111600003），是新会陈皮国家现代农业产业园科技创新区龙头企业及广东省高新技术企业。新宝堂已获得中华人民共和国新会海关核发的"出口食品生产企业备案证明"，拥有出口资质。经过四代传人的努力，现发展成集新会柑种植基地、原材料批发、食品研发深加工、连锁专卖店和电子商务、生物科技于一体的新会陈皮实业开发公司。新宝堂生物科技新会柑综合利用项目占地面积 8.3 万平方米，建筑面积 4.3 万平方米，总投资 3.8 亿。目前与中国药科大学、台湾南台科技大学、中山大学、五邑大学、广州医科大学、广州中医药大学、中南财经政法大学、广东省中医院、南方医科大学中西医结合医院、中国农业科学院南方经济作物研究中心、广东省农业科学院农业生物基因研究中心，以及日本东京大学博士、台湾阳明大学生化暨分子生物研究所教授、亚洲乳酸菌协会会长、肠道专家蔡英杰教授等多所大学、两所三甲医院和两所科研机构建立起产学研和商业合作关系。打造了一个集中医、中药、食品、益生菌、农业、化学、检测等多专业多领域范畴于一体的科研平台，推动新会陈皮往大健康产业和循环经济方向发展。

新宝堂研发的陈皮酵素已正式进入南方医科大学中西医结合医院进行高尿酸血症、高血压、高脂血症等疾病的临床疗效研究。女士睡眠酵素是由广东省中医院治未病中心组方，国内八所大学产学研合作，结合新会陈皮、人参、枸杞、茯苓、生姜、山楂等药食同源的药材，通过纳米破壁、萃取、生物发酵技术转化而成，是一款专注于女性深度睡眠的健康食品。经广东省微生物分析检测中心、广州质量监督检测研究院和广东省江门市质量计量监督检测所等具备国家资质的第三方检测机构检测，结果显示富含 γ-氨基丁酸、粗多糖、总黄酮、多酚、乳酸等活性成分，其中，γ-氨基丁酸含量是国家工信部颁布的植物酵素（食用植物酵素）行业标准的 2500 倍，粗多糖是行业标准的 20 倍，乳酸是行业标准的 21.8 倍，总黄酮含量是苹果的 26.8 倍、蜜桔的 21.6 倍，苦瓜的 12.6 倍、香蕉的 9.2 倍、洋葱的 7.5 倍、葡萄（巨峰）的 7.1 倍、草莓的 5.7 倍、山楂的 3.8 倍。新宝堂陈皮酵素整体技术经广东省南方食品医药行业评估中心评估达到国内领先水平。新宝堂生物科技新会柑综合利用项目陈皮酵素产品的成功研发和推出，可以将废弃的柑肉变废为宝，同时随着新会陈皮酵素市场的打开，整个新会柑的皮、肉、渣、汁、核都能够充分利用，对整个新会陈皮产业延伸产业链、调整产业结构和促进农民增收、解决废弃柑肉污染环境等问题以及为促进新会陈皮产业化发展都具有相当重要的意义。

正是有像新宝堂这样一批专门从事新会陈皮的种植、研发、生产、推广应用的优秀企业的积极努力，才使新会陈皮的产业发展取得了令人瞩目的成绩。

在新产品开发方面，目前发展情况良好的主要是新会柑普茶和新会柑酵素等。柑普茶是一种水果形态的产品，在民间流传多年，一直以土特产存在。市场上一直有柑普茶销售，但一直不温不火，直到"小青柑"普洱茶的出现，该产品开始进入快速成长期。当以大益为代表的普洱茶企业大规模进入柑普茶，柑普茶市场彻底沸腾。目前取得食品生产许可的新会柑（陈皮）茶加工经营企业超过 100 家，年产量在 8000 吨以上，年产值在 32 亿元以上。但是柑普茶目前还没有国家标准，市场鱼目混珠，对消费者的品饮体验造成不良影响，使其在全国范围内的销售受到限制。新会柑酵素是一种新型产品，是以新会柑果肉为原料，经过一定的发酵工艺发酵一段时间后所得的一类发酵品，含有黄酮类成分、多糖、挥发油、维生素、蛋白质、氨基酸等众多丰富的营养物质，有良好的抗过敏、抗氧化、抗菌、抗肿瘤、抗高血糖、保护心血管等多方面的保健功能，受到很多研究者和消费者的关注。

当前虽然新会柑产业发展形势喜人，但其加工水平不高。新会当地柑果年产约8.5万吨，扣除果皮后果肉年产近6万吨，由于新会柑果肉味酸籽多，人们取皮后通常将柑肉挖土掩埋或直接扔至沟渠等露天场所，不仅造成极大资源浪费，同时也对环境造成了严重的污染。为了解决新会柑"留皮去肉"的问题，以及避免资源浪费和环境污染而引发研究者们发展新会柑酵素。目前，随着新会柑酵素的药理作用和功效的深入研究，新会柑酵素的质量控制体系日益完善，在未来新会柑酵素也会和新会陈皮一样逐步受到大家的认同和喜爱，越来越多的新会柑酵素产品走向人们的生活，给新会陈皮产业带来巨大的经济效益。

3. 新会柑（陈皮）的贸易现状

新会柑的种植和陈皮加工是新会农民经济的重要来源。20世纪90年代以来，种植方式落后及自然灾害的影响，新会柑种植面积只有200多公顷，市场价格只有0.8元/kg。近年来，新会陈皮销售量递增，2007年陈皮销量达650吨，销售额3750万元，其中新会陈皮占46%和60%。2008年到2014年，新会柑皮收购价由1.2元/斤涨到15元/斤，新会柑皮的收购价五六年间涨了10多倍，销售额也从2008年的6000万增长到7亿元。广东道地药材陈皮主要分新会陈皮和四会皮，其中新会皮产量占90%，远销海内外。国内市场主要在岭南地区有很好的销量，但还未被北方地区所接受。因此，有关部门应该做好宣传工作，政府、协会、企业三方共同努力，多举办类似陈皮文化节这类活动，可以提高新会陈皮在全国的认知度；在陈皮村建立大的卖场，把陈皮集中在同一个地方销售，使游客在较短的时间内了解新会陈皮，把陈皮塑造为江门第一手信形象。网络时代的今天，已经有新会陈皮店在淘宝、天猫上开店。相信新会陈皮的发展不仅仅是商家在收益，其作为江门地区的特色产业，也有利于带动江门的旅游业、饮食业，推动江门经济发展。据统计，目前新会陈皮产业链产值达60亿元，新会陈皮品牌价值约89亿元。

4. 新会柑（陈皮）文化发展现状

新会陈皮乃岭南文化的符号，新会柑（陈皮）历经千年久远的传承，使其同时具有人文形态，有独特的"文化"属性。新会柑（陈皮）还有陈久者良的品质，有"藏品"属性，因而，新会陈皮有着"百年陈皮赛黄金"的美名。近年来，新会陈皮有着自己的品牌价值和市场潜力，各级政府和相关部门有规划地进行普及和推广陈皮文化，举办新会陈皮文化大众讲坛，征集"新会陈皮"诗词歌赋，举办陈皮诗书画联谊、新会陈皮论坛等系列活动，其中新会区举办的中国·新会陈皮文化节为最大型、影响力最广的陈皮文化活动，为新会陈皮带来了超高人气和销售额，不断提升新会陈皮的品牌价值。自 2011 年举办首届中国·新会陈皮文化节以来，每隔两年举办一次，已连续举办了四届，2019 年 10 月将举办第五届中国·新会陈皮文化节，每届的"陈皮博览会"都是其中一大亮点。2011 年 11 月新会区主办的首届中国·新会陈皮文化节，建成了陈皮鉴定中心、陈皮展示馆，并在学校开展陈皮讲座，建立了陈皮普及教育基地，培养承接传统产业新人；积极开展新会陈皮申报非物质文化遗产工作，擦亮新会陈皮的品牌；与新闻媒体拍摄专题片，举办新会陈皮美食节、博览会以及新会陈皮产业发展论坛等，大力推广新会陈皮保健、药用、食疗的文化民俗，深究新会陈皮产业发展之道；新会在文化节期间获授"中国陈皮之乡""中国陈皮道地药材产业之乡"荣誉称号。2013 年 11 月，成功举办第二届中国·新会陈皮文化节，获授"中国和药文化示范基地"；"中国·新会陈皮文化节"会场——新会陈皮村也获得"国家文化产业重点项目"和"国家特色景观旅游名村"两项殊荣。2015 年 10 月 28 日，新会陈皮走进人民大会堂，举办第三届中国·新会陈皮文化节新闻发布会；2015 年 11 月，成功举办第三届中国·新会陈皮文化节，新会区获授"中国（新会）陈皮茶之乡"和"中国药文化产业示范基地"称号。2017 年 12 月，成功举办第四届中国·新会陈皮文化节，中国茶叶流通协会授予新会区"中国（新会）柑茶之乡"牌匾；中国保健协会授予新会区"新会陈皮保健研究基地"牌匾；广东省质量技术监督局授予江门市诺诚农业发展有限公司"国家柑橘栽培综合标准化示范区"称号；同时公布了广东省江门市新会区（新会陈皮）现代农业产业园系列项目，包括新会陈皮科教研产一体化公共服务中心、陈皮村一二三产融合与创业创新示范区、丽宫陈皮研发加工和品牌运营园区、新宝堂生物科技创新示范园区、三江镇新会陈皮柑茶加工运营区、双水镇新会陈皮功能食品产业园、七堡岛新会陈皮保健食品产业园。第五届中国·新会陈皮文化节现正在积极筹办之中，将于 2019 年 10 月拉开帷幕。

随着新的生产经营文化雏形初步形成，新会陈皮文化产业热逐渐掀起高潮。2002 年，由果农发起，经新会农业局和新会工商联推动，新会区成立新会柑（陈皮）行业协会，俗称"新会陈皮协会"，标志着新会陈皮业的重新形成，并进入行业轨道发展，有利于新会陈皮行业的生产、销售、科研和利益保护。2005 年开始，新会区质量技术监督局、农业局等政府有关部门积极申报新会柑、新会陈皮为"国家地理标志产品"。2009 年 3 月 13 日，江门市政府批准并公布"新会陈皮制作技艺"为第二批市级非物质文化遗产项目，该项目的启动从文化层次推动新会陈皮产业发展，新会陈皮的"非遗"品牌弘扬和演绎了侨乡特色文化。

同年 10 月 16 日，广东省政府批准并公布为第三批省级非物质文化遗产项目。并举办多届"陈皮论坛"，加大了新会陈皮及其文化的研究和宣传，集专家学者研究成果，加快陈皮产业发展。2011 年 11 月，首届"中国·新会陈皮文化节"成功举办，标志着新会陈皮文化走上一级新台阶。此外，丽宫陈皮月饼进入国宴，成为"现代贡品"，是丽宫十多年来致力陈皮产品开发、弘扬陈皮文化最好的奖赏，也是新会陈皮文化的"代表作"之一。"新宝堂"等一批商号重视文化包装，是近几年新会陈皮文化中一个显著的品牌文化。食品巨头李锦记介入新会柑、新会陈皮产品开发，促进了陈皮产业的发展，而"柑普茶"的发展，提升了新会柑、新会陈皮身价。

5. 新会柑（陈皮）科技发展现状

在广东省柑橘无病苗木繁育场研究基础上，新会柑（陈皮）种植和新会柑（陈皮）的研究均取得突破。建立规划新会柑（陈皮）种植永久保护地，创建总面积近 1 万亩的新会陈皮 GAP（规范化种植）示范基地，成立广东省新会柑标准化示范区和国家柑橘栽培综合标准化示范区，制造一系列准入标准，建成新会陈皮标准样品试验库、标准仓储和筹建新会陈皮检验检测中心，为新会陈皮提供规范与标准；建立首个市级"新会柑研发中心"，从原材料开始保护，提高新会陈皮的质量；质监部门开展"新会陈皮理化指标和营养成分的建立"及"利用红外光谱快速鉴别新会陈皮"项目研究，为新会陈皮的鉴别提供了依据，减少了外来陈皮对新会陈皮声誉带来的负面影响；为了深入开展新会柑（陈皮）的研究，江门市及新会区还成立多家新会陈皮研究机构，全面开展新会陈皮的研究推广应用工作。

新会陈皮行业协会是成立最早的致力于新会陈皮的生产、研究、推广应用的专门机构，于 2002 年 12 月正式成立，经过 10 多年的发展壮大，现有会员 120 多人，是由江门市新会区著名土特产新会陈皮的种植者、生产经营和收藏者、研发加工技术人员、生产经营者，以及陈皮美食、陈皮酒、陈皮凉果和陈皮茶等深加工企业组成的行业协会。协会支持企业抓品质、树品牌、创诚信活动，发挥会员与政府、生产与市场的桥梁作用，努力提高新会柑、新会陈皮的品质和价值，弘扬新会陈皮文化，树立品牌、拓展市场、发展产业。近几年来，新会陈皮行业协会致力于挖掘整理新会陈皮的药用功能，配合协助科研机构进行药用研究，与中山大学、五邑大学、广东省药检所、广东省药学会药学史分会等高校科研检测及学会单位开展陈皮检测、药用历史考证等方面的合作，为准确制定新会陈皮标准做好前期工作；鼓励支持企业开发食用、茶道等方面的深加工产品的研制生产，如目前开发生产的陈皮饼、陈皮酒等食品，以及陈皮茶、柑普茶等养生保健茶品，不断加大宣传推广力度，提升新会陈皮的知名度和影响力，弘扬新会陈皮价值文化，为推动新会陈皮产业健康快速发展做出了不懈努力。

江门市新会区新会陈皮产业研究院是在江门市新会陈皮现代农业产业园的基础上成立的，并于 2017 年入选国家现代农业产业园创建名单。研究院及产业园围绕新会陈皮这个主导产业开展研究推广工作，近年引入近 30 亿元社会资本投入，培育了以三产融合、双创孵化为特点的陈皮村市场股份有限公司，以产品研发加工为特点全产业发展的丽宫陈皮产业园，以生物科技进行产业深度开发的新宝堂生物科技公司，以百年老字号传统凉果进行开发的大有公司，以及金稻田、柑之林、深田、常稳、壹号柑等一大批规模化健康种植基地等，形成以新会陈皮公共品牌为依托、健康种植为基础、科技研发为支撑、产品加工为核心、龙头企业为牵引的产业集聚发展新模式。据行业调查，产业园已集聚市级及以上产学研平台 8 个，陈皮相关企业 750 多家，农业专业合作社 42 家，龙头企业 12 家，其中市级以上农业龙头企业 6 家，规模种植户 800 多户，从业人员超 2 万人。形成新会陈皮特色产业一二三产业协同发展的格局，以科技推动全产业链价值提升，建立利益分享机制，带动农民人均增收。

江门市五邑中医院还成立了江门市新会陈皮研究院，是江门市政府支持的重点建设项目，2017 年 11 月，获市科学技术局批准立项建设"江门市新会陈皮研究院"并获资助金额 100 万元。研究院立足于新会陈皮及广东省特色中药的发掘和提升，促进中医药产业全面、创新发展，致力于新会陈皮及其他岭南特色中药材的质量标准研究，以及中药复方制剂、中药健康食品及中医药治疗新技术的研发。其主要工作成绩：①建立新会陈皮样品储存库，与多家新会柑种植户建立新会陈皮采样基地，合作方连续 10 年为研究院提供新会陈皮。②总结、挖掘名医验方及民间寻宝，研发以陈皮为主药，具有显著临床疗效的医院制剂。③采用先进的现代化制备工艺将已有的院内制剂优势品种进行剂型改革，使之更安全、有效、简便。④对广东省特色中药进行基础应用研究，挖掘及提升其药用价值。⑤运用陈皮的功效特性与中医特色疗法相结合，创建中医新疗法。在各科研团队的不懈努力下，目前，已获澳门科技大学合作项目"陈皮道地性机理和国际标准研究"1 项，广东省中医药管理局项目"新会不同产区的新会柑皮化学成分含量研究""广陈皮对白细胞 KG1a 细胞株作用机制的研究"等 7 项，江门市医疗卫生领域科技计划项目"陈皮系列方四季足浴合用子午流注择时法预防老年慢性支气管炎的临床研究""陈皮督灸对绝经后骨质疏松妇女生存质量影响的研究"等 6 项资助项目。注册了"陈皮壹"等商标，同时开展新会柑传统文化志愿服务活动，有效传播新会陈皮岭南道地药材的独特价值并在新会陈皮的传承文化方面也做了大量工作，取得显著成绩。

在新会陈皮产地的新会区中医院早就应用新会陈皮入药配方研制新会陈皮制

剂，有四十多年的使用历史。目前，医院中药房除提供陈皮饮片之外，还开展了新会陈皮的单方验方整理研究，制成"特制新会蛇胆陈皮饮片"并广泛应用于临床呼吸道疾患，取得显著疗效。四十多年来一直深受患者青睐，旅居海外华侨、港澳同胞每次来医院看病都指定要求开具该药且带相当数量回家备用，产品年销量5000盒以上。近年来，新会区中医院结合本地陈皮产业发展的趋势，为进一步研发利用新会陈皮顺气化痰、祛风健胃的药用功效，开展了"复方新会陈皮口含片"的课题研究，且已申报广东省中医药管理局、江门市科技局、新会区科技局的科研立项，已申请国家发明专利（专利号201811067740.1），该课题将中医院四十多年来深受中老年患者青睐的"特制新会蛇胆陈皮饮片"（由新会陈皮、蛇胆、甘草、氯化钠组成，具有顺气化痰、止咳、祛风健胃的功效，用于风寒咳嗽、痰多呕逆）利用现代科学技术研制成口含片新剂型，并建立科学、规范、实用的质量标准和临床疗效科学依据，该研究课题已纳入与新会陈皮产业研究院合作研究"新会陈皮药用临床研究与综合开发"成果内容。该剂型有别于蛇胆陈皮片、蛇胆陈皮散口服剂型，口含片的药效作用从局部作用，到吸收后的作用，再到局部作用，充分发挥药效作用，达到良好的治疗效果。"复方新会陈皮口含片"的研究，从选材、组方、制备工艺、质控方法，都是独具特色的药剂开发研究，有良好的创新性，将填补无新会陈皮（道地药材）为主药研制而成药剂的空白。目前，该课题已完成选材、组方、制备工艺方面的研究，最佳生产工艺已建立，生产部分产品开始用于临床疗效观察研究。

同时，新会的一些陈皮种植、生产、加工及应用单位，以及陈皮协会还积极开展与中山大学、华南农业大学、中国药科大学、广州医科大学、广东农林学院等30多家高等院校和研究机构合作，开展新会柑（陈皮）系列种植、加工及基础研究工作。同时，也与中国中医科学院、国家药典委员会、广东省药品检验所、中国药文化研究会、广东省药学会、广东省执业药师协会等单位合作，开展质量标准提高、药用历史考证、应用文化宣传与推广等研究。广东省药学会药学史专业委员会主任委员、深圳市宝安纯中医治疗医院梅全喜教授团队开展了新会陈皮的药用历史、品种考证、古今应用研究等。广东省药检所李华主任团队对新会陈皮进行了大样本量的化学成分比较研究，在此基础上制定了广东省药品标准"新会陈皮"并获得广东省药品监督管理局批准，同时2020年版《中国药典》中关于广陈皮的修订增补内容也已公示。中山大学药学院杨得坡教授团队开展了大量新会陈皮的化学成分及药理作用研究，先后从陈皮类药材中鉴定出186种化合物，包括广陈皮的123种化合物，研究发现广陈皮富含多甲氧基黄酮类化合物（川陈皮素、橘皮素），而其他陈皮（如赣陈皮、川陈皮、建陈皮）则含有更多的二氢黄酮苷类化合物（橙皮苷），还比较了不同品种、不同地区与不同采收期，以及不同储藏年限的广陈皮样品（从 1 年到 30 年）中的次生代谢产物变化与消长规律，提出修订《中国药典》陈皮标准的建议，并进一步从生物活性、安全性等方面证实了多甲氧基黄酮类成分的特征性，很清楚地解释了广陈皮的道地性。这些科研成果对于保护和提高新会陈皮的道地优质性，促进新会陈皮的种植、加工生产与推广应用，以及推动新会陈皮产业的发展都具有积极的意义。

6. 新会柑（陈皮）旅游业发展现状

将陈皮和旅游业进行有机结合，形成陈皮产业。目前，新会在陈皮旅游业的发展发面已经取得了一些成绩，得益于新会陈皮悠久的历史和显著的药用功效。新会当地转变思路，创新发展，于 2013 年成立"陈皮村"，推动新会陈皮旅游产业发展。陈皮村并不是一个真正意义上的自然村，而是一个企业，全名为江门市新会陈皮村市场股份有限公司，这个"陈皮村"是以陈皮为核心，产业融合为宗旨，弘扬地方传统文化为特色的综合性产业发展平台，是一个全新的"陈皮 + 旅游"的产业综合体。在新会，它建造起一个独具特色的实体园区，包含 65 万平方米的种植区，25 万平方米的文化体验区。陈皮村最大的特点在于它一改以往单一产业的发展模式，实行多产业融合，将陈皮产业链的各个环节相连互通。它涵盖了新会柑的种植、陈皮收储、陈皮等级鉴定、市场营销的各个环节，又把旅游、餐饮、休闲、会展、科普、文化、艺术等产业要素融合在一起，构建起旅游与陈皮生产流通相互联动的局面，开创了"中医药 + 旅游"的新模式。2015年，新会陈皮村入选"国家特色景观旅游名村"，陈皮村作为文化部"2015 年特色文化产业重点项目"及江门市农业产业化重点龙头企业，同时也作为江门市重点旅游建设项目、江门市十大农业龙头企业、全国诚信示范市场、广东省养生示范基地、江门市乡村旅游示范点和江门市农业 + 旅游业的示范产业重点企业，目前已通过国家 4A 级旅游景区的市级初评工作，正等待国家级评定。依托国务院办公厅关于推进农村一二三产业融合发展的指导意见，新会陈皮村作为行业龙头企业，率先以种植、加工、收储、鉴定、研发为基础，以市场需求为导向，推进农业改革发展，着力构建农业与二三产业交叉融合的现代化产业体系。陈皮村采取"公司 + 基地 + 农户 + 互联网 +"的经营管理创新模式，同时建立行业质量、加工及仓储标准，通过促进全产业链发展惠及三农，并将旅游特色产品金融化，打造出陈皮金融、休闲养生、生态文化体验等功能于一体的中国首个大型特色农产品商业文化综合旅游休闲区。虽然新会陈皮村在陈皮与旅游的产业融合上取得了非常显著的成绩，但在陈皮旅游业开发过程中也存在着一些问题。首先是宣传力不足，市场空间有待拓展，虽然新会陈皮在广东省及周边的港澳台地区知名度较高，但在其他的省份知名度较低，也没有固定的市场。其次，虽然新会已经形成了陈皮村等综合性旅游企业，但其营销模式比较单一，多集中在药用和食用的价值上；旅游项目和内容也比较单一，主要以旅游美食和旅游节为主，游客体验项目显得比较单薄。陈皮村应当多开发其他多种多样的旅游产品，丰富当地旅游项目，争取留住游客，增强其经济价值。

将陈皮产业与旅游产业进行融合，合二者之力进行产业升级，不仅能够使传统的中医药产业焕发新的青春，又能使旅游业在新形势下完成新的使命，对于中医药产业和旅游产业都具有十分明显的促进作用。虽然由于发展时间短，目前陈皮旅游业的开发还存在着一些问题，但未来发展的前途将会十分光明。

参考文献

[1] 林羡，徐玉娟，吴继军，等．广东省柑橘加工产业现状及展望［J］．广东农业科学，2013，40（4）：84–87.

[2] 曾艳，陈金涛，方凯，等．广东新会陈皮产业现状、问题及发展对策［J］．南方农村，2015，31（6）：39–43.

[3] 张林．陈皮价格将再次上升［J］．农村新技术，2011，（14）：7.

[4] 傅曼琴，肖更生，徐玉娟，等．广陈皮标准化生产面临的问题与解决对策［J］．农产品加工（学刊），2014（7）：78–79.

[5] 刘洁，王丹璇，方凯，等．江门市新会陈皮产业化发展现状及对策研究［J］．南方农村，2016，32（4）：17–19.

[6] 孙颖实．江门非物质文化遗产旅游纪念品包装设计与 VI 视觉理念结合的运用研究［J］．大众文艺，2018（7）：73.

[7] 杜化俊，陈素清．传统地方牌产品的网络营销推广策略——以鹤兴陈皮酒为例［J］．价值工程，2011，30（26）：60–61.

[8] 黄鹤群．地域文化特征在陈皮普洱茶包装设计中的应用研究［D］．广州：广州大学，2016.

[9] 张广瑞．陈皮村：一个创新旅游发展的新模式［N］．中国旅游报，2016–08–16（003）.

[10] 黄伟亮．茶联及其文化发微——以广东新会为例［J］．农业考古，2017（2）：31–36.

[11] 徐斌．地方土特产乡村旅游开发及品牌推广——以新会陈皮为例［J］．经济研究导刊，2017（16）：159–161.

[12] 陈娅．发展陈皮产业带动乡村振兴——江门新会市陈皮村调研分析［J］．教育教学论坛，2019（11）：83–84.

[13] 梁浩虹，黄志锋，赵烈．新会柑产业发展优势分析［J］．乡村科技，2017（8）：26–27.